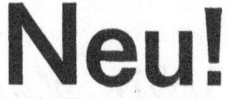
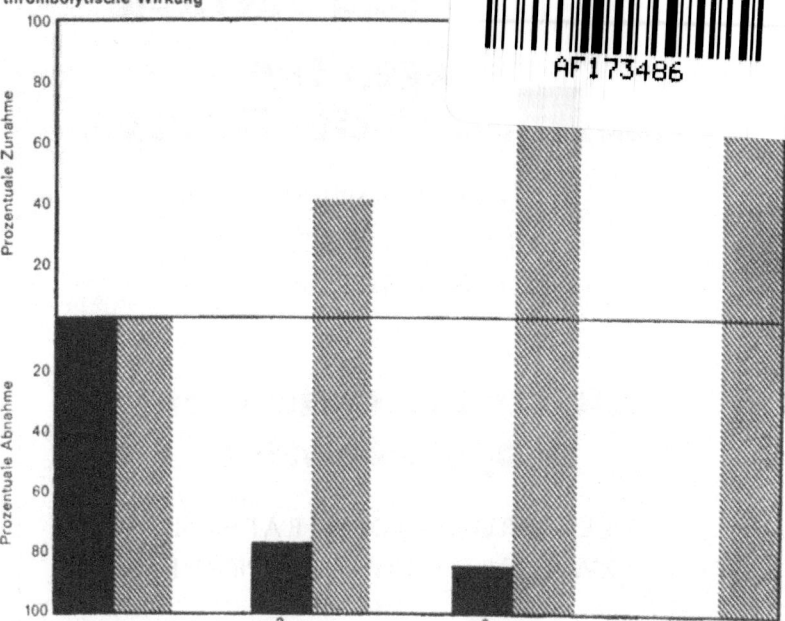
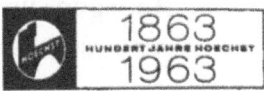

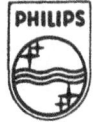 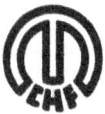

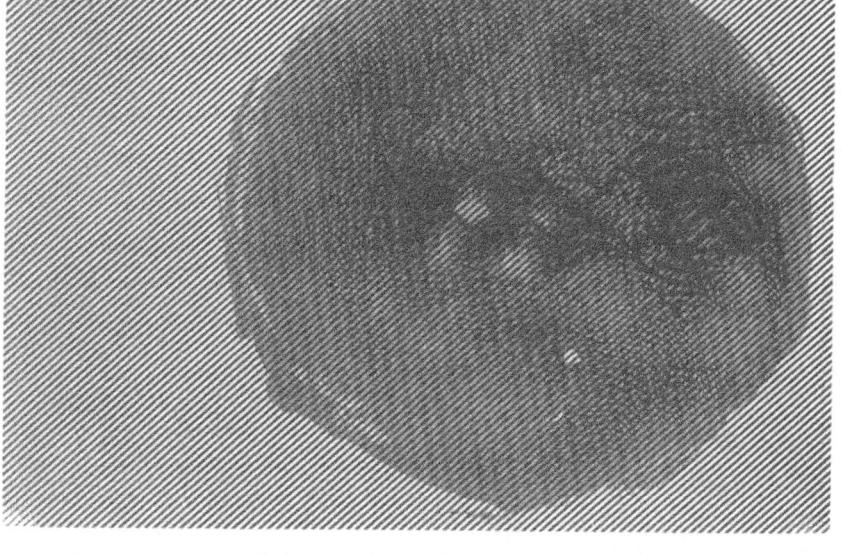

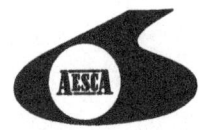
SPRINGER-VERLAG IN WIEN

ELESTOL® VERMITTELT BEWEGLICH KEIT

bei allen rheumatischen
Gelenkaffektionen

Elestol wirkt antirheumatisch,
antiphlogistisch
und analgetisch, dadurch
rasche Schmerzfreiheit,
Rückbildung rheumatischer
Gelenkschwellungen
und Besserung
der Gelenkbeweglichkeit

1-D-22

Vertretung für Oesterreich: PROTOPHARM Gesellschaft m.b.H., Wien I, Biberstraße 15, Telefon 52 76 86

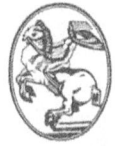

SPRINGER-VERLAG IN WIEN

Diagnose und Differentialdiagnose in der Schädelröntgenologie.
Von Professor Dr. **Ernst G. Mayer,** Vorstand des Zentral-Röntgeninstitutes (Guido-Holzknecht-Institut) der Universität Wien. Mit 376 Abbildungen (584 Einzelbildern) und ausführlichen Erläuterungen dazu in deutscher, englischer, spanischer und französischer Sprache. VI, 600 Seiten. 4⁰. 1959.   Ganzleinen S 1164.—, DM 194.—

Röntgendiagnostik des Herzens und der großen Gefäße. Von Professor Dr. **Erich Zdansky,** Direktor des Instituts für Röntgendiagnostik und Strahlentherapie der Universität Basel. Dritte, umgearbeitete und erweiterte Auflage. Mit 382 zum Teil farbigen Abbildungen im Text (591 Einzelbildern). VIII, 473 Seiten. 4⁰. 1962.
Ganzleinen S 995.—, DM 158.—

Das Strumarecidiv. Von Univ.-Doz. Dr. **Hannes Steiner,** Oberarzt der Chirurgischen Universitätsklinik Innsbruck. Mit einem Vorwort von Universitätsprofessor Dr. P a u l H u b e r, Vorstand der Chirurgischen Universitätsklinik Innsbruck. Mit 16 Textabbildungen. VI, 108 Seiten. Gr.-8⁰. 1960.   S 120.—, DM 20.—

Klinik und Therapie der Herzkrankheiten und der Gefäßerkrankungen. Von **David Scherf,** M. D., F. A. C. P., Professor der klinischen Medizin, New York Medical College, Flower and Fifth Avenue Hospitals, und **Linn J. Boyd,** M. D., F. A. C. P., Professor der Medizin, New York Medical College, Flower and Fifth Avenue Hospitals. S e c h s t e, wesentlich erweiterte und neubearbeitete Auflage. Ins Deutsche übertragen von Primarius Dr. Hans K o f l e r, Salzburg. Mit 59 Textabbildungen. XXIII, 680 Seiten. Gr.-8⁰. 1955.
Ganzleinen S 288.—, DM 48.—

Einführung in die Kinderheilkunde. In 207 Vorlesungen für Studierende und Ärzte. Von Dr. **E. Glanzmann,** Professor der Kinderheilkunde an der Universität Bern. Vierte, verbesserte und vermehrte Auflage. Mit 301 Textabbildungen. XI, 1068 Seiten. Gr.-8⁰. 1958.   Ganzleinen S 542.—, DM 86.—

Sozialpsychiatrische Untersuchungen. Beiträge zu einer Soziatrie. Von Dr. **Hans Strotzka,** Wien. Mit einem Vorwort von Prof. Dr. Hans H o f f, Wien. V, 114 Seiten. Gr.-8⁰. 1958.   Steif geheftet S 72.—, DM 12.—

Entwicklungspsychiatrie des Kindes. A u f b a u und Z e r f a l l der P e r s ö n - l i c h k e i t. Von Dr. med. **Josef Feldner,** Konsiliararzt an der Heilpädagogischen Abteilung der Universitäts-Kinderklinik in Wien. X, 232 Seiten. Gr.-8⁰. 1955.
Ganzleinen S 138.—, DM 23.—

Heilpädagogik. Einführung in die Psychopathologie des Kindes für Ärzte, Lehrer, Psychologen, Richter und Fürsorgerinnen. Von Dr. **Hans Asperger,** o. ö. Professor für Kinderheilkunde, Vorstand der Innsbrucker Universitäts-Kinderklinik. Dritte, neubearbeitete und erweiterte Auflage. VIII, 317 Seiten. Gr.-8⁰. 1961.
Ganzleinen S 148.—, DM 23.50

Zu beziehen durch Ihre Buchhandlung

Torecan®

gegen Schwindel,
Übelkeit
und Erbrechen

SANDOZ A.G., Basel Schweiz

Für jede Form des Hochdrucks
das geeignete Originalpräparat der CIBA

Für den Durchschnittsfall:
das Antihypertonikum mit der großen Anwendungsbreite

Adelphan®-Esidrex®

kassenfrei   C I B A

Ein besonderer Vorteil:

Nur Adelphan-Esidrex enthält auch Dihydralazin (Nepresol)
das einzige Antihypertonikum,
das die Nierendurchblutung verbessert.

Handelsformen: 20 und 100 Tabletten (kassenfrei),
Klinikpackung mit 500 Tabletten

Pro Tablette:
0,1 mg Serpasil®, 10 mg Nepresol®, 10 mg Esidrex®

Sechzehnte
Österreichische
Ärztetagung Wien

Van-Swieten-Kongreß

15. Oktober bis 20. Oktober 1962

Tagungsbericht

Herausgegeben für die

Van-Swieten-Gesellschaft

von

Prof. Dr. E. Domanig

Salzburg

Mit 29 Textabbildungen

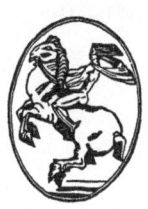

Springer Science+Business Media, LLC

1963

Alle Rechte, insbesondere das der Übersetzung
in fremde Sprachen, vorbehalten

ISBN 978-3-7091-4561-6   ISBN 978-3-7091-4711-5 (eBook)
DOI 10.1007/978-3-7091-4711-5

Manzsche Buchdruckerei, Wien IX

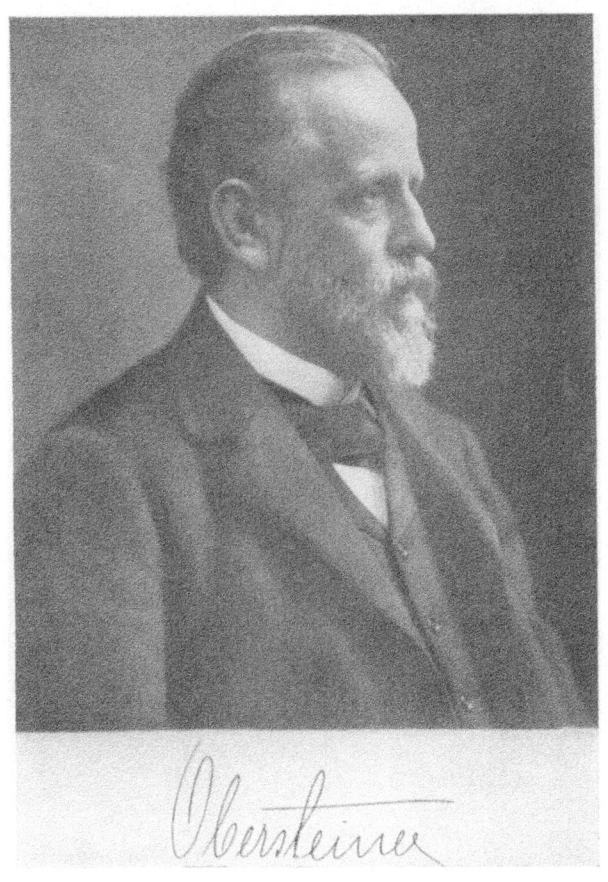

Heinrich Obersteiner

Vorwort

Der Kongreßband 1962 bringt eine sehr geschlossene und umfassende Darstellung unserer heutigen Erkenntnisse auf drei außerordentlich wichtigen und aktuellen Gebieten: D a s S c h ä d e l - H i r n - T r a u m a wird von Pathologen, Neurologen, Neurochirurgen und Anästhesisten in seiner überragenden Bedeutung behandelt und dabei eingehend vor allem die therapeutischen Möglichkeiten dargelegt.

Die immer mehr zunehmenden E r k r a n k u n g e n a l l e r - g i s c h e r N a t u r werden von den verschiedenen Gesichtspunkten der Naturwissenschaft und Klinik von hervorragenden Sachkennern in ihrer Bedeutung, Symptomatologie und therapeutischen Beeinflußbarkeit abgehandelt.

Endlich wird im Kongreßband das auch heute noch sehr wichtige Problem der o p e r a t i v e n B e h a n d l u n g d e r L u n g e n t u b e r k u l o s e vom Phthisiologen, Röntgenologen und Chirurgen erschöpfend und übersichtlich dargelegt.

Der Kongreßband bietet dem Praktiker ebenso wie dem Facharzt eine Fülle neuer Erkenntnisse und Erfahrungen auf diesen Gebieten.

Die Van-Swieten-Gesellschaft wird auf ihren Kongressen und darüber hinaus in ihren Kongreßberichten nicht müde werden, die Universalität der medizinischen Wissenschaft zu pflegen und diese gerade heute, im Zeitalter der Spezialisierung, zu betonen. So bietet auch dieser Kongreßband eine große und ernst fundierte Gesamtschau über die besprochenen Themen.

E. Domanig, Salzburg

Inhaltsverzeichnis

Tagungsbericht

15. Oktober 1962

I. Hauptthema

Schädel-Hirn-Trauma

Festvortrag

16. Oktober 1962

II. Hauptthema

Allergie

Lindner, A., Wien: Grundlagen der Allergie. (Manuskript nicht eingereicht.)

Steffen, C., Wien: Immunologie der allergischen Reaktionsformen.

Zischka-Konorsa, W., Wien: Die pathologische Morphologie der Allergie.

Niebauer, G., Wien: Morphologie und Funktion der Mastzellen bei allergischen Reaktionen.

Fleischhacker, H., Wien: Allergische Blutkrankheiten.

Geyer, G., Wien: Ist der viszerale Lupus erythematodes eine durch Autoantikörper hervorgerufene Erkrankung?

Lindemayr, W., Wien: Medikamentenallergie.

Tappeiner, J. und P. Wodniansky, Wien: Die Histaminopexie in Forschung und Klinik auf Grund eigener Untersuchungen.

Seitelberger, F. und K. Jellinger, Wien: Die pathologische Anatomie der allergischen Erkrankungen des Nervensystems.

Pette, E. und H. Pette, Hamburg: Die Multiple Sklerose — ein immunologisches Problem.

Burian, K., Wien: Allergische Erkrankungen im Hals-Nasen-Ohrenbereich.

Kundratitz, K., Wien: Allergie im Kindesalter.

Ringel, E., Wien: Zur Psychosomatik der Allergie.

Haas, H., Ludwigshafen: Antiallergika.

Zur Diskussion aufgefordert:

Tschabitscher, H., Wien: Die Multiple Sklerose — ein immunologisches Problem.

17. Oktober 1962

III. Hauptthema

Operative Behandlung tuberkulöser Lungenerkrankungen

Sattler, A., Wien: Indikationen zur chirurgischen Behandlung der Lungentuberkulose.

Zdansky, E., Basel: Röntgenologisches zur Chirurgie der Lungentuberkulose.

Brunner, A., Zürich: Resektionstherapie bei der Lungentuberkulose.

Salzer, G., Wien: Resektionstherapie bei der Lungentuberkulose. (Manuskript nicht eingereicht.)

Kunz, H., R. Kühlmayer und F. Muhar, Wien: Spätergebnisse thorakoplastischer Eingriffe bei Lungentuberkulose.

Langer, Cl., Wien: Die Rehabilitation operativ behandelter Lungentuberkulöser.

Freie Vorträge

Wilflingseder, P., Innsbruck: Wiederherstellung des Gesichtes nach frontobasalen Verletzungen.

Salem, G. und W. Wehrle, Wien: Traumatische Veränderungen der Wirbelsäule.

Hetzel, H., Innsbruck: Zur Klinik der Rückenmarkstraumen. (Manuskript nicht eingereicht.)

Jellinger, K., Wien: Die pathologische Anatomie und Histologie der Rückenmarkstraumen.

Weber, E., München: Die Indikation der Spät-Laminektomie bei Halswirbelsäulen-Verletzungen. (Manuskript nicht eingereicht.)

Rosenkranz, A., Wien: Allergische Erkrankungen der Niere im Kindesalter.

Hurni, H., Bern: Ueber neue Tuberkulostatika.

Wieser, O., Heidelberg: Die Stellung der Pneumolyse im Rahmen der modernen operativen Behandlung der Lungentuberkulose.

Mlczoch, F., Wien: Die Hormonbehandlung der Tuberkulose.

Siedek, H. und K. Klein, Wien: Neue Hypertoniefragen.

Hammerl, H., Wien: Ueber die Veränderungen der Serumlipoide nach intravenösen Fettinfusionen.

Dittrich, H. und E. Seifert, Wien: Zum Problem der Steatose.

Aus dem Institut für gerichtliche und soziale Medizin der FU Berlin
(Direktor: Prof. Dr. W. K r a u l a n d)

Die pathologische Anatomie des Schädel-Hirn-Traumas

Von **W. Krauland**

Mit 2 Abbildungen

Mit der Organisation des modernen Wirtschaftslebens und der Zunahme des Verkehrs haben die Unfälle ständig zugenommen, so daß die Schädel-Hirn-Verletzungen, die in Zahl und ihrer Gefährlichkeit an der Spitze stehen (B a u e r), auch in Friedenszeiten ein schwerwiegendes Problem geworden sind, das uns alle, besonders aber die Aerzte, angeht. Eine übersichtliche Darstellung der vielen, gerade in jüngster Zeit erarbeiteten Forschungsergebnisse ist nicht mehr möglich und muß verschieden ausfallen, je nach dem Standpunkt des Berichterstatters.

Für den gerichtlichen Mediziner, der bei seiner Tätigkeit Kopfverletzungen häufig zu begutachten hat, ergibt sich dabei zwangsläufig zunächst die morphologische Betrachtungsweise.

Die Aufgabe des Morphologen ist es, aus den faßbaren Befunden den Ablauf des Geschehens zu rekonstruieren; sein Blick ist in die Vergangenheit gerichtet. Je weiter das Trauma aber zurückliegt, desto unsicherer wird die Aussage. Die Pathologie der Schädel-Hirn-Verletzungen umfaßt die offenen und die geschlossenen Hirnschäden, doch sollen hier nur die gedeckten abgehandelt werden, die im zivilen Leben am häufigsten bei den verschiedensten stumpfen Gewalteinwirkungen vorkommen; das Thema wäre sonst zu umfänglich.

Die Schädelbrüche selbst haben nur dann eine selbständige Bedeutung, wenn in ihrem Verlauf die großen

Schlagadern am Schädelgrund, die Sinus, die Aa. meningeae
med. oder Nervenstämme verletzt werden; wenn sie durch
Eröffnung der Nebenhöhlen den Weg für Infektionskeime
oder von Luft zum Gehirn freigeben und als Impressions-
brüche. Gewöhnlich ist es aber für den Ausgang allein entscheidend, wieweit das Gehirn durch die Gewalteinwirkung
geschädigt war.

Die auf B r u n s (1854) zurückgehende Einteilung der
traumatischen Hirnschäden in Commotio, Contusio und Compressio cerebri hat sich, wie immer von neuem betont wird,
nicht bewährt, weil es nicht möglich ist, die Vielfalt der traumatischen Hirnschädigungen in dieses Schema ohne Widerspruch einzuordnen. Vom morphologischen Standpunkt
könnte man überhaupt darauf verzichten, einmal weil wir
bisher ein anatomisches Substrat für die Hirnerschütterung
nicht angeben können und weil bei den sichtbaren Schäden
die genaue Beschreibung über Sitz und Ausdehnung mehr
aussagt. Vom klinischen Standpunkt sind zudem Commotio
und Contusio oft schwer zu trennen. Wenn man die Grenzen
beachtet, sind aber die 3 alten Begriffe zur Verständigung
unter Aerzten durchaus geeignet. Von entscheidender Bedeutung für den Kliniker und für den Morphologen ist die
Frage, welche Schäden primär, welche sekundär sind.

Die häufigsten traumatischen Hirnschäden überhaupt
sind die direkten und indirekten Prellungsherde der Hirnrinde; letztere werden, weil sie gegenüber dem Angriffspunkt
sitzen, als Gegenstoßprellungen bezeichnet; W e l t e u. a.
fanden sie in 78% der tödlichen traumatischen Hirnschäden.
Ihr Sitz ist durch den Angriffspunkt der Gewalt und durch
die anatomischen Verhältnisse bestimmt, ihre Ausdehnung
von der Heftigkeit der Gewalteinwirkung. Man findet
die Gegenstoßprellungen bekanntlich an Lieblingsstellen, nämlich dort, wo die Hirnbasis am Schädelgrund aufruht: im
Bereiche der Stirn- und Schläfenlappen (I. Ordnung), aber
auch gegenüber den Rändern der großen Sichel an der Innenseite der Hemisphäre und besonders gegenüber dem Tentorium
im Uncus hippocampi (II. Ordnung).

Zur Erklärung der Gegenstoßprellungen wurden im
Laufe der Zeit zahlreiche physikalische Ueberlegungen und
Experimente angestellt.

S c h n e i d e r hat errechnet, daß der Kopf beim Sturz
zu ebener Erde in einigen tausendstel Sekunden eine negative
Beschleunigung von 5000 m/sec erleiden kann, wobei an der
Aufschlagstelle ein Druck, an der sogenannten Gegenstoß-
stelle aber ein Unterdruck zu erwarten ist; zugleich käme es
zu Fließbewegungen im Hirngewebe, und darin sei unter
anderem die Ursache für die Hirnstammblutungen zu suchen.

Diese rechnerischen Ueberlegungen wurden durch Messungen von F r i e d e am Leichenschädel mit einer Mareyschen Kapsel von S e l l i e r und M ü l l e r mittels moderner Druckmesser piezoelektrisch bestätigt. Das Auftreten der Contrecoupverletzungen wird von S e l l i e r und U n t e r h a r n s c h e i d t durch kleine Gasbläschen erklärt, die infolge des Unterdruckes im Gewebe auftreten und seine anatomische Struktur zerstören.

Versuche an mit Flüssigkeit gefüllten Hohlkugeln oder auch an Schädelmodellen können aber den wahren Verhältnissen nicht nahekommen, da das Gehirn keine homogene Masse ist. Dem Leben am nächsten kommen die Versuche von P u d e n z und S h e l d e n. Sie ersetzten bei Affen das Schädeldach durch Plexiglas und zeigten mit Zeitlupenaufnahmen, daß schon bei Gewalteinwirkungen, die nicht zu einer Bewußtlosigkeit führen (Subkommotionsdosis), das Gehirn als Ganzes verschoben wird. Die größten Verschiebungen, sie sprechen von Rotations- und Gleitbewegungen, fanden sich im Bereiche der Scheitelgegend, offenkundig, weil dort die Großhirnhalbkugeln am wenigsten in der Bewegung eingeschränkt werden.

Mit den Versuchsanordnungen, die die meisten neueren Autoren anwenden, läßt sich auch zeigen, welche Gewalt für die Erzeugung eines bestimmten Schadens nötig ist. So fanden S e l l i e r und U n t e r h a r n s c h e i d t bei Versuchen an Kaninchen und Katzen, daß bei einer Geschwindigkeit von 7·0 m/sec noch keine Bewußtlosigkeit eintritt (Subkommotionsdosis). Bei 8·3 bis 9·4 m/sec Commotio, bei 10·5 m/sec Rindenprellungen, vereinzelt auch intrazerebrale Blutungen und Geschwindigkeiten von 17·2 m/sec bis 18·3 m/sec (= 62 bis 66 km/h) waren immer tödlich. Beim Menschen, mit seinem größeren Kopf, genügen aber geringere Geschwindigkeiten, um denselben Effekt zu erzeugen.

Aus diesen Ergebnissen geht neuerdings hervor, daß Rindenprellungen allein noch nicht mit dem klinischen Bild der Contusio zu identifizieren sind; dafür spricht auch die Erfahrung beim Menschen. Kleinere Rindenprellungsherde, die meist in den stummen Gebieten der Stirn- und Schläfenlappen sitzen, sind sicher häufig ganz bedeutungslos. Man findet oft ihre Narben lediglich als Zufallsbefund bei der Leichenöffnung, ohne daß von einer Gewalteinwirkung etwas zu erfahren gewesen wäre (P e t e r s, S p a t z, W e l t e).

Von Rindenprellungen mit größerem Umfang gehen oft massive Blutungen in den Subduralspalt oder ins Marklager aus, die selbst in die Hirnkammern einbrechen und das Schicksal des Verletzten besiegeln. Wahrscheinlich ist dies dann der Fall, wenn im Bereich der Prellung zufällig größere Schlagaderzweige verletzt werden. Anderseits können ausge-

dehnte flächenhafte Rindenprellungen wegen der vielfältigen
Störungen der Endstrombahn zu raschem Anschwellen ganzer
Lappen und zum tödlichen Hirndruck führen. Die Erfahrung
der letzten Zeit lehrt, daß auch von ganz geringfügigen
Prellungen in der Parieto-temporal-Gegend, die offenkundig
nur die Meningen betreffen, raumbeengende Blutungen in den
Subduralspalt auftreten können, wenn von den dort verlaufenden Schlagaderästen kleine Seitenzweige abgeschert
wurden. Es handelt sich um jenes Gebiet der Großhirnrinde,
das nach den Tierversuchen von Pudenz und Shelden die
meisten Verschiebungen erleidet. Wichtig ist, daß solche umschriebenen Prellungen die einzigen Zeichen einer Gewalteinwirkung sein können. Daß bei sogenannten Bagatelltraumen die Brückenvenen
einreißen können, ist schon länger bekannt. Bei eigenen
Untersuchungen ist es auch gelungen, beim chronischen abgekapselten subduralen Hämatom sowohl abgeheilte Brücken-
venenstümpfe als auch traumatische Aneurysmen an Schlag-
aderzweigen nachzuweisen. Diese Befunde sind geeignet, das
chronische subdurale Hämatom von der sogenannten Pachymeningitis hämorrhagica interna abzugrenzen.

Außer im Bereich von Rindenprellungen gibt es noch
Blutaustritte in der Hirnrinde, die sich offensichtlich durch
Zerrung an größeren Gefäßstämmen erklären, vor allem entlang den Mantelkanten, wo die Stämme der oberflächlichen
Hirnvenen verankert sind; diese Blutaustritte können tief in
das Marklager hineingreifen, haben aber kaum eine selbständige Bedeutung.

Bei groben Gewalteinwirkungen mit ausgedehnten
Schädelbrüchen sind Zerreißungen des Hirngewebes nicht
weiter verwunderlich; aber auch bei unverletztem Schädel
oder nur bei geringfügigen Fissuren werden (indirekte) Zerreißungen im Hirngewebe gefunden.

Kolisko beschreibt bei einem 19jährigen Jockey, der vom
Pferd gestürzt war, bei unverletztem Schädel, einen 3 cm langen
Riß zwischen Linsenkern und äußerer Kapsel. Bei einer eigenen
Beobachtung fand sich eine 9 cm lange Ruptur im Hirngewebe
ebenfalls im Bereich der äußeren Kapsel bei einem 16 Jahre alten
Jungen, der als Fußgänger von einem Lieferwagen umgestoßen
wurde und auf das Gesicht gefallen war. Er hatte äußerlich nur
geringfügige Schürfungen erlitten. Eine geringe Fissur im rechten
Augenhöhlendach sprach für eine heftigere Gewalteinwirkung.
Offenkundig infolge künstlicher Atmung wurde die schwere Ver-
letzung 5 Tage überlebt.

Neben diesen mehr spaltförmigen Hirnrupturen, die
direkt durch die Gewalteinwirkung entstehen und von der
erheblichen Verschiebung des Hirngewebes zeugen, findet man
häufiger kleinere (selten symmetrische) Blutungsherde in den

großen basalen Ganglien und Linsenkernen, den geschweiften Kernen und den Sehhügeln. M o s b e r g und L i n d e n b e r g haben kürzlich auf traumatische Blutungen und Erweichun-

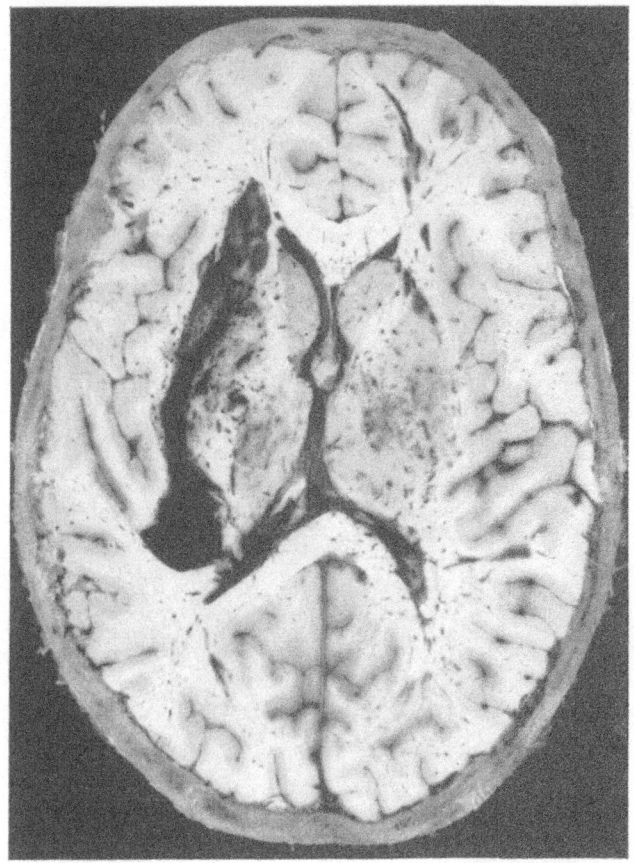

Abb. 1. Hirnruptur entlang der rechten äußeren Kapsel L. 176/59. 16 Jahre, ♂. Verkehrsunfall, 5 Tage mit künstlicher Atmung überlebt. Sprung im rechten Augenhöhlendach. Kleine Prellungsherde rechter Stirn- und Schläfenlappen. Blutaustritte in der Brückenhaube (obere Gehirnhälfte, daher seitenverkehrt)

gen in den Linsenkernen an 20 Fällen hingewiesen, die sie auf Verletzung der A. chorioidea infolge Quetschung des Uncus hippocampi durch den Tentoriumrand beziehen.

Bei den Verschiebungen des Gehirns sind weiter jene Formationen besonders beansprucht, die die einzelnen Hirnabschnitte miteinander verbinden. Der Verfasser hat früher

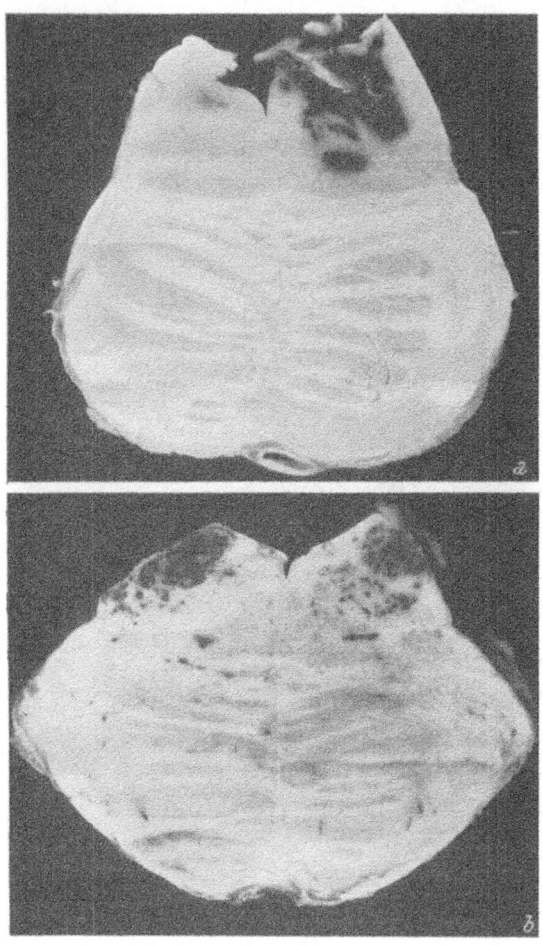

Abb. 2. Traumatische Blutaustritte im Hirnstamm
a) L. 57/61. 11 Jahre, ♂. Verkehrsunfall, 10 Tage bewußtlos überlebt. Schädelbruch linkes Hinterhaupt. Herdpneumonie. — b) L. 275/62. 56 Jahre, ♂. Verkehrsunfall, 5½ Tage bewußtlos überlebt. Kein Schädelbruch. Feine subarachnoideale Blutunterlaufung im Bereich beider Schläfen-, Scheitel- und Hinterhauptslappen

von verbindenden Fasermassen gesprochen; es sind der Balken, die Gewölbesäulen, die Großhirnstiele und die Kleinhirnbrückenarme. Vor allem der Balken ist besonders häufig betroffen; manchmal in seiner ganzen Länge; meist sind die Rupturen aber unvollständig von dichtgedrängten Blutaustritten und Erweichungen umgeben. Weil die Rißränder oft stark erweicht sind und es schwer ist, die ursprüngliche Verletzung von der Zirkulationsstörung durch die örtlichen Gefäßzerreißungen zu trennen, spricht Morsier von der „sogenannten Balkenruptur". Lindenberg u. a. haben unter 51 Fällen von stumpfen Schädel-Hirn-Traumen in 16% Balkenzerreißungen gefunden, in einem Drittel der Fälle ohne Schädelfraktur. Einrisse der Hirnschenkel oder des verlängerten Markes ohne Schädelbruch werden vor allem bei Luxationen des Kopfes durch Zerrung beschrieben.

Unter den eigenen Beobachtungen fanden sich 2mal tiefgreifende Risse in den Brachia conjunctiva und Blutungen in die vierte Kammer; 1mal bei einem 37jährigen Mann (Absturz im Gebirge); 1mal bei einem 11jährigen Jungen (Verkehrsunfall). Im ersteren Fall fand sich eine feine Fissur im Schädel, im letzteren Fall war der Schädel nicht gebrochen.

Ueberall dort, wo die groben Verletzungen des Hirngewebes zu sehen sind, sind bei weniger heftigen Gewalteinwirkungen kleine punkt- oder kugelförmige Blutaustritte zu finden; sie sind nur scheinbar regellos verteilt, halten sich vielmehr oft an die Grenzen zwischen grauer und weißer Substanz. Diese Verteilung spricht für sich allein schon dagegen, daß es sich um Ereignisse II. Ordnung, nämlich um Folgen von allgemeinen Kreislaufstörungen und Durchlässigwerden der Gefäßwand, handelt. Im Gegensatz dazu sind bei Kapillarschäden oder Fettembolie die Blutaustritte vornehmlich im Marklager ohne besondere Vorzugsstellen lokalisiert (Purpura cerebri).

Bei histologischen Untersuchungen an Serienschnitten ist es seinerzeit gelungen, gerissene Venen, gelegentlich auch gerissene Schlagaderzweigchen im Hirngewebe als Quelle traumatischer Blutaustritte nachzuweisen. Die zentralen Verletzungen und Blutaustritte sind sicherlich für den Verlauf von großer Bedeutung, da auch kleine Blutaustritte an Stellen sitzen und weitere Zirkulationsstörungen verursachen können, die für die Regulation der lebenswichtigen Funktionen wichtig sind. Dies trifft vor allem für die Blutaustritte im Hirnstamm zu.

Hochmann und Kramer fanden sie in fast 9˙4% aller rasch tödlich verlaufenden Verkehrsunfälle. Nach histologischen Untersuchungen gehen die Blutaustritte auf Risse der kleinen Zweige der A. basilaris zurück, die von ver-

8

schiedenen Seiten in das Hirngewebe einstrahlen. Sie sitzen
häufig in der Brückenhaube, aber auch im Gewebe der
Brücke. Ebenso wie Lindenberg und Freytag haben wir
sie ein- und beidseitig in den Brachia conjunctiva und den
angrenzenden Gebieten gefunden. Sie zeugen immer von einer
besonderen mechanischen Beanspruchung des Hirnstammes
durch Zerrung im Tentoriumschlitz (Abb. 2). Zweifellos geht
der Störbezirk weit über den unmittelbaren Bereich der
Blutung hinaus. Oefter waren sie als einziges Zeichen bei unmittelbar tödlich verlaufenden Hirnschäden anzutreffen; doch
werden solche Verletzungen infolge der modernen Therapie
gelegentlich lange überlebt. Bei einem 19jährigen Mädchen, das
bei einem Verkehrsunfall nach 68tägiger Bewußtlosigkeit gestorben war, fanden wir unter anderem in den Brachia conjunctiva nur mehr kleine Erweichungen. Der Schädel war
nicht gebrochen.

Nicht zu verwechseln sind die traumatischen Blutaustritte im Hirnstamm in praktisch demselben Bereiche mit
jenen Blutaustritten, die bei raumfordernden Prozessen im
vorderen Teil des Schädels vorkommen, u. zw. ebenso bei
subduralen Blutungen und Hirntumoren. Kolisko hat diese
Blutungen als Ereignisse II. Ordnung bezeichnet. Sie werden
zum Teil als Stauungsblutungen infolge Rückstauung des
Blutes in der V. magna galeni, zum Teil aber auch als
arterielle Blutungen erklärt, weil bei Abwärtsverschiebung
des Hirnstammes die kleinen Arterien reißen sollen (Schrifttum bei Pia und Zülch).

Bisher wurden fast ausschließlich Veränderungen besprochen, bei denen eine primäre Zerreißung des Gehirngewebes oder seiner Gefäße anzunehmen ist. Unterharnscheidt konnte nun im Tierversuch nachweisen, daß nach
wiederholten Einwirkungen auf den Kopf der Versuchstiere
trotz fehlenden „primären traumatischen Alterationen" ausgedehnte Ganglienzellausfälle in Klein- und Großhirn nachweisbar waren, die er als Kreislaufschäden erklärt; Verhältnisse, die auch für den Boxerschaden des Gehirns beim
Menschen anzunehmen sein dürften. Man wird somit mit allgemeinen Kreislaufschäden zu rechnen haben, die beim isolierten Trauma morphologisch nicht zu fassen sind.

Die Frage der „traumatischen Spätapoplexie" (Bollinger, 1891) kann nur gestreift werden. Es ist aber nicht allgemein bekannt, daß es sich bei seinen Fällen nicht um
Blutungen von üblichem Sitz im Bereiche der großen Ganglien
gehandelt hat, sondern um Blutungen im Bereich der vierten
Kammer. Er stellte sich vor, daß durch den traumatischen
Liquorstoß die Seitenwände der vierten Kammer beansprucht
würden und über Erweichungen die Spätapoplexie entstünde.
Seither wird immer wieder von traumatischer Spätapoplexie

gesprochen. Zugleich wird aber (u. a. Eck, Winkelbauer) darauf hingewiesen, daß es keine einheitliche anatomische Grundlage dafür gibt. Bay ist mit Nachdruck dafür eingetreten, den Begriff der traumatischen Spätapoplexie überhaupt fallen zu lassen. Bei der Begutachtung wird man sich immer vor Augen halten müssen, daß Verletzungen der Hirnrinde und Verletzungen der großen Schlagaderzweige ohne schwere Begleiterscheinungen möglich sind. Dies gilt besonders für den Bereich der Aa. vertebrales und der A. basilaris, wo Zerrungen bei brüsken Drehbewegungen des Kopfes beschrieben wurden (Braß, Otto, Wasl u. a.). Möglicherweise hat dem einen oder anderen von Bollingers Fällen ein ähnlicher Zusammenhang zugrunde gelegen.

Nur sorgfältige Beobachtungen und Verwertung sämtlicher Befunde und eine sorgfältige anatomische Untersuchung können weiterhelfen.

Aus den geschilderten Verletzungsspuren läßt sich zusammenfassend folgern, daß das Gehirn bei stumpfen Gewalteinwirkungen im Schädelraum verschoben wird und an seinem Aufhängeapparat zerrt, wie dies jüngst auch Zülch bei seinen Studien über raumbeengende Prozesse festgestellt hat. Das Gehirn ist dabei nicht frei, es kann nicht gleichmäßig nach allen Richtungen verschoben werden. Dem steht vor allem die Architektonik des Schädelgrundes, die Fixierung an den Gefäßen, an den Nervenstämmen, die große Sichel und das Zelt und die innere Faserstruktur des Gehirns entgegen. An allen Grenzflächen kann es zur Abscherung von Blutgefäßen, ja selbst zur Zerreißung des Gehirngewebes kommen; es sind aber die Gefäße leichter verletzlich als das Hirngewebe.

Man wird den Einwand machen können, daß das Thema zu sehr von den einfachen mechanischen Zusammenhängen betrachtet worden sei; die Vorgänge bei der traumatischen Schädigung des Nervengewebes seien viel komplizierter. Dies ist zweifellos richtig. Es wird aber noch vieler Anstrengungen bedürfen, diesen feineren Schädigungen nachzugehen; Ansätze dazu sind schon zu erkennen. Für den behandelnden Arzt aber ist die Kenntnis der anatomisch faßbaren Schädigungen wichtig.

Literatur: Bauer, K.: Ueber Verkehrsunfälle aus der Sicht des Chirurgen. Aerztl. Mitt. (1954), S. 402. — Bollinger, O.: Ueber traumatische Spätapoplexie. Internat. Beitr. wiss. Med., Bd. 2, pathol. Anat.; Festschrift zum 70. Geburtstag R. Virchows. Berlin (1891), S. 459. — Brass, K.: Ueber indirekte traumatische Rupturen der Hirnbasisarterien. Frankf. Z. Path., 68 (1957), S. 254—260. — Eck, H.: Zur Pathogenese der Apoplexia sanguinea cerebri. Zbl. inn. Med., 9 (1954), S. 765—767. — Friede, R.: Die Genese der sogenannten Contre-Coup-Verletzungen. Neurochir.,

10

15 (1955), S. 73. — Hochmann, Ch. H. und Kramer, F. M.: Rupture of the brain stem in cases of traumatic sudden death. Psychiatr. Quart. (Am.), 9 (1935), S. 271—278. — Kolisko, A.: Ueber Gehirnruptur. Beitr. gerichtl. Med., I (1911), S. 17. — Lindenberg, R. u. a.: Lesions of the corpus callosum following blunt mechanical trauma to the head. Amer. J. Path., 31 (1955), S. 297 bis 317. — Lindenberg, R. und Freytag, E.: The mechanism of cerebral contusions. Arch. Path. (Am.), 69 (1960), S. 440—469. — De Morsier, G.: Les encéphalopathies traumatiques Etude neurologique. Arch. suiss Neur., 50 (1943), S. 11—241. — Mosberg, W. H. und Lindenberg, R.: Traumatic hemorrhage from the anterior choroidal artery. J. Neurosurg., 16 (1959), S. 209—221. — Otto, H.: Ueber traumatische Hirnbasisgefäßveränderungen. Beitr. path. Anat., 114 (1954), S. 154—159. — Peters, G.: Die gedeckten Gehirn- und Rückenmarkverletzungen. Handbuch der speziellen pathologischen Anatomie und Histologie, 13. Bd., III. Teil: Erkrankungen des zentralen Nervensystems III. Berlin-Göttingen-Heidelberg: Springer-Verlag (1955), S. 84—143. — Pia, H.-W.: Die Schädigung des Hirnstammes bei den raumfordernden Prozessen des Gehirns. Wien: Springer-Verlag. 1957. — Pudenz, R. H. und Shelden, C. H.: The lucite calcarium — a method for direkt observation of the brain. II. Cranial trauma and brain movement. J. Neurosurg., III (1946), S. 487—505. — Schneider, J.: Die stumpfe Hirnverletzung im Lichte der anatomischen Physik. Arch. Psychiat. Z. Neur., 187 (1951), S. 353—362. — Sellier, K. und Müller, R.: Die mechanischen Vorgänge bei Stoßwirkung auf den Schädel. Klin. Wschr., 38 (1960), S. 233—236. — Sellier, K. und Unterharnscheidt, F.: Experimental studies on the mechanism of nonpenetrating brain injuries. Abstracts. IV. Internat. Congress of Neuropathology, München, 4.—8. September 1961. G. Thieme. (1961), S. 82. — Spatz, H.: Pathologische Anatomie mit besonderer Berücksichtigung der Rindenkontusion. Zbl. Neur., 78 (1936), S. 615—616. — Unterharnscheidt, F.: Experimentelle Untersuchungen über gedeckte Schäden des Gehirns nach einmaliger und wiederholter stumpfer Gewalteinwirkung. Fschr. Med., 80, 10 (1962), S. 369—378. — Wasl, H.: Zur Kenntnis der isolierten traumatischen Läsion der basalen Hirnarterien. Zbl. Path., 101 (1960), S. 184—187. — Welte, E.: Ueber die Zusammenhänge zwischen anatomischem Befund und klinischem Bild bei Rindenprellungsherden nach stumpfem Schädeltrauma. Arch. Psychiat. Z. Neur., 179 (1948), S. 243—315. — Winkelbauer, A.: Zur Klinik der posttraumatischen Spätapoplexie. Dtsch. Z. Chir., 196 (1926), S. 1. — Zülch, K.-J.: Störungen des intrakraniellen Druckes. Die Massenverschiebungen und Formveränderungen des Hirns bei raumfordernden und schrumpfenden Prozessen und ihre Bedeutung für die klinische und röntgenologische Diagnostik. Handbuch der Neurochirurgie, Bd. 1/I. Berlin-Göttingen-Heidelberg: Springer-Verlag. 1959.

Anschrift des Verfassers: Prof. Dr. W. K r a u l a n d, 1 Berlin 33 (Dahlem), Hittorfstraße 18.

Aus der Neurochirurgischen Universitätsklinik Köln
und dem Max Planck-Institut für Hirnforschung,
Abteilung für Tumorforschung und experimentelle Pathologie
(Direktor: Prof. Dr. W. Tönnis)

Behandlung
der gedeckten Schädel-Hirn-Verletzungen

Von W. Tönnis

Durch das Schrifttum der letzten Jahrzehnte zieht sich
wie ein roter Faden das Bemühen, die verschiedenen Arten
von traumatischen Hirnschädigungen — die funktionelle oder Commotio und die anatomische oder Contusio — phänomenologisch zu erfassen, um sie klinisch diagnostizieren zu können. v. Bergmann stellte eine flüchtige
Allgemeinschädigung einer örtlich kontusionellen gegenüber.
Er sah den Ort der Schädigung vorwiegend in der Großhirnrinde und resignierte später über die unzureichenden diagnostischen Möglichkeiten bei der Contusio cerebri. Von
Reichardt, Gamper, Wanke, Bay u. a. wurde dann die
Commotio als Hirnstammschädigung aufgefaßt. Einsprüche
hiergegen erfolgten durch Hauptmann, Ritter, Tönnis,
Quadbeck u. a. Zülch beschrieb 2 Fälle von Stammhirn-
kontusionen ohne Kommotionssyndrom. Das ausschließlich
auf Sitz und Art der Hirnschädigung gerichtete diagnostische Bemühen hat uns nicht weitergebracht. Prognostisch
bedeutungsvoller sind die unmittelbaren und späteren Folgen,
da sie den weiteren Verlauf gestalten und deshalb unser therapeutisches Bemühen erfordern. Früher galten länger
dauernde Bewußtseinsstörungen sowie die Störungen der
vegetativen Regulation, wie Atmung, Kreislauf, Temperatur
und Tonus als spezifische Folgen einer Hirnstammschädigung. Schon die Mitteilung von H. Spatz gab zu denken,

daß nämlich bei Hirnverletzungen mit tödlichem Ausgang so oft der Befund am Hirn nicht dem schweren klinischen entspreche. Er sprach von „spurlosen Vorgängen" am Gehirn. Hallervorden und Quadbecks Untersuchungen der physikalischen Strukturänderung des Hirngewebes nach Hirntraumen, besonders aber auch die Befunde der kreislaufbedingten Veränderungen, wie sie soeben Krauland, ferner Müller u. a. dargestellt haben, geben Hinweise für die Klinik. Galt früher die Hirnstammschädigung stets als prognostisch besonders ungünstig, so lassen viele Beobachtungen heute eher den Schluß zu, daß bei schweren Hirnschädigungen der Hirnstamm das noch am besten funktionierende Hirngebiet ist.

Als Beispiel hiefür kann die Beobachtung einer Atemstörung bei einem 3jährigen Jungen 2 Stunden nach dem Hirntrauma dienen. Bei dem bewußtlosen Kinde wurde die Atmung mit einem Knipping-Spirographen aufgezeichnet. Es zeigte sich eine auffallend hochgradige Unregelmäßigkeit der einzelnen Atemzüge und der Atemmittellage. Während dieser Registrierung lag das Kind auf dem Rücken. Als es aber auf die Seite gedreht wurde, so daß eine geringe, vorher durch Zurücksinken des Zungengrundes bestehende mechanische Atembehinderung beseitigt wurde, erwies sich die Atmung als ganz regelmäßig. So wurde das scheinbare Zeichen einer Hirnstammschädigung abgeklärt.

Das Beispiel läßt schon die große Bedeutung der ersten ärztlichen Hilfe am Unfallort erkennen.

Systematische Untersuchungen der zentralen Atemstörungen im akuten Stadium nach schweren Schädel-Hirn-Verletzungen, die Frowein (1963) an unserer Klinik durchgeführt hat, ließen überraschenderweise erkennen, daß nach Freilegung der Atemwege die Atmung bei vielen Verletzten nicht unregelmäßig, sondern durch eine pausenlose, maschinenmäßige Regelmäßigkeit auffällig und außerdem unökonomisch gesteigert ist.

Die häufigste Form der Kreislaufstörungen im akuten Stadium nach schweren Hirntraumen zeigt zwar eine normale Blutdruckhöhe, aber eine zu enge Blutdruckamplitude, eine erhöhte Pulsfrequenz, kalte, blasse Haut und entspricht somit der Kreislaufzentralisation, wie sie von Duesberg und Schroeder, Gersmeyer u. a. beschrieben worden ist.

Ueber die moderne Behandlung mit frühzeitigen Infusionen und Ganglioplegika wird Herr Steinbereithner sicherlich berichten. Trotzdem scheint uns heute die Kreislaufbehandlung, entgegen der verbreiteten Auffassung, noch nicht befriedigend gelöst.

Wie läßt es sich z. B. erklären, daß es trotz der Normalisierung des peripheren Kreislaufs zu den schweren Kreislauf-

schäden am Hirn kommt, die Herr K r a u l a n d eben so eindrucksvoll demonstriert hat? Ich glaube, daß hier einige
neuere Befunde, die sich vor allem aus der engen Zusammenarbeit von Pathologen, Physiologen und der Klinik ergeben
haben, neue Gesichtspunkte und hoffentlich auch neue therapeutische Möglichkeiten bringen.

Wir wollen einmal versuchen zu prüfen, ob durch die
heutigen Behandlungsmaßnahmen für Atmung und Kreislauf
eine Sauerstoffmangelhypoxydose des Gehirns wirklich besei-
tigt werden kann. Dazu wäre zunächst die S a u e r s t o f f s ä t t i g u n g des
arteriellen Blutes zu untersuchen, weil sie verhältnis-
mäßig einfach durch arterielle Blutentnahme aus der A. carotis, brachialis oder femoralis und Messung im Hemoreflektor
bestimmt werden kann. Die Meßergebnisse von 118 Untersuchungen bei mehreren Verletzten während der ersten Stunden bis 3 Wochen nach dem Trauma zeigen in den meisten
Fällen, nämlich bei 78 Messungen, eine normale O_2-Sättigung.
Nur bei peripherer Atembehinderung, Aspiration, Lungenödem, starker Bronchopneumonie usw. lag eine zu geringe
Sättigung unter 91% vor. Durch Tracheotomie und Sauerstoff-
gabe zur Atemluft konnten zu geringe Sättigungswerte
meistens ausreichend gebessert werden. Für die arterielle
Sauerstoffsättigung erweist sich die augenblickliche Behandlung also als ausreichend. Es bleibt aber noch zu prüfen, ob
genügend Sauerstoff tatsächlich an das Hirngewebe herantransportiert und genügend abgegeben wird.

Dabei zeigt sich schon der S a u e r s t o f f t r a n s p o r t zum
Gehirn als erheblich gefährdet: häufiger als erwartet kommt
es bei Schwerverletzten mit langdauernder Bewußtlosigkeit
zu einer starken A n ä m i e mit weniger als 3 Mill. Erythrozyten und weniger als 10 g% Hämoglobin. Dies zeigt sich z. B.
darin, daß von 34 Verlaufsuntersuchungen 30 eine derartige
Anämie aufwiesen. Die Ursachen der Anämie sind noch nicht
ganz aufgeklärt. Besonders bei Kombinationsverletzungen
wird der Blutverlust quantitativ unterschätzt und daher noch
nicht ausreichend mit Blutinfusionen und -transfusionen ausgeglichen. Anderseits liegt auch eine Blutverdünnung vor, wie
die Verminderung des Hämatokrits erkennen läßt (vgl. P a m -
p u s, 1963). Jedenfalls bedeutet die Anämie eine verminderte
Sauerstofftransportmöglichkeit. Dies wäre nicht so schlimm,
wenn die verringerte Sauerstoffkapazität des Blutes durch
eine entsprechende Mehrdurchblutung des Gehirns ausgeglichen würde. Gerade das ist aber nach schweren Hirntraumen oft nicht der Fall. Im Gegenteil: es kommt oft zu
einer erheblichen V e r m i n d e r u n g d e r H i r n d u r c h -
b l u t u n g. Man kann bei Verletzten mit intrakranialer
Drucksteigerung schon im Serienangiogramm erkennen, daß

eine Verlangsamung der Hirndurchblutung vorliegt, wie nachher noch gezeigt wird. Außerdem aber kommt es bei Schwerverletzten mit Tonussteigerung — wie starke Unruhe, Streckkrämpfen, Streckstarre — durch Hyperventilation zu respiratorischer Alkalose mit sehr tiefen Kohlensäuredrucken im arteriellen Blut, wie wir in mehr als der Hälfte von 165 Untersuchungen feststellen mußten (F r o w e i n, 1962). Die damit verbundene Verringerung des Kohlensäuredruckes im arteriellen Blut bewirkt durch Vasokonstriktion ebenfalls eine Verminderung der Hirndurchblutung.

Nach neueren Befunden von M. S c h n e i d e r (1962) ist es ferner wahrscheinlich, daß bei schwerem Schock eine Aggregation von Thrombozyten mit nachfolgender Mikroembolisierung zustande kommt. Diese führt ihrerseits zur Stase, besonders im Splanchnikusgebiet, in der Lunge, aber wahrscheinlich auch — und das ist für uns besonders wichtig — im Hirnkreislauf. Eine Stase im zerebralen Kreislaufgebiet wird außerdem nach den Beobachtungen von N i e l s e n (1961) durch Hypokapnie infolge der eben beschriebenen Hyperventilation bedrohlich verstärkt.

Durch diese verschiedenen Faktoren — wie Anämie, Hypokapnie, Zirkulationsverlangsamung durch intrakraniale Drucksteigerung, Thrombozyten- und Erythrozytenaggregation — wird der Sauerstoffdruck an den Hirnzellen unter die Norm gesenkt.

Dies läßt sich durch M e s s u n g d e s S a u e r s t o f f d r u c k e s am Ende der Hirndurchblutung, also i m v e n ö s e n H i r n b l u t — hier speziell im bulbus venae jugularis —, kontrollieren.

Der normale Sauerstoffdruck des venösen Hirnblutes beträgt — nach O p i t z und S c h n e i d e r — 34 bis 36 mm Hg. Finden sich niedrigere venöse Sauerstoffdrucke, so ist auch der durchschnittliche Sauerstoffdruck im Hirngewebe nicht mehr normal.

Die Werte unserer bisherigen Messungen lagen bei 3 Verletzten bei 28 mm Hg, also deutlich u n t e r der Norm, an der unteren Grenze der Indifferenzzone. Bei einem später tödlichen Verlauf war der Sauerstoffdruck des venösen Hirnblutes an mehreren Tagen noch tiefer, vorübergehend mit 20 mm Hg an der kritischen Zone irreversibler Sauerstoffmangelschäden.

Es zeigt sich also überraschenderweise, daß bei schweren Schädel-Hirn-Verletzungen die Sauerstoffversorgung des Hirngewebes noch nicht ausreichend ist, trotz aller Maßnahmen, welche für Atmung und Kreislauf bisher schon angewandt werden. Die Diskussion über die Kreislaufstörungen des Gehirns nach schweren Hirntraumen ist also noch völlig im Fluß.

Aehnlich ist es bei anderen vegativen Störungen: Eine Hyperthermie, die während der ersten 4 bis 5 Tage nach Hirntraumen auftritt, hat sich fast immer als Begleiterscheinung einer Tonuserhöhung im Sinne von Streckstarre, Streckkrämpfen, Unruhezuständen usw. herausgestellt. Diese Kombination von Tonusstörung und Hyperthermie ist gut durch vegetative Dämpfung zu behandeln. Viel weniger beeinflußbar bleiben demgegenüber Temperatursteigerungen nach dem vierten bis fünften Tag, die als Folge entzündlicher Prozesse, besonders Bronchopneumonie, Pyelitis, Dekubitalgeschwüre, vereinzelt Meningitis, auftreten. Schon dieses einfache Beispiel zeigt, daß die Bezeichnung einer „zentralen Hyperthermie" weder den Ursachen noch den Behandlungsmöglichkeiten der posttraumatischen Temperatursteigerung gerecht wird.

Auch das sogenannte „zentrale Lungenödem" und die „zentrale Magen-Darm-Blutung" beurteilen wir bei frischen Hirnverletzungen nicht mehr als isolierte Folge einer umschriebenen Hirnläsion, sondern im Zusammenhang mit der nach traumatischen Hirnschädigungen typischen Kreislaufzentralisation (Bischof, 1962).

Ein besonders dringendes Problem ist die Wandlung in der Bewertung der Symptomatologie und in der Behandlung der traumatischen Hämatome.

Da Herr Krayenbühl nachher ausführlich über das subdurale Hämatom berichten wird, kann ich mich auf die Differentialdiagnose bei gedeckten Hirntraumen beschränken. Wenn man das heutige Krankengut einer neurochirurgischen Klinik prüft, so zeigt sich, daß neben den sogenannten typischen Fällen mit sekundärer Bewußtlosigkeit eine fast gleich große Zahl von Patienten mit traumatischen Hämatomen steht, bei denen das freie Intervall völlig fehlte und von Anfang an anhaltende Bewußtlosigkeit oder anhaltende neurologische Halbseitenerscheinungen vorgelegen haben (Tab. 1).

Tab. 1. Schädel-Hirn-Verletzungen (1951—1961): 827 Hämatom-Verdacht: 340

	Hämatome 226	Kein Hämatom 114
	(1958—1961) 127	98
Bewußtseinsstörung		
primär................	52	74
sekundär..............	63	19
abgeklungen...........	12	5
Diagnostik		
Angiographie...........	125	90
Probebohrloch..........	4	11

Der Verdacht auf eine intrakraniale raumfordernde Komplikation wurde von den einweisenden Aerzten jeweils deshalb ausgesprochen, weil sich trotz Anwendung der üblichen Behandlungsmaßnahmen die Ausfallserscheinungen nicht besserten bzw. sich sogar weiter verstärkten. Die Patienten mit traumatischem Hämatom zeigten in unterschiedlicher Weise zum Teil eine sehr reichhaltige Symptomatologie mit anhaltender Bewußtlosigkeit, Pupillenstörungen, Hemiparese und Schädelfraktur. Anderseits aber gab es ebenso Verletzte mit intrakranialen Hämatomen, bei denen neben der Bewußtseinsstörung nur eine Hemiparese oder Anisokorie, oder eben nur eine anhaltende Bewußtseinsstörung bestand. Es ist besonders wichtig hervorzuheben, daß auch bei den epiduralen Hämatomen Verletzte waren, die nur eine anhaltende Bewußtseinsstörung aufwiesen. Würde man versuchen, das bei diesen Verletzten vorliegende Hämatom jeweils von einem einzigen temporalen Bohrloch aus zu operieren, so würde man es in einem Drittel der Fälle nicht an der typischen temporalen Stelle finden, weil es frontal, parietal, okzipital oder kontralateral zu der neurologisch erwarteten Seite gelegen ist. Die Verhältnisse werden dadurch nochmals kompliziert, daß dieser Gruppe von Verletzten mit tatsächlich vorhandenen Hämatomen eine ebenso große Zahl von Verletzten gegenübersteht, bei denen die gleichen neurologischen Symptome und Verläufe bestanden haben, aber tatsächlich kein raumforderndes Hämatom vorgelegen hat, wie der weitere Verlauf ergab (Tönnis, Frowein und Euler 1963).

Ohne Angiographie wäre man in derartigen Fällen gezwungen, nach einem ergebnislosen temporalen Bohrloch 2 weitere Bohrlöcher frontal oder okzipital und bei deren Ergebnislosigkeit 3 ebensolche auf der entgegengesetzten Seite anzulegen, um sicher auszuschließen, daß kein Hämatom vorhanden ist.

Wenn eben möglich, sollte daher bei Verdacht auf traumatische Blutung die Angiographie zur Klärung der genauen Lage des Hämatoms und vielleicht auch der Art der Blutung so rasch wie möglich angewandt werden.

Keine andere Untersuchung kann im akuten Stadium nach Hirntraumen so eindeutig die Differentialdiagnose klären, wie die Angiographie.

Zu den wichtigsten Komplikationen, die eine hämatomähnliche Symptomatologie verursachen, gehört das akute Hirnödem (Hirnschwellung?), das zu erheblicher Verlangsamung der Hirnzirkulation führen kann, die im Serienangiogramm gut zu erkennen ist (Tönnis und Schiefer, 1959, Tönnis und Frowein, 1963).

7

Auch die folgenden Beispiele unterstreichen die Dringlichkeit der Angiographie, um den Verletzten vermeidbare Probetrepanationen zu ersparen, nämlich bei Gefäßverschlüssen, die in ursächlichem oder nur zeitlichem Zusammenhang mit einem Hirntrauma stehen:

Carotisthrombose

Ein 37jähriger belgischer Soldat (J. Lem.) wurde bei einem Autozusammenstoß aus der sich öffnenden Tür geschleudert. Keine Bewußtlosigkeit, nur Kopfschmerzen, Uebelkeit. 24 Stunden später Hemiplegie links und Bewußtlosigkeit. Wegen des „typischen Verlaufs" wurde im erstbehandelnden Krankenhaus ein temporofrontales Bohrloch rechts angelegt. Da sich kein Hämatom fand, mußte eine weitere Trepanation links vorgenommen werden, ebenfalls ohne Befund. Daraufhin Verlegung. Es fanden sich Bewußtseinstrübung, Hemiplegie links und Aphasie (!). Die Angiographie ergab eine Thrombose der A. carotis interna rechts, die Aphasie erklärte sich später durch Linkshändigkeit in der Familie des Patienten.

Bei den heute häufigen Verkehrsunfällen muß öfter als früher an die Carotisthrombose gedacht werden, besonders natürlich, wenn Halstraumen und Kiefer- oder Schlüsselbeinfrakturen vorliegen.

Mit Recht erfährt diese Komplikation, die früher ausschließlich von den Pathologen beobachtet wurde (K r a u l a n d u. a.), jetzt auch im klinischen Schrifttum zunehmende Besprechung (V e r b i e s t und C a l l i a u w, 1959; B r e n n e r u. a., 1960, 1962; F i e l d s, E d w a r d s und C r a w f o r d, 1961; H ü b n e r und S c h a p s, 1961; I s f o r t, 1962).

Partieller Mediaverschluß

Daß die Diagnose solcher Gefäßverschlüsse, die im Zusammenhang mit einem gedeckten Hirntrauma auftreten oder entdeckt werden, frühzeitig gestellt und damit nicht durch Probefreilegung eine weitere mögliche Hirnschädigung ausgelöst wird, erscheint vor allem deshalb wichtig, weil bei jüngeren Patienten eine Rückbildung der Ausfälle durch Ingangkommen eines Kollateralkreislaufes sehr wohl möglich ist.

Ein 31jähriger Mann (Dr. R.) erleidet 10 Stunden nach einem Motorradunfall mit leichter Commotio aus vollem Bewußtsein heraus unter Tachykardie, Schweißausbruch, Brechreiz eine rechtsseitige Parese mit Aphasie und Alexie. Im Angiogramm wird der Verschluß eines Astes der A. cerebri media links nachgewiesen. Bereits nach 10 Tagen beginnend, bilden sich die Anfallserscheinungen innerhalb von 2—3 Monaten bis auf eine geringe Restparese zurück.

Manchmal erfährt man aber nicht die richtige Anamnese, aus der die Differentialdiagnose schon klinisch zu ersehen wäre:

Ein 69jähriger Mann stürzte angeblich beim Schlittschuhlaufen mit seinen Enkelkindern. Bewußtseinsstörung von höchstens einigen Minuten. Etwa 3 Stunden später wurde zunehmende Müdigkeit bemerkt und unter dem Verdacht einer posttraumatischen Komplikation die Krankenhausaufnahme veranlaßt. Das Röntgenbild zeigte eine deutliche parieto-okzipitale Fraktur. Im Laufe der nächsten Stunden kamen zu immer stärker werdender Bewußtseinstrübung auch leichte, aber unverkennbare Lähmungserscheinungen der linken Körperseite hinzu. Der Liquor war leicht blutig. Ein intrakranielles posttraumatisches Hämatom schien das Wahrscheinlichste. Im Hinblick auf das Alter des Verletzten und auf die schon genannte Einschränkung der Symptombedeutung entschloß man sich zur Angiographie: Es zeigte sich ein normaler, mittelständiger Verlauf der Anterior, aber im Bereich der Mediagruppe ein Ausfall von Hauptästen. Es handelte sich also um einen p a r t i e l l e n M e d i a v e r s c h l u ß.

Bis zu diesem Zeitpunkt war auch der Klinik unbekannt geblieben, daß die Enkelkinder beobachtet hatten, wie sich der Großvater zunächst hingesetzt hatte und daß er erst dann umgefallen war. Die vollständige Anamnese bestätigte also den Befund des Gefäßverschlusses, der auch die neurologische Symptomatologie ausgelöst hat. Die Schädelfraktur ist erst sekundär durch den nachträglichen Sturz entstanden (aus T ö n n i s, F r o w e i n, E u l e r, 1963).

Eine hämatomähnliche Symptomatologie in akutem Stadium nach Hirntraumen wird außerdem hervorgerufen durch örtliche Gewebszertrümmerung und durch *Fettembolie,* auf die ich hier nicht näher eingehen will; ich darf auf R i t z m a n n, ʼ1958; F e l t e n, 1959; V e r b i e s t, 1960) verweisen. Eine ausführliche Besprechung aller differentialdiagnostischen Faktoren haben L o e w und W ü s t n e r, 1960, gegeben.

Angiographie-Schäden

Vor mehreren Jahren bestanden noch Zweifel, ob man bei Schwerverletzten im akuten Stadium überhaupt eine Carotisangiographie vornehmen dürfe. Inzwischen hat sich gezeigt, daß die Angiographie dann komplikationslos verläuft, wenn — einwandfreie Technik vorausgesetzt — bei freien Atemwegen und einem aufgefüllten Kreislauf die Angiographie in einer Kurznarkose, z. B. Trapanal oder Baytinal oder ähnliches, vorgenommen wird. Dadurch werden nicht nur störende Reflexe ausgeschaltet, sondern der Patient wird so weit ruhiggestellt, daß ausreichende, klare Bilder erzielt werden.

Daß bei diesem Vorgehen die Komplikationsmöglichkeiten wirklich gering sind, im Vergleich zu den diagnostischen Fehlern, welche man bei Unterlassung der Angiographie begehen kann, habe ich auf der Tagung der Deutschen Gesellschaft für Unfallheilkunde — Kiel 1958 — gezeigt (T ö n n i s, 1959; T ö n n i s und S c h i e f e r, 1959).

Karotis-Sinus-cavernosus-Aneurysmen

Besonderes Interesse darf zum Schluß die Entwicklung der operativen Behandlung des Carotis-Sinus-cavernosus-Aneurysmas erwarten. Seine Behandlung begann mit dem Versuch der Verödung der ophthalmischen Venen (D a n d y). Erst später versuchte man, durch Verlegung des arteriellen Zuflusses — Unterbindung der A. carotis communis und der Carotis interna oder mit künstlichen Embolien durch Muskelstückchen — das Aneurysma auszuschalten. Der Erfolg blieb begrenzt. Die von uns entwickelte Behandlung setzt eine serienangiographische Untersuchung voraus, die klärt, ob das Aneurysma bei Ausschaltung des arteriellen Zuflusses von der Gegenseite über die A. communicans anterior oder posterior gefüllt wird. In diesem Falle muß auch die intrakraniale Unterbindung der Carotis interna durchgeführt werden. Aber auch dann kann es noch Rezidive geben. Wir fanden als Ursache eine rückläufige Füllung über die A. ophthalmica (T ö n n i s, 1960). Deshalb unterbinden wir bei allen Fällen, die eine gegenseitige Füllung im Angiogramm erkennen lassen, intrakranial nicht nur die A. carotis interna, sondern auch die A. ophthalmica an ihrer Abgangsstelle aus der Carotis interna.

Der Erfolg war verblüffend. Endlich gelang es, die Behandlung dieser schwerwiegenden Komplikation wirklich erfolgreich zu gestalten.

Naht
der verletzten intrakranialen A. carotis interna

Je nach der Art der Schädelbasisverletzung kann man bei der operativen Versorgung vor die Notwendigkeit gestellt sein, die intrakranial verletzte A. carotis nähen zu müssen. Ueber 2 Fälle habe ich 1959 auf der internationalen Chirurgentagung in München berichtet.

Z u s a m m e n f a s s u n g : Faßt man die Ausführungen zusammen, so darf man sicher feststellen, daß ein wesentlicher Wandel in der Behandlung der schweren Kopfverletzungen eingetreten ist. Vor allem ist es gelungen, die vegetativen Regulationsstörungen in einem hohen Prozentsatz der Fälle auszugleichen und zu beherrschen. Leider gilt nicht das gleiche für die psychischen Funktionen. Wir sahen vegetativ ausgeglichene Fälle Wochen und Monate bewußtlos, und bei der Sektion findet man in vielen Fällen keinen ausreichenden pathologisch-anatomischen Befund. Vielleicht geben uns die neuen Befunde von Max S c h n e i d e r hier eine Erklärung und vielleicht auch Möglichkeiten zu neuen therapeutischen Maßnahmen. Auf dem Gebiet der traumatischen Hämatome hat die kritische Auswertung gezeigt, daß die

Angiographie für die Diagnostik unerläßlich ist. Leider aber
müssen wir feststellen, daß die klinische Arbeit allein das
Problem der posttraumatischen Komplikationen nicht entsprechend zu lösen vermag. Neben das klinische tritt hier
das organisatorische Problem, auf das ich nicht näher eingehen konnte. Aber seine Bedeutung darf ich zum Schluß
meiner Ausführungen vielleicht doch noch herausstellen! Solange noch so viele Fälle über große Strecken hin zur Behandlung transportiert werden müssen, solange wir uns nicht
systematisch um die Einrichtung entsprechender Fachabtei-
lungen für die Zusammenarbeit mit den chirurgischen und
neurochirurgischen Krankenhausabteilungen kümmern, wie
ich sie in einer Eingabe an den westdeutschen Städtetag vor-
geschlagen habe, werden wir auch in der Behandlung der
Komplikationen der schweren Kopfverletzungen keine wesentliche Besserung erzielen können.

L i t e r a t u r : Brenner, H., Gerstenbrand, F. und Spängler,
H.: Beitrag zum Problem der traumatischen Carotisthrombose
beim geschlossenen Schädeltrauma. Mschr. Unfallhk., Bd. 65
(1962), S. 136—142. — Frowein, R. A.: Beurteilung und Behandlung der Störungen lebenswichtiger Funktionen im akuten Stadium
schwerer Schädel-Hirnverletzungen. Acta Neurochir., Bd. 9 (1961),
S. 468—495. — Derselbe: Zentrale Atemstörungen bei Schädel-
Hirnverletzungen und bei Hirntumoren. Monogr. Ges. Geb.
Neurol. u. Psychiatr., Bd. 101. Berlin-Göttingen-Heidelberg:
Springer-Verlag. 1963. — Derselbe: Kreislaufstörungen bei aku-
ten traumatischen Hirnschädigungen. In: Duesberg und Spitz-
barth, Klinik und Therapie der Kollapszustände. Stuttgart:
Schattauer-Verlag. 1963. — Frowein, R. A., Karimi, A. und
Euler, K. H.: Hypoxydose nach schweren Schädel-Hirntraumen.
Zbl. Neurochir., Bd. 23 (1962), S. 3—11. — Gersmeyer, E. F.:
Der Kreislaufkollaps. Berlin-Göttingen-Heidelberg: Springer-Ver-
lag. 1961. — Loew, F.: Wandlungen des Commotionsbegriffs seit
Reichardt. H. Unfallhk., Bd. 56 (1958), S. 108—119. — Loew, F.
und Wüstner, S.: Diagnose, Behandlung und Prognose der trauma-
tischen Haematome des Schädelinneren. Acta Neurochir., Wien,
Suppl. 8 (1960). — Pampus, F.: Die Pathologie des Blutes bei
Erkrankungen und Verletzungen des Zentralnervensystems. Beitr.
Neurochir., Bd. 6. (Im Druck.) 1963. — Schneider, M.: Zur Patho-
physiologie der verschiedenen Schockformen. Erg. Bluttransfus.
Frschg. 7. (Im Druck.) — Thelen, D.: Behandlungsergebnisse und
Prognose schwerer Schädel-Hirnverletzungen im Erwachsenen-
alter. Diss. Köln, 1962. — Tönnis, W.: Inwieweit ist die Kon-
trastmitteldiagnostik bei frischen Kopfverletzungen notwendig
bzw. berechtigt? H. Unfallhk., Bd. 60 (1959), S. 99—106. —
Derselbe: Zur Entstehung der Rezidive bei der Behandlung der
Carotis-Sinus-Cavernosus-Aneurysmen und ihre Verhütung.
Langenbecks Arch. u. Dtsch. Z. Chir., Bd. 295 (1960), S. 186—
191. — Derselbe: Die Differentialdiagnose zwischen Gefäßerkrankungen und Geschwülsten des Gehirns. (Otfrid Foerster-Gedächt-
nis-Vorl.) Acta Neurochir., Bd. 9 (1961), S. 667—698. — Der-

selbe: Naht der verletzten intrakraniellen Art. carotis interna. Bull. Soc. Intern. Chir., Bd. 19 (1960), S. 474—475. — Tönnis, W. und Frowein, R. A.: Wie lange ist Wiederbelebung bei schweren Hirnverletzungen möglich? Mschr. Unfallhk., Bd. 66 (1963), S. 169—190. — Tönnis, W., Frowein, R. A. und Euler, K. H.: Zur Erkennung der akuten traumatischen intrakraniellen Haematome. Chirurg, Bd. 34 (1963), S. 145—151. — Tönnis, W. und Schiefer, W.: Zirkulationsstörungen des Gehirns im Serienangiogramm. Berlin-Göttingen-Heidelberg: Springer-Verlag. 1959. — Zülch, K. J.: Anatomie der gedeckten traumatischen Hirnschädigungen und ihre Folgezustände. In: E. Rehwald: Das Hirntrauma. Stuttgart: G. Thieme. 1956.

Aus der Chirurgischen Abteilung des Kaiser-Franz-Josef-Spitals
in Wien
(Vorstand: Prof. Dr. H. K r a u s)

Offene Schädel-Hirn-Verletzungen

Von H. Kraus

Die Hoffnung, daß die im Krieg häufigen offenen Hirnverletzungen im Frieden zur Seltenheit werden, hat sich nur
in den ersten Nachkriegsjahren erfüllt. Mit der Zunahme der
Straßenverkehrsmittel häufen sich in der modernen motori-
sierten Zeit die Verkehrsunfälle immer mehr. Wenn sie bedenken, daß in 40% der Verunglückten Schädelverletzungen
vorliegen, so werden sie begreifen, daß gerade die Traumatologie des Schädels immer mehr an Bedeutung gewinnt. Wenn
auch die gedeckten Schädel-Hirn-Verletzungen, über die bereits.
referiert wurde, häufiger sind, so sind die offenen doch gar
nicht so selten. Sie sollten in der heutigen Zeit im Mittelpunkt
des Interesses stehen, weil bei ihrer Behandlung, ebenso wie
bei gedeckten Verletzungen (z. B. bei den epiduralen Hämatomen), viele Fehler geschehen.

Es ist nicht meine Aufgabe, über die Fehler bei der
ersten Hilfeleistung zu sprechen. Bezüglich der Allgemeinbehandlung hat T ö n n i s genaue Richtlinien gegeben. Ich will
im folgenden kurz über die Prinzipien der operativen Behandlung offener Schädelverletzungen berichten und auf die
Fehler, die heute noch gelegentlich geschehen, hinweisen.
Leider erfolgen die meisten offenen Hirnverletzungen auf dem
Lande, bedingt durch die Verkehrsunfälle und Abstürze im
Gebirge. Da diese schwerverletzten Patienten in Provinz-
spitäler eingeliefert werden, müßte heute unbedingt verlangt
werden, daß auch dort die geeignete operative Versorgung
der Hirnverletzungen möglich ist.

Von einer offenen Schädel-Hirn-Verletzung sprechen wir, wenn im Gebiete der Hautverletzung auch die Galea und das Periost durchtrennt sind und der Schädelknochen in ganzer Dicke frakturiert ist, mit anderen Worten, wenn eine Kommunikation des Schädelinnenraumes mit der Außenwelt resultiert. Dabei muß auch eine einfache offene Frakturlinie als offene Verletzung gewertet werden, weil einerseits die Infektionsmöglichkeit durch diese Frakturlinie gegeben ist und anderseits auch eine unscheinbare Frakturlinie im Augenblicke des Entstehens weit klaffen und dabei verschmutzt werden kann. Die Gefahr jeder offenen Schädelverletzung liegt in der Infektion. Für den weiteren Verlauf ist es besonders wichtig, ob die Dura, welche eine ausgezeichnete Sperre für das Eindringen einer Infektion ist, verletzt ist oder nicht. Am häufigsten entstehen aber die offenen Schädel-Hirn-Verletzungen durch Auffallen auf einen scharfen oder relativ kleinen Gegenstand, wodurch es zu sogenannten Impressionsfrakturen kommt. Dabei splittert die Lamina interna immer wesentlich ausgedehnter und stärker als die Lamina externa. Mit anderen Worten können wir durch bloße Betrachtung der Wunde niemals entscheiden, ob eine Duraverletzung vorliegt oder nicht. Hier geschehen die meisten Fehler in der operativen Behandlung. Ein Arzt, der mit Schädeloperationen nicht vertraut ist, wird einen solchen Eingriff möglichst meiden. Und doch besteht hier die absolute Indikation zum operativen Vorgehen, womöglich sofort nach der Verletzung oder sobald es der Allgemeinzustand des Patienten gestattet. Tönnis hat gezeigt, daß bei Kriegsverletzungen des Gehirnes, die innerhalb der ersten 48 Stunden operiert wurden, die Meningitismortalität 10% betrug, bei der Versorgung am dritten oder vierten Tag auf 33% anstieg.

Wenn außer der Duraverletzung noch eine Hirnverletzung vorliegt, so werden sie sofort verstehen, daß die Blutkoagula und das zertrümmerte nekrotische Hirngewebe ein ausgezeichneter Nährboden für Bakterien sind. Während bei der gedeckten Hirnkontusion die Operationsindikation eine relative ist, also abhängig vom Hirndruck oder Blutung, ist sie bei der offenen Verletzung eine absolute.

Aber nicht nur für die Vermeidung der Infektion und Vermeidung der unmittelbaren Todesgefahr ist die Operation wichtig, sondern auch für die Vermeidung von Spätfolgen wie Hirnabszeß oder posttraumatische Epilepsie.

Die operative Versorgung beginnt mit der Exzision der Wundränder der Haut. Meines Erachtens ist dieser Teil des Eingriffes einer der wichtigsten. Wir müssen unbedingt bei allen frischen Verletzungen einen einwandfreien Hautverschluß erzielen. Wir müssen schon bei der Exzision auf die Schnittführung achten, um später die eventuell nötigen Entlastungsschnitte bzw. Lappenverschiebungen ausführen zu können. Ein wirklich wasserdichter Duraverschluß ist nicht immer zu erreichen, daher ist der wasserdichte Weichteilverschluß von größter Wichtigkeit. Nach Erweiterung des knöchernen Zuganges müssen alle ins Gehirn imprimierten Fremdkörper, auch Knochensplitter, das Hämatom und das zerquetschte nekrotische Hirngewebe sorgfältig entfernt werden. Gerade für die Entfernung des zerstörten Hirngewebes hat sich die Saugmethode am besten bewährt. Nach genauester Blutstillung erfolgt der Duraverschluß. Wenn die Duranaht nicht gelingt, soll der Verschluß durch einen gestielten Gelea-Periost-Lappen oder durch eine freitransplantierte Faszie aus dem Oberschenkel erfolgen. Ich stimme mit Gund überein und lehne eine kältekonservierte Dura nach Streli, Weikmann und Steinke als unnotwendig ab. Auf die Wichtigkeit des Duraverschlusses haben erst in letzter Zeit Wallace und Meirowsky an Hand von 540 Fällen aus dem Koreakrieg hingewiesen. Ein guter Duraverschluß kann vor allem einen späteren Hirnprolaps, der nach Tönnis unweigerlich zur Markencephalitis führt, verhindern. Die eben genannten Autoren haben aber auch gezeigt, daß bei 144 Reoperationen nur in 125 Fällen das Duratransplantat lebensfähig war, woraus wir folgern müssen, besonderen Wert auf einen gesunden Hautverschluß zu legen.

Die Zeit erlaubt es nicht, ausführlich über Schußverletzungen zu sprechen, ich will nur bemerken, daß die Schüsse mit nur oberflächlichen Gehirnverletzungen, welche von Tönnis als Impressionsschüsse bezeichnet werden, nach denselben Grundsätzen sofort operiert werden sollen. Bei Durchschüssen oder tiefen Steckschüssen hängt die Operationsindikation von den Komplikationen der Verletzung wie Blutung oder lebensbedrohlicher Drucksteigerung ab.

Bevor ich kurz auf die Folgen und Spätfolgen der offenen Hirnverletzungen eingehe, will ich ihnen über einige seltene Verletzungen an Hand von Beispielen berichten.

Die Verletzungen von Schlachtschußapparaten, welche zur Betäubung von Tieren vor der Schlachtung verwendet werden, sind wiederholt als Suizidversuch vorgekommen. Es handelt sich immer um schwere frontale Impressionsverletzungen, die oft auch die Schädelbasis mit einbeziehen (Gund).

Seltener sind die Verletzungen mit Bolzenschußgeräten, die bei Bauarbeiten verwendet werden. Solche Verletzungen entstehen durch Gellerwirkung, wenn der Bolzen oder ein Stück desselben am harten Material abprallt und in den Körper des Arbeiters eindringt. Solche Fälle wurden von Jacoby, Isfort, Gund, Simon, Russe und Kraus beschrieben. Bei dem von Kraus beschriebenen Fall drang der gebogene

4

6 cm lange Bolzenanteil durch das rechte Auge in den rechten Schläfelappen ein. Zuerst wurde das Auge enukleiert und später von einer kleinen Trepanation aus der Fremdkörper entfernt. Heilung.

Ein 18jähriger Patient verunglückte bei der Arbeit. Ein Propellerventilator eines Benzinmotors zerbrach, ein Propellerflügel drang in den linken Unterschenkel ein, ein zweiter in das linke Stirnhirn. Auswärts wurde die Verletzung am Unterschenkel und nur die äußere Wunde am Kopf versorgt. 6 Tage später wurde nach Erweiterung der frontalen Fraktur der Propellerflügel aus dem Gehirn entfernt. Er war zu diesem Zeitpunkt von nekrotischem Hirngewebe und einer schwarzbraunen Flüssigkeit umgeben. Heilung.

Einem Strafgefangenen wurde der Aufenthalt im Landesgericht unbequem. Er schlug sich mehrere Nägel (insgesamt 10) in den Kopf, wobei alle bis ins Gehirn penetrierten. Da er zunächst keine wesentlichen Beschwerden hatte und den Aufenthalt im Spital bevorzugte, verweigerte er die Extraktion der Nägel. Er starb später an einem Hirnabszeß.

Zu den Frühfolgen einer offenen Hirnverletzung gehören, abgesehen von einer Blutung, die natürlich sofort operativ behandelt werden muß, die Meningitis und der Frühabszeß.

Gerade beim Auftreten einer Meningitis ist es besonders wichtig, ob die Verletzung primär lege artis versorgt wurde oder nicht. Wenn sie richtig versorgt ist, behandeln wir die Meningitis mit Antibioticis und mit häufigen Lumbalpunktionen, wobei sich auch der Austausch des Liquors mit Luft bewährt hat. Falls aber die primäre Versorgung nicht erfolgte, ist die Revision der Wunde absolut indiziert. Dabei finden wir meist eine phlegmonöse Encephalitis, die oft schon zu einem Frühabszeß eingeschmolzen ist. Hier ist wohl zunächst die offene Abszeßbehandlung zweckmäßig, wobei sich das Tintenfischdrain von Tönnis oder die Schwammgummidrainage nach Peiper bewährt hat, daneben wird die Meningitis wie früher besprochen behandelt. Erst wenn die Wundhöhle durch eine rötliche Bindegewebsmembran abgegrenzt ist, kann der sekundäre Verschluß erfolgen.

Ein Spätabszeß ist prognostisch wesentlich günstiger. Nach unseren Erfahrungen hat die Exstirpation des ganzen Abszesses mit der Membran die besten Erfolge. Nur bei inoperabler Lage oder wenn wir dem Patienten den Eingriff nicht zumuten können, soll die Abszeßdrainage oder die mehrfache Punktion mit Einbringung von Antibiotika angewendet werden. Blümel und Kraus haben an Hand des Krankengutes der I. Chirurgischen Klinik die Wirkung der Antibiotika bei der Behandlung von Hirnabszessen gezeigt. Die primäre Mortalität (postoperativ) von traumatischen Hirnabszessen be-

trug vor der Einführung der Antibiotika 36% (S c h ö n b a u e r),
nach Einführung derselben 19'23% (B l ü m e l und K r a u s).

Es würde zu weit führen, auch über die posttraumatische Epilepsie zu sprechen, ich will nur sagen, daß die
beste Vorbeugung in einer richtigen primären Wundversor-
gung besteht, wobei die Narbenbildung im Gehirn auf ein
Minimum beschränkt wird.

Ueber eine Gruppe von Verletzungen muß ich aber
noch kurz berichten, wenn auch gerade in der letzten Zeit
viel darüber gesprochen wurde, das sind die Schädelbasis-
brüche mit Eröffnung der Nebenhöhlen. Wir müssen diese
Verletzungen zu den offenen miteinbeziehen, weil jederzeit
eine Meningitis auftreten kann, falls auch die Dura verletzt
wurde.

Bezüglich der Häufigkeit dieser Verletzungen will ich
ihnen aus dem Krankengut der I. Unfallstation berichten,
welches S c h i m a bearbeitet hat. Diese 571 Schädelbasis-
frakturen sind zum größten Teil durch Verkehrsunfälle entstanden.

Die Häufigkeit der endokranialen Frühinfektion war bei
allen frontobasalen Frakturen — also mit und ohne Eröffnung der Nebenhöhlen — 10%, bei Verletzungen des Felsen-
beines nur 0'9%. Wir können wohl auf die Besprechung der
Felsenbeinfrakturen mit Eröffnung der Nebenhöhlen verzichten, weil sie selten sind und meist spontan zur Ausheilung
kommen. Viel wichtiger sind die sogenannten frontobasalen
Frakturen mit Eröffnung der Stirnhöhle oder Siebbeinzellen.

Bei den sogenannten offenen frontobasalen Frakturen,
wenn eine bis ins Schädelinnere und in die Nebenhöhlen pene-
trierende Wunde vorliegt, ist die primäre operative Versorgung eine Selbstverständlichkeit. Hier geschieht aber häufig
ein schwerer Fehler, der darin besteht, daß man sich mit der
Abdichtung gegen die eröffnete Stirnhöhle begnügt und nicht
bedenkt, daß fast immer auch die Lamina cribrosa frakturiert
ist und eine Kommunikation mit den Siebbeinzellen gegeben
ist. Eine sorgfältige Inspektion der frontalen Schädelbasis ist
unbedingt zu fordern.

Bei den gedeckten frontobasalen Frakturen wird wohl
jeder Chirurg das Schockstadium abwarten und nur bei
akuter Indikation, wie Blutung oder lebensbedrohliche Hirndrucksteigerung, operieren. Außerdem ist die Diagnose einer
frontobasalen Fraktur gar nicht so leicht, eine nasale Liquorrhoe kann durch Blutung verschleiert sein, im Röntgenbild ist
die Fraktur nicht immer nachweisbar; B r a n d t empfiehlt
daher mit Recht tomographische Aufnahmen. Außerdem treten nach B r a n d t die Liquorfisteln nur in 38% innerhalb der
ersten Tage auf, in 62% erst nach Wochen, Monaten oder
Jahren.

Im späteren Verlauf bestehen drei Indikationen, welche zum operativen Vorgehen zwingen: 1. Liquorrhoe, 2. Meningitis, 3. Pneumocephalus.

Eine nasale Liquorrhoe kann nach einigen Tagen durch Verklebungen oder Einpressen einer Hirnhernie sistieren und doch ist der Patient nicht geheilt. Irgendwann, oft nach Jahren, kann wieder eine Fistel oder Meningitis auftreten. Wie sollen wir uns verhalten, wenn eine nasale Liquorrhoe scheinbar spontan ausheilt? Die konservativen Chirurgen (Adson und Uihlein, Böhler, McKissock, Schima, Riechert und Zange) sind der Meinung, man solle das Risiko einer immerhin erheblichen Operation nicht auf sich nehmen, selbst auf die Gefahr hin, daß später eine Meningitis auftritt. Die Anhänger der unbedingten Operation halten sich an den Ausspruch Dandys: „Ob sich die paranasalen Luftsinus infizieren oder nicht, ist lediglich Glückssache", und wollen unter allen Umständen spätere Komplikationen vermeiden (Boenninghaus, Jaeger, Burmester, Krüger, Kuhlendahl, Lewin, Pia, Tönnis und Frowein u. a.).

Ich glaube, man könnte diese Frage etwa folgendermaßen beantworten: Wenn röntgenologisch eine ausgedehnte Fraktur nachweisbar ist, besonders wenn man eine Hirnhernie erwarten kann, ist die Operation unbedingt indiziert, ebenso wenn die Nebenhöhlen nicht einwandfrei gesund sind. Wenn sich aber die Fraktur nicht nachweisen läßt und auch die Lokalisation der früheren Liquorfistel nicht sichergestellt ist, würde ich dem konservativen Standpunkt zustimmen.

Eine absolute Indikation ist natürlich bei einer bestehenden Liquorfistel oder bei einer Meningitis vorhanden. Gerade bei diesen Operationen hat sich die Zusammenarbeit mit dem Rhinologen ausgezeichnet bewährt. Wenn die Nebenhöhlen erkrankt sind, hat zunächst der Rhinologe die Sanierung vorzunehmen. Bei großen basalen Defekten muß der Neurochirurg im gleichen Akt den Verschluß durchführen. Dies geschieht durch freie Transplantation von großen Faszienstücken, welche an die Schädelbasis gebracht werden und den Defekt verschließen. In die ausgeräumten Nebenhöhlen soll Muskel implantiert werden, um eine Obliteration zu erzielen. Der neurochirurgische Verschluß ist nach Pia zweifellos der sicherste. Daher soll bei gesunden Nebenhöhlen dem neurochirurgischen Eingriff der Vorzug gebühren, auch dann, wenn die Stelle der Liquorfistel unsicher ist. Denn nur nach einer Trepanation kann man die gesamte frontale Schädelbasis genauestens inspizieren, nicht aber von den Nebenhöhlen aus.

Nun einige Bemerkungen zur Meningitis. Wenn eine solche vorliegt, versuchen wir zunächst immer, mit Antibioticis, Lumbalpunktionen die Meningitis zu beherrschen.

Meist gelingt dies und wir können unter günstigeren Bedingungen operieren. Ein Fehler geschieht jedoch immer wieder, daß nach Abklingen der Meningitis nicht operiert wird und der Patient später neuerlich erkrankt. Nur so ist es zu erklären, daß im Material von P i a 19 Patienten insgesamt 45 meningitische Schübe hatten. Kommt aber die Meningitis nicht zum Abklingen, müssen wir trotzdem operieren, weil meist ein Hirnabszeß vorliegt, von welchem die Schübe ausgehen. Natürlich müssen außer dem neurochirurgischen Eingriff die erkrankten Nebenhöhlen behandelt werden.

Wenn es sich um einen Ventilpneumocephalus mit Hirndrucksteigerung handelt, ist die unbedingte Indikation zur sofortigen Operation gegeben. Anders aber, wenn sich die Luft in wenigen Tagen resorbiert und weder eine Meningitis noch eine Liquorfistel zurückbleibt. Ich glaube, man sollte dann nur operieren, wenn die Ausgangsstelle des Pneumocephalus röntgenologisch nachgewiesen ist, sonst aber den konservativen Standpunkt vertreten. Jedenfalls sind viele Spontanheilungen bekannt.

Bezüglich des Operationsvorganges bei frontobasalen Frakturen soll man sich, wie schon K r ü g e r betonte, ganz nach dem Fall richten. Bei frontalen Impressionen empfiehlt sich der frontale extradurale Zugang. Der transfrontale intradurale Weg, also mittels großer Trepanation, ist zweckmäßig bei ausgedehnten Brüchen der Lamina cribosa und dann, wenn die Stelle der Liquorfistel nicht sicher ist und wir sie erst suchen müssen. Der vom Rhinologen geübte extrakraniale Zugang von den Nebenhöhlen aus ist bei Erkrankung der Nebenhöhlen vorzuziehen, nur auf diesem Wege können wir eine völlige Sanierung der Siebbeinzellen erreichen.

Z u s a m m e n f a s s u n g : Ich habe versucht, ihnen einen Ueberblick über die offenen Schädel-Hirn-Verletzungen zu geben. Vor allem müßten wir darauf hinarbeiten, daß manche Fehler vermieden werden, welche heute immer noch gelegentlich geschehen. In der heutigen Zeit müßten eben alle verantwortlichen Chirurgen auch mit der Traumatologie des Schädels vertraut sein.

Aus der Neurochirurgischen Universitätsklinik Zürich
(Direktor: Prof. Dr. H. K r a y e n b ü h l)

Die operative Entfernung
des subduralen Hämatoms

Von H. Krayenbühl

Die operative Behandlung des subduralen Hämatoms bedeutet für den Kranken einen lebensrettenden Eingriff. Der Erfolg des operativen Eingriffes hängt von der Frühdiagnose und von der Schwere der Schädel-Hirn-Verletzung ab. Wenn wir unter dem Begriff des Subduralhämatoms eine intrakraniale, im Subduralraum liegende Ansammlung koagulierten, oder im Abbau begriffenen oder verflüssigten Blutes verstehen, so wirkt sich diese auf den Kranken als raumfordernder intrakranialer Prozeß aus. Dieser führt unbehandelt in der Regel zum Tode, weil die intrakraniale Massenverschiebung irreparable Schäden des Hirnstammes verursacht. Die Beschreibung des Subduralhämatoms (Z e h n d e r) demonstriert das Zustandekommen des temporalen Druckkonus in den Tentoriumschlitz, welcher eine Beeinträchtigung des Mittelhirns und der Brücke infolge zirkulatorisch bedingter hämorrhagischer und ischämischer Infarzierung zur Folge hat, was schließlich den Zusammenbruch der in dieser Ebene integrierten Lebensfunktionen bewirkt. Die Mittelhirnblutungen sind bestens bekannt. Währenddem sich beim chronischen Subduralhämatom diese Veränderungen allmählich einstellen, nehmen sie beim akuten und subakuten Subduralhämatom einen dramatischen Verlauf und sind kompliziert durch die meistens vorhandenen, mehr oder weniger stark ausgeprägten Folgeerscheinungen der direkten Hirnverletzungen, nämlich der Hirnkontusionen und des akuten traumatischen Hirnödems. Es ist nicht meine Aufgabe, die klinische Symptomato-

logie dieser Verletzungen zu besprechen. Ich muß aber darauf
hinweisen, daß für den operativen Eingriff natürlich eine
klare Indikationsstellung bestehen muß. An Hand unseres
Krankengutes, das sich auf die Erfahrungen bei 33 akuten.
23 subakuten und 236 chronisch subduralen Hämatomen
stützt, können wir feststellen, daß sich Diagnose und Indikationsstellung zur Operation entweder durch das direkte Anlegen von Bohrlöchern oder durch die zerebrale Angiographie
mit dem Nachweis des Abdrängens der kortikalen Gefäße
von der Schädelkalotte abklären lassen. Ueber die Bedeutung
des Elektroencephalogrammes wird R. Hess in seinem
Referat orientieren*. Ist die Karotisangiographie nicht
durchführbar, so kann das subdurale Hämatom durch 3 Bohrlöcher über jeder Hemisphäre nachgewiesen oder ausgeschlossen werden. Wir legen 2 explorative parasagittale Bohrlöcher
frontal und okzipital und eines lateral-temporal an. Bei Säuglingen tritt an Stelle der explorativen Bohrlöcher die explorative Punktion des Subduralraumes durch die Fontanelle. In
Zukunft werden wir versuchen, in kürzester Zeit mit der
Echo-Encephalographie zum gleichen Ziel zu gelangen. Mit
dem Echo-Encephalographen, einem Ultraschall-Prüf- und
Meßgerät, kann ein besonders gutes Echo im Bereich der
Fissura longitudinalis nachgewiesen werden. Im normalen
Fall befindet sich diese ja genau in der Medianebene des
Schädels. Bei einem durch ein Hämatom hervorgerufenen
raumbeengenden Prozeß wird die Fissura longitudinalis
cerebri einseitig verschoben und diese Mittellinienverschiebung
läßt sich im Echo-Encephalographen schnell und eindeutig
nachweisen.

Da die Technik der operativen Entfernung des subduralen Hämatoms für die akute, subakute und chronische
Form verschieden ist, werde ich diese 3 Formen an Hand
unseres eigenen Erfahrungsgutes gesondert besprechen.

1. Das akute subdurale Hämatom

Als akute subdurale Hämatome fassen wir diejenigen
zusammen, bei welchen innerhalb der ersten 3 Tage klinische
Erscheinungen auftreten, welche auf das Bestehen des Hämatoms als raumbeengende subdurale Blutansammlung hinweisen. Dieses akute subdurale Hämatom wird im allgemeinen
begleitet von einem schweren Kommotionssyndrom und ausgedehnten Hirnkontusionen. Das Hämatom ist frisch koaguliert, 2 bis 4 cm dick und wird treffend als Pfannkuchenhämatom bezeichnet. In unserem Krankengut von 33 Fällen
konnten in jedem Fall ein oder mehrere corticale Kontusionsherde. besonders temporal, gegen den Temporal- und gelegent-

---

* Erscheint in einem der folgenden Hefte.

lich Stirn-Hirn-Pol nachgewiesen werden. Als Blutungsquelle kommen bisweilen Abrisse parasagittaler Brückenvenen und nicht unwesentlicher temporaler Venen, vor allem der V. Labbé bei ihrem Uebertritt in den Sinus transverus und in den Sinus petrosus superior in Betracht. Wir haben 3mal Einrisse temporaler Venen beobachtet, u. a. auch bei einer 52jährigen Patientin mit einem relativ geringfügigen Trauma auf den Hinterkopf. Die Bewußtseinstrübung trat erst nach einem freien Intervall von 15 Minuten auf, bei 2 Verunfallten ist das subdurale Hämatom aus dem Einriß der A. meningica media zustande gekommen. Als weitere Blutungsquellen müssen neben den Kontusionsherden die zarten Gefäßverbindungen erwähnt werden, welche von feinen temporalen Aesten der Arteria und Vena cerebralis media zu der darüberliegenden Konvexitätsdura ziehen und gelegentlich einreißen. In allen 33 Fällen war das solide Pfannkuchenhämatom feststellbar und nur in 3 Fällen konnte etwas flüssiges Blut nachgewiesen werden. Gestützt auf diese Erfahrungen muß der Schluß gezogen werden, daß das akute subdurale Hämatom stets geronnen ist und deshalb nicht von einem Bohrloch aus, sondern nur durch eine osteoplastische Kraniotomie entfernt werden muß. In unseren Fällen wurde eine osteoplastische Kraniotomie durchgeführt, wovon in 8 Fällen die Anlegung von diagnostischen Bohrlöchern vorausgegangen war. Als charakteristisches Beispiel für diese akuten Hämatome sei der folgende Fall erwähnt:

Ein 35jähriger Werkzeugmacher, E. M., wurde auf seinem Motorrad von einem einen Abhang herunterrollenden 30 kg schweren Zementklotz getroffen. Er fiel bewußtlos um und wurde 4 Stunden später in unsere Klinik eingewiesen. Ueber der rechten Augenbraue verlief bei dem stark somnolenten Verunfallten eine Rißquetschwunde. Die rechte Pupille war lichtstarr und das rechte Auge vorgetrieben. Das Babinskische Zeichen war rechts nachweisbar und im Röntgenbild zeigte sich eine Splitterfraktur des rechten oberen Orbitalrandes. Unmittelbar nach der Einlieferung wurde eine rechtsseitige frontale Kraniotomie ausgeführt, die multiplen Knochensplitter wurden entfernt, nach Eröffnung der bereits eingerissenen Dura das akute Subduralhämatom entfernt und die gequetschten Hirnpartien abgesaugt. Die Dura wurde vernäht und am rechten Auge eine Tarsorrhaphie ausgeführt. Der Verunfallte hatte den Eingriff gut überstanden, mußte aber am folgenden Tag wegen starken Trachealrasselns tracheotomiert werden. In der Folge erholte sich der Kranke sehr gut und konnte 2 Wochen später in die weitere Rekonvaleszenz entlassen werden. Der Mann wurde wieder voll leistungsfähig, mußte aber nach Monaten wegen einer Wundinfektion nochmals hospitalisiert werden.

Die Entfernung des Pfannkuchenhämatoms und die schonende Hämotase des kontusionierten Hirngewebes mit

der Elektrokoagulation und durch Auflegen von Surgicel
bereiten keine technischen Schwierigkeiten. Die Durchsicht
unserer 33 Fälle zeigte aber, daß die zerebralen Begleitkom-
plikationen den Operationsablauf wesentlich beeinflussen. In
4 Fällen kam es während des Ausräumens des Hämatoms zu
einem raschen Anschwellen des kontusionierten Gehirns infolge Hirnödems, so daß die Dura nicht verschlossen und der
Knochenlappen entfernt werden mußte. Durch Verabreichung
von Harnstoff oder durch die Anwendung der Hyperventi-
lationsnarkose kann die Entstehung eines akuten Hirn-
prolapses günstig beeinflußt werden. In 2 Fällen hat sich
an dieses akute Hirnödem ein anhaltendes Liquorüberdruck-
syndrom mit Ausbildung eines doppelseitigen Hydrocephalus
internus ausgebildet, so daß zur definitiven Behebung desselben eine ventriculo-atriale Shuntoperation mit Erfolg zur
Anwendung kam. Als weitere Komplikation wurden angetroffen: 4mal epidurale Hämatome, zum Teil auf der Gegenseite und 3mal intrazerebrale, vorwiegend temporale Hämatome. Der Allgemeinzustand des Verunfallten, insbesondere
seine Bewußtseinstrübung war derart schwer, daß in 13 Fällen
eine Tracheotomie durchgeführt werden mußte. Diese Komplikationen beeinflussen die unmittelbare Prognose des akuten
subduralen Hämatoms wesentlich. Von unseren 33 operierten
Verunfallten sind postoperativ 13 gestorben, was einer postoperativen Mortalität von 39'3% entspricht. In diesen Fällen
betrug die postoperative Ueberlebensdauer einige Tage bis
zu 4¹/₂ Monaten. Alle Kranken starben im zerebralen Koma
oder im Zustand schwerster Demenz mit Kreislauf- und pulmonalen Komplikationen. Bei der Autopsie ließen sich regelmäßig schwere basale Hirn- und Hirnstammkontusionen feststellen. Von den überlebenden 20 Patienten wurden 13 wieder
voll erwerbsfähig, was einem Prozentsatz von 39'3 auf die
Gesamtzahl der 33 Verunfallten entspricht. 7 Kranke, d. h.
21%, sind infolge einer Epilepsie oder eines psychoorganischen
Syndroms teilweise arbeitsfähig geworden, teilweise aber
wegen schweren Lähmungserscheinungen oder einer psychoorganischen Demenz voll invalid geblieben. Eine doppelseitige Kraniotomie mußte nur 1mal, eine Rekraniotomie 2mal
und eine osteoplastische Deckung des Knochendefektes 3mal
ausgeführt werden.

2. Das subakute subdurale Hämatom

Im Gegensatz zum akuten subduralen Hämatom wird
die Prognose beim subakuten Hämatom bereits wesentlich
besser. Wir fassen in dieser Gruppe jene Patienten zusammen, bei welchen die klinischen Erscheinungen 4 Tage bis
3 Wochen nach dem erlittenen Unfall aufgetreten sind oder

bei welchen ohne vorausgegangenes Schädeltrauma in dieser
Zeitspanne sich die neurologischen Symptome eingestellt
haben. Bei diesen 23 Patienten konnte 13mal ein sicheres
Schädeltrauma nachgewiesen werden, 5mal war kein äußeres
Ereignis in der Vorgeschichte feststellbar und 3mal traten
die Erscheinungen bei Kranken auf, welche einer intensiven
Antikoagulantienbehandlung nach Herzinfarkt oder prophy-
laktisch nach einem orthopädischen Eingriff unterzogen
worden waren. Diese Hämatome waren meistens einseitig,
nur 2mal konnte ein doppelseitiges flüssiges subdurales Hämatom festgestellt werden. In der überwiegenden Mehrzahl
handelte es sich um braun- bis pechschwarze flüssige Subduralhämatome von 50 bis 150 ccm Inhalt. In 4 Fällen war
das flüssige Hämatom noch mit zum Teil koagulierten Blutmassen vermengt. Das es sich um verflüssigte Hämatome
handelt ist nicht verwunderlich, die Verflüssigung fester
Koagula zu Beginn der zweiten Woche nach dem Trauma ist
bei den Gewebshämatomen bestens bekannt. Es war infolge-
dessen möglich, bei 21 Patienten das subdurale Hämatom
durch Bohrlöcher zu entfernen wie beim chronischen Subduralhämatom, worauf später näher eingegangen wird. Durch
diese Bohrlöcher konnten in 3 Fällen auch wenige subdurale
Blutkoagula ausgespült werden. Nur bei einer Patientin mit
einer 4tägigen Vorgeschichte war eine Kraniotomie mit Aus-
räumung der soliden Blutmassen erforderlich und bei einem
weiteren, 76jährigen Kranken trat 1 Monat nach der Bohr-
lochentleerung ein Blutungsrezidiv auf, so daß jetzt eine
Kraniotomie erforderlich wurde. Bei diesen 23 Patienten betrug die unmittelbare Operationsmortalität 4'3%: 1 Patient
ist 3 Wochen nach der Operation in zerebralem Koma an
multiplen zerebralen Kontusionen und einer großen intrazerebralen Blutung gestorben. 19 Patienten sind nach dem
Eingriff voll arbeitsfähig geworden, 1 Kranker ist zu 50%
invalid geblieben und 1 Kranker ist 4½ Monate später bei
schwerster psychoorganischer Veränderung im Sinne einer
Demenz infolge diffuser Hirnatrophie an einer Pneumonie
gestorben. Ein Blutungsrezidiv wurde einmal beobachtet: Bei
einem 60jährigen Patienten, welchem im Anschluß an eine
linksseitige Kniegelenksarthrodese eine prophylaktische Antikoagulantienbehandlung mit Sintrom verabfolgt wurde, trat
2½ Wochen nach der Operation eine zunehmende Somnolenz
und schließlich ein zerebrales Koma auf. Nach Entleerung eines
120 ccm messenden braunflüssigen linksseitigen subduralen
Hämatoms stellte sich eine Woche später ein Blutungsrezidiv
ein, indem der Kranke erneut somnolent wurde. Eine noch-
malige Hämatomentleerung durch die Bohrlöcher mit Aus-
spülung des Subduralraumes mit Ringerlösung brachte dann
die endgültige Heilung.

3. Das chronische subdurale Hämatom

Diese Bohrlochbehandlung führt uns über zur Behandlung des chronischen Subduralhämatoms. Es ist dies eine der therapeutisch dankbarsten Erkrankungen und zudem ist die operative Behandlung des chronischen Subduralhämatoms für den Kranken weder eingreifend noch belastend. Die Prognose der Therapie wird weitgehend bestimmt durch die mehr oder weniger prompte Diagnosestellung. Unsere eigenen Erfahrungen stützen sich auf 239 Beobachtungen. Die chronischen Subduralhämatome kommen in jedem Lebensalter vor:

Alter	Total
0 bis 9 Jahre	17
10 bis 19 Jahre	18
20 bis 29 Jahre	10
30 bis 39 Jahre	16
40 bis 49 Jahre	35
50 bis 59 Jahre	65
60 bis 69 Jahre	66
70 und mehr Jahre	12
	239

Davon zeigten 50 Patienten doppelseitige Subduralhämatome über den Großhirnhemisphären. Zerebelläre Subduralhämatome finden sich in unserem Krankengut nicht. Das Subduralhämatom kommt vor allem beim männlichen Geschlecht vor: Es finden sich nur 31 Frauen neben 208 Männern. In 177 Fällen konnte ein Schädeltrauma anamnestisch nachgewiesen werden, in 62 Fällen war auch ein geringfügiges Trauma nicht eruierbar.

Die operative Behandlung der Wahl ist nach unseren Erfahrungen die Evakuation des chronischen Subduralhämatoms durch 2 bis 3 Bohrlöcher von 1˙5 cm Durchmesser, welche in der Regel frontal und parieto-okzipital parasagittal und seitlich-temporal angelegt werden. Die Dura und die darunter liegende, sich von der Dura abhebende äußere Membran des Hämatoms wird gespalten. Die pechschwarze Flüssigkeit zusammen mit noch vorhandenen Blutkoagula wird aus dem Subduralraum abgesaugt und dieser mit Ringerlösung ausgespült. Die innere Hämatommembran wird vorsichtshalber ebenfalls gespalten, um nicht die Mehrkammerigkeit des Hämatomsackes zu übersehen. Anschließend wird der Subduralraum durch ein dünnes Zigarettendrain nach außen drainiert. Dehnt sich nach Evakuation des Subduralraumes der Hirnmantel nicht aus, so wird von einer Lumbalpunktion langsam das Liquorsystem mit Ringerlösung

aufgefüllt, bis der Kortex wieder der Dura leicht anliegt.
Damit kann der postoperativen Komplikation des Liquor-
unterdrucksyndroms meistens vorgebeugt werden. Nach be-
endigter Operation wird der Patient in Kopftieflage ins Bett
gebracht und die Drains werden am zweiten Tag nach der
Operation entfernt. Für reichliche Flüssigkeitszufuhr muß bei
den oft ausgetrockneten Kranken gesorgt werden. Bei normalem Verlauf steht der Kranke am fünften postoperativen
Tag auf und kann 8 bis 10 Tage nach der Operation entlassen werden.

Von unseren 239 Patienten wurden 236 operiert. 3 Kranke
sind unbehandelt gestorben. Von diesen 236 behandelten
Patienten genügte bei 199 das Anlegen von Bohrlöchern zur
Behandlung. Die Evakuation mittels Bohrloch versagt, wenn
die Hämatommembran sehr dick ist und eine eigentliche,
Blutabbauprodukte umschließende Schwarte bildet. Es muß
dann der ganze Hämatomsack von einer osteoplastischen
Kraniotomie aus von der Dura abgelöst, vorsichtig von der
Hirnoberfläche abgehoben und entfernt werden.

Bei einem 53jährigen Landwirt genügten 2malige Entleerun-
gen des traumatischen, chronischen Subduralhämatoms durch
Bohrlöcher nicht, so daß schließlich nach 2 Monaten eine linksseitige frontoparietale osteoplastische Kraniotomie mit Radikal-
exstirpation des Hämatomsackes durchgeführt werden mußte. Dies
führte dann zur raschen, endgültigen Heilung des Patienten.

Oft blutet es flächenhaft und kapillär aus der Dura, so
daß die Hämostase Mühe bereiten kann. Am besten bewährt
sich in solchen Fällen das Aufpressen von Surgicel auf die
Durainnenfläche. In unserem Krankengut fand sich ein
einziger Fall von altem, verkalktem Subduralhämatom, wobei das verkalkte Hämatom in Form einer dicken Kalkplatte
zu entfernen war. Bei den Säuglingen führt die Bohrloch-
chirurgie ebenfalls nicht zum Ziel, weil die zurückbleibende
innere Hämatommembran die notwendige Ausdehnung des
kindlichen Gehirns verhindert. Ausnahmsweise gelingt es aber
doch, durch wiederholte sterile Punktion durch die große
Fontanelle das doppelseitige Subduralhämatom zum Ausheilen
zu bringen.

Die Ergebnisse der operativen Entfernung des chronischen Subduralhämatoms bei unseren 236 Fällen ist mit einer
Gesamtmortalität von 4'6% (= 11 Verstorbene) sehr befriedigend, besonders wenn man den schweren Zustand vieler
Patienten bei der Krankenhauseinlieferung berücksichtigt. In
diesem Krankengut sind 199 Patienten mit der Bohrlochdrainage behandelt worden, davon starben 10 Kranke
(= 5'02%). Bei 33 Patienten ist ohne Mortalität der Hämatom-

sack mit einer osteoplastischen Kraniotomie ausgeschält
worden. Unter diesen figurieren 2 Kranke, bei denen die
Bohrlochdrainage nicht zum Ziele führte. Bei 4 Kindern wurde
das Hämatom durch wiederholte Fontanellenpunktion oder
mit der Drainage durch die große Fontanelle behandelt, davon
starb ein Kind an einer Toxoplasmose.

Als Todesursache fanden sich bei einem Patienten
Ponsblutungen, welche als Folge der durch das Hämatom her-
beigeführten Hirnkompression zu betrachten sind. Weitere
3 Patienten starben an begleitenden, teilweise traumatischen
Blutungen und 1 Kranker starb plötzlich an einer Ence-
phalorrhagie auf der dem Hämatom gegenüberliegenden Seite.
Bei 5 Kranken traten als tödliche postoperative Komplikationen 3mal Bronchopneumonien und 2mal Lungenembolien
auf. Ein Kind erlag, wie bereits erwähnt, an einer Toxoplasmose.

Als postoperative Komplikation ist insbesondere
die postoperative Infektion zu erwähnen, welche sich bei der
Bohrlochdrainage 4mal im Subduralraum entwickelte und bei
der osteoplastischen Kraniotomie 2mal, so daß der Knochenlappen entfernt und später mit einer Simplexplastik ersetzt
werden mußte. Bei einer 67jährigen Patientin mußte der
Knochenlappen infolge eines Hirnödems entfernt werden, auch
später ist der Knochendefekt nicht ersetzt worden.

Hinsichtlich der postoperativen Spätblutungs-
rezidive ist die bemerkenswerte Tatsache hervorzuheben,
daß nach der Evakuation oder Exstirpation der traumatischen
und spontanen chronischen Subduralhämatome eine Heilung
ohne spätere Rezidive auftritt. In unserem Krankengut findet
sich lediglich ein Fall einer chronischen Alkoholikerin, welche
11 Jahre nach einer ersten Operation auf der Gegenseite
wegen eines zweiten Subduralhämatoms nochmals operiert
werden mußte. Es bestanden keine Zweifel, daß beide Hämatome traumatischen Ursprungs waren. Ein weiterer Patient
ist 1 Jahr nach Evakuation eines spontanen subduralen Hämatoms an einer Kleinhirnapoplexie gestorben. Die Autopsie ergab den Nachweis einer Pachymeningitis haemorrhagica
interna ohne Subduralhämatom. Wie das unmittelbar postoperative Resultat ist auch das funktionelle Behandlungs-
ergebnis befriedigend. Von den 225 Ueberlebenden sind 161
voll arbeitsfähig geblieben, was einem Prozentsatz von 71'5
entspricht, also mehr als 2 Drittel der Patienten wurden postoperativ voll arbeitsfähig. Teilweise Arbeitsfähigkeit er-
langten 19 Kranke und voll arbeitsunfähig blieben 15. Von
30 Kranken sind wir über die Arbeitsfähigkeit nicht orientiert.
Die Arbeitsbehinderung wird in 12 Fällen durch eine diskrete
motorische Hemiparese und in 17 Fällen durch eine vor der
Erkrankung nicht bestandene Epilepsie verursacht. Als

wesentlich seltenere Residualsymptome sind eine Aphasie, Diplopie und homonyme Hemianopsie zu vermerken.

Abschließend kann zusammenfassend festgestellt werden, daß die operative Entfernung des subakuten und chronischen Subduralhämatoms befriedigende Operationsresultate bei einer Mortalitätsziffer zwischen 4 bis 5% zeitigt und daß sich diese Mortalität wohl noch etwas senken ließe, wenn die Diagnose früher gestellt würde. Demgegenüber wird die Mortalität beim akuten Subduralhämatom naturgemäß eine hohe bleiben, weil sie weitgehend von dem Grad und Ausmaß der primären allgemeinen traumatischen Hirnschädigung mitbestimmt wird.

Aus der Neurochirurgischen Klinik der Universität Zürich
(Direktor: Prof. H. Krayenbühl)

Das Elektroencephalogramm bei Schädeltraumen

Von R. Hess

Bei Patienten, die von einem Hirntrauma betroffen worden sind, hängt die Bedeutung der Elektroencephalographie vom Zeitpunkt ihres Einsatzes und von der Fragestellung ab, mit der sie vorgenommen wird. Es sind vor allem 3 Situationen, in welchen ein EEG angefordert wird: 1. In akuten Fällen, d. h. Stunden bis Tage, unter Umständen auch wenige Wochen nach dem Unfall. Wenn dieser relativ leicht war, steht die Frage im Vordergrund, ob eine Commotio oder eine Contusio cerebri stattgefunden habe. Nach schweren Traumen und wenn die Hirnquetschung klinisch gesichert ist, handelt es sich darum, diese zu lokalisieren, sowie um das frühzeitige Erkennen eines allfälligen subduralen, epiduralen oder auch intrazerebralen Hämatoms. 2. Das EEG ist wertvoll für die Diagnose von Spätkomplikationen, nämlich von chronischen subduralen Hämatomen, von Hirnabszessen und von Narbenepilepsien. 3. Man erwartet von der Hirnstromuntersuchung besonders häufig eine Objektivierung des chronischen posttraumatischen Syndroms, wenn neurologische und psychiatrische Untersuchung keine sicheren Befunde ergeben. Meist handelt es sich um Begutachtungsfälle, was die Aufgabe nicht erleichtert.

Die richtige Beurteilung der EEG-Kurven in diesen verschiedenen Phasen der Evolution setzt voraus, daß man die Gesetzmäßigkeiten in der Entwicklung hirnelektrischer Veränderungen nach traumatischer Schädigung kennt. Besonders wichtig wäre der Vergleich der EEG-Befunde in allen Stadien der Evolution mit den jeweiligen morphologischen Hirnveränderungen und den histologischen Restitutionsvorgängen.

Dies ist deshalb nicht in großem Maßstab möglich, weil nur
die Schwerstverletzten zur Autopsie gelangen. Wir müssen
uns deshalb auf die psychiatrischen, neurologischen und
neuroradiologischen Untersuchungsergebnisse stützen, obwohl
diese ein unvollständiges Bild von der tatsächlich bestehenden Hirnschädigung geben. Eine ganze Anzahl von Autoren
hat es unternommen, diese Befunde mit dem EEG zu vergleichen. Die Ergebnisse der meisten Arbeiten werden durch
2 Faktoren etwas beeinträchtigt: Die mangelnde Sicherheit
über tatsächliches Bestehen und Ausmaß von organischen
Hirnveränderungen sowie die einseitige Auslese des Krankengutes, welches großenteils aus Patienten besteht, die mit einer
der genannten Indikationsstellungen zum EEG gewiesen wurden,
so daß u. a. die Hauptgruppe der subjektiv geheilten Fälle
praktisch fehlt. Beide Fehlerquellen fallen bei der systematischen Untersuchung und Nachkontrolle von Kriegsverletzten,
wie sie vor allem Williams durchgeführt hat, viel weniger
ins Gewicht. Unter Berücksichtigung der experimentellen
und klinischen Erfahrung von vielen, vor allem von ameri-
kanischen und deutschen Arbeiten (Williams and Denny-
Brown, Jasper und Mitarbeiter, Dow und Mitarbeiter,
Dawson und Mitarbeiter, Meyer-Mickeleit, Steinmann) kann man die Evolution der posttraumatischen EEG-
Veränderungen wie folgt zusammenfassen: Bei der bloßen
Hirnerschütterung entsteht im Tierexperiment sofort nach der
Gewalteinwirkung eine hochgespannte Entladung im Sinne
eines Verletzungspotentials der Nervenzellen, gefolgt von
einem Verschwinden der registrierbaren elektrischen Hirnaktivität. Darauf erscheinen verlangsamte Wellen, die allmählich von den normalen Hirnrhythmen abgelöst werden.
Das Stadium der Abflachung kann auch am Patienten gefunden werden, wenn die Untersuchung genügend früh erfolgt bzw. die Commotio schwer genug war. In leichten
Fällen ist das EEG in einer halben bis 24 Stunden wieder
völlig normalisiert, in schwereren können Allgemeinveränderungen in Form von vermehrten langsamen Wellen noch nach
2 bis 3 Monaten nachgewiesen werden. Dabei ist natürlich
nie auszuschließen, daß der EEG-Störung zu Lebzeiten nicht
nachweisbare strukturelle Hirnschädigungen, z. B. kleine
Schleuderblutungen zugrunde liegen. Wegen der mangelnden
Kontrollmöglichkeit ist auch nicht entschieden, ob eine Verlangsamung des Grundrhythmus durch eine Commotio allein
zustande kommen kann. Sicher ist dagegen, daß bei Kindern
die Störungen des Hirnstrombildes im Durchschnitt schwerer
sind, häufig ein Maximum in den okzipitalen Regionen zeigen
und sich langsamer zurückbilden als bei Erwachsenen. Nicht
selten findet man bei Patienten mit dem klinischen Bild der
Commotio einen elektroencephalographischen Herdbefund.

Sofern keine anderweitige Hirnaffektion dafür verantwortlich
gemacht werden kann, muß man annehmen, daß eine nicht
erkannte Kontusion vorliegt, was auch dann für die Prognose
von Bedeutung werden kann, wenn sie keine Symptome verursacht. Gerade weil solche herdförmige Abnormitäten —
u. zw. bekannten oder unbekannten Ursprunges — jahrelang
oder dauernd latent sein können, muß die Möglichkeit stets
in Betracht gezogen werden, daß sie schon vor dem ange-
schuldigten Unfall bestanden. Im Gebiet des Schläfenlappens
sind sie bei älteren Leuten recht häufig und wahrscheinlich
durch eine relative Mangeldurchblutung bedingt.

Die Hirnkontusion geht gewöhnlich mit einer Kom-
motion einher und ihre elektroencephalographischen Zeichen
kombinieren sich mit den eben beschriebenen Veränderungen.
Es sind im Prinzip dieselben Erscheinungen, die — jedoch
stärker ausgeprägt und länger andauernd — in der Umgebung der Quetschung auftreten. Sie bilden sich zwar
größtenteils ebenfalls innert 6 Monaten zurück, doch werden
gemäß Steinmann nach 1 Jahr immer noch 20%, nach
2 Jahren 10% der Störungen gefunden. Besonders nach ausgedehnten Verletzungen können sich Herdbefunde dauernd
etablieren.

Diese herdförmigen Abnormitäten bestehen entweder in
vermehrten langsamen Wellen oder in einer Verminderung
der normalen Hirnpotentiale. Abnorm langsame Wellen entstehen nur, solange noch pathologisch veränderte, ungenügend
ernährte Nervenzellen überleben. Nach einer Defektheilung
können abnorme Potentiale trotz massivem Ausfall von Hirngewebe fehlen. Oft ist dann an dieser Stelle eine verminderte
Hirnaktivität — eine sogenannte lokale Depression — zu beobachten, aber nur wenn die Nervenzellen in einem ausgedehnten Areal der Großhirnkonvexität drastisch reduziert
sind. Die Potentialproduktion der umgebenden intakten
Kortexgebiete verdeckt sonst die elektrisch stumme Zone. Es
ist demnach klar, daß ein Defekt an Basal- und Medialflächen
des Großhirnes nicht durch eine Depression zu erkennen sind.
Ebensowenig lassen sich an konvexitätsfernen Stellen ent-
stehende träge Wellen im EEG nachweisen. Dadurch entgehen zahlreiche Kontusionsherde unserer Untersuchung, denn
gerade die Basalflächen von Stirn- und Schläfenlappen stellen
Prädilektionsstellen dar, an welchen bei stumpfen Schädeltraumen, insbesondere nach den Dezelerationsverletzungen bei
Verkehrsunfällen, diese Läsionen gehäuft auftreten. Die Um-
gebungsreaktion oder indirekt induzierte Funktionsstörungen
scheinen trotzdem oft das Einzugsgebiet der Ableitelektroden
zu erreichen, denn die große Mehrzahl der EEG-Foci sind
temporal und frontal lokalisiert. In unserer Untersuchungsreihe von über 1100 Unfallpatienten trifft es auf die Schläfen-

4

regionen 40%, auf die Stirn-Hirn-Gebiete 23% aller δ- und Θ-Foci. Es fällt auf, daß die temporalen Herde gegenüber den frontalen stärker überwiegen als nach den z. B. von Katzenstein mitgeteilten Autopsiebefunden zu erwarten wäre; vielleicht deshalb, weil nach Steinmann die Herdbefunde nach frontobasalen Verletzungen verhältnismäßig rasch zurückgehen. Die Allgemeinveränderungen sollen dafür, im Gegensatz zu den Verhältnissen bei oberflächlichen Läsionen, um so länger überdauern. Bei Kontusionen der Stirn- und Schläfen-Hirn-Basis bestehen sie vielfach in einer Verlangsamung des Grundrhythmus und können mitunter nur retrospektiv aus einer Verlaufskontrolle diagnostiziert werden, wenn sich die an sich normale Frequenz weiter erhöht hat. Bei Kindern mag eine solche Frequenzzunahme allerdings auch auf dem normalen Reifungsprozeß beruhen; anderseits soll dieser durch die traumatische Schädigung manchmal verzögert werden. Im übrigen sind die Herdbefunde im jugendlichen Alter massiver als bei älteren Patienten. Sie neigen auch besonders zu Reizerscheinungen in Form von Krampfspitzen oder epileptischen Entladungen in der Umgebung der Läsion, mit oder ohne klinische Anfälle. Eine solche hirnelektrische oder manifeste Frühepilepsie trübt die Prognose insofern nicht, als die davon Betroffenen später nicht häufiger an chronischen posttraumatischen Anfällen erkranken als andere Patienten mit gleich schweren Hirnverletzungen. Immerhin beweist ein solcher Befund das Vorliegen einer erheblichen Kontusion.

Nach schweren Hirntraumen bleibt es nicht bei den Erscheinungen der Hirnerschütterung und einer umschriebenen Hirnprellung an der Stelle der Gewalteinwirkung. Vielmehr sind die Kontusionen gewöhnlich multiple, wobei nicht selten die sogenannten Contre-coup-Verletzungen die schwersten sind; gerade diese sitzen vorzugsweise basal temporal und frontal. Außerdem kommen die bekannten kleinen Blutungen im Hirnstamm dazu, die oft eine schwere Symptomatik bedingen, zum Teil verursacht durch das Hirnödem und seine lebensgefährlichen Folgeerscheinungen, insbesondere die Temporalhernien mit konsekutiver Mittelhirnkompression. Endlich spielt die schlechte Sauerstoffversorgung infolge geschädigter Atmungs- und Kreislaufzentren eine nicht zu unterschätzende Rolle. Die Auswirkung dieser Faktoren auf das EEG steht in den Anfangsstadien meist ganz im Vordergund: Die bei schweren Bewußtseinsstörungen bestehenden EEG-Veränderungen verdecken die Herdbefunde ganz oder weitgehend, und diese treten erst mit dem Rückgang der Allgemeinstörung deutlicher hervor. Dawson und Mitarbeiter, welche systematische Frühuntersuchungen mit häufigen Nachkontrollen durchführten, berichten, daß auch nach schwersten Traumen

in den ersten 1 bis 2 Tagen das Hirnstrombild fast oder ganz
normal sein kann und daß sich die Verlangsamung der
Hirnrhythmen erst allmählich einstellt. Das muß zum Teil
mit dem innert der ersten Woche zunehmenden Oedem in
Zusammenhang gebracht werden. Die Rückbildung der EEG-
Veränderungen scheint allerdings derjenigen der Hirnschwellung etwas nachzuhinken. Ein weiterer Grund für das verzögerte Auftreten der Abnormität dürfte in der Thrombo-
sierung kleiner Gefäße liegen, wodurch es zu. Ernährungsstörungen in der weiteren Umgebung der Quetschung kommen
kann. Endlich spielt die schon erwähnte allgemeine Hypoxämie vielfach eine große Rolle, wie sich schon aus der
dramatischen klinischen und hirnelektrischen Besserung nach
Tracheotomie ergibt.

Die Kombination der verschiedenen Funktionsstörungen
führt zu sehr komplexen EEG-Befunden, welche oft schwer
zu interpretieren sind und jede diagnostische Zuverlässig-
keit vermissen lassen. Im akuten Stadium bei schwer Hirnverletzten ist aber die Lage der einzelnen Läsionen nicht von
primärer Bedeutung. Hingegen ist es dringlich, daß ein all-
fälliges subdurales oder epidurales Hämatom frühzeitig erkannt wird. Dafür vermag das EEG oft Hinweise zu geben,
wenn die an anderen Stellen vorhandene Grundaktivität lokal
vermindert ist. Leider ist das Symptom nicht pathognomisch,
denn eine solche Depression wird auch in der Umgebung einer
starken Hirnquetschung gesehen. Es ist nicht möglich, eine
Erfolgsquote der Hirnstromuntersuchung anzugeben. In
unserem Krankengut von zirka 1100 Patienten, die in den
letzten 5 Jahren wegen posttraumatischen Beschwerden zur
Untersuchung gekommen waren, habe ich nur 8 pathologisch-
anatomisch kontrollierte Fälle finden können, bei welchen
vor der Notfalloperation noch ein EEG aufgenommen worden
war. Bei diesen zeigt sich, daß nur ein Teil der Kontusionsherde und der Hämatome richtig diagnostiziert werden
konnten, während andere hirnelektrisch völlig stumm blieben.
Zweifellos sind die Verhältnisse in leichteren Fällen über-
sichtlicher, doch fehlt dort die anatomische Kontrolle.

Ueber offene Hirnverletzungen mit Eröffnung der Dura
kann ich wenig eigene Erfahrung beitragen, weil sie in
Friedenszeiten ungleich seltener vorkommen und weil diese
Patienten in der diagnostisch eindeutigen, aber dringlichen
Situation meist ohne zeitraubende Zusatzuntersuchungen operiert werden. Aus den Arbeiten über Kriegsversehrte geht aber
hervor, daß die lokalen Veränderungen im EEG grundsätzlich
gleich sind wie bei Kontusionen. Kleine Einschüsse können
nur geringe Störungen verursachen, größere Zerreißungen
bringen aber schwerste Abnormitäten mit sich. In allen Fällen
muß der Effekt der Knochenlücke in Rechnung gestellt

werden, durch welche meist die Amplituden der darunter produzierten Potentialschwankungen übertrieben werden. Obschon F i s c h g o l d und Mitarbeiter der Ansicht sind, daß in chronischen Fällen die im Bereich von Impressionsfrakturen, Knochenlappen usw. zu findenden typischen EEG-Veränderungen immer durch meningo-zerebrale Narbenprozesse verursacht sind, bin ich der Ueberzeugung, daß auch den veränderten physikalischen Verhältnissen für die Fortleitung der Hirnpotentiale eine wesentliche Bedeutung zukommt.

Der Wert der Elektroencephalographie bei den offenen Hirnverletzungen liegt weniger in der primären Diagnose als in der Nachkontrolle. Die Verschlechterung des Befundes zeigt eine Komplikation an, in früheren Verlaufsphasen am ehesten einen Abszeß: Im encephalitischen Stadium soll er sich durch zunehmende Allgemeinveränderungen äußern; wenn er abgekapselt ist, verursacht er die Symptomatik des Tumors.

Während diese entzündliche Komplikation praktisch nur bei offenen Verletzungen in Betracht kommt, sind 2 andere auch nach stumpfen Traumen möglich: Das chronische subdurale Hämatom geht oft mit einem typischen EEG-Befund einher. Er besteht in einer umschriebenen oder einseitigen Reduktion der im übrigen nicht stark gestörten Hirnaktivität. Im fortgeschrittenen Stadium treten Allgemeinveränderungen und Zeichen der Massenverschiebung immer stärker in den Vordergrund und erschweren die Diagnose. Doppelseitige Hämatome sind aus dem EEG allein schwer zu erkennen, weil der Vergleich der Aktivität beider Hirnhälften im Stiche läßt. Auch die einseitigen entgehen nicht selten der elektroencephalographischen Diagnose, denn trotz massiver Abdrängung der Hemisphäre kann jede Depression fehlen; bei zirka 10⁰/o verläuft die Kurve ganz normal.

Die dritte wichtige Komplikation ist die posttraumatische Epilepsie. Vom Standpunkt der Elektroencephalographie aus ist es die wichtigste, denn keine andere Untersuchungsmethode kann diese Diagnose objektivieren. Nur ist auch mit dem EEG lange nicht immer ein schlüssiger Beweis zu liefern. Ein solcher ist eigentlich nur dann gegeben, wenn sich an der Stelle einer erwiesenen Hirnverletzung ein epileptogener Fokus ausbildet. Mit großer Wahrscheinlichkeit ist auch ein Herd von langsamen Wellen in diesem Sinne zu verwerten, wenn seine Lokalisation zur Anfallsform paßt. Jede fokale Epilepsie ist stärker auf symptomatische als auf konstitutionelle Genese verdächtig. Bei den generalisierten Formen ist es umgekehrt. Es ist überhaupt nicht erwiesen, daß es primär generalisierte posttraumatische Epilepsien wirklich gibt. Theoretisch ist es möglich, wenn man annimmt, daß kleine Hirnstammblutungen bei ihrer Vernarbung epileptogene Fokus bilden. Auch zeigt die klinische Erfahrung, daß nicht selten generalisierte Epilepsien erstmals — mit typischer Latenz — nach einem Schädeltrauma in Erscheinung treten. Der Kausalzusammenhang ist allerdings nie beweisbar, denn es könnte sich auch um die exogene Auslösung eines latent vorbestehenden Anfallsleiden handeln. Allein bei der Absenzepilepsie, die das bekannte Hirnstrombild der „spikes and waves" aufweist, kann man mit praktischer Gewißheit annehmen, daß eine allfällige traumatische Schädigung nur verantwortlich gemacht werden kann, wenn sie im frühesten Kindesalter eingewirkt hat; in jedem Fall dürfte auch eine konstitutionelle Komponente mitspielen. So ergibt sich, daß auch der für Epilepsie beweisende EEG-Befund die Frage nach der traumatischen Genese lange nicht immer entscheidet. Ebensooft wird man die Enttäuschung erleben, daß die Kurve überhaupt keine verwertbaren Wellenmuster enthält, denn bei keiner Form der Epilepsie sind normale Befunde so häufig wie bei der traumatischen.

Recht undankbar ist die Aufgabe des Elektroencephalographisten, wenn er die sogenannte posttraumatische Encephalopathie objektivieren soll. Und doch sind es gerade solche Patienten, die uns am häufigsten zugewiesen werden, nachdem alle anderen Untersuchungen negativ verlaufen sind. Nur wenige zeigen im EEG so ausgeprägte Allgemeinstörungen oder Herdveränderungen, daß mit einiger Sicherheit auf eine organische — beim Fehlen anderer Ursachen auf eine traumatische — Hirnschädigung geschlossen werden darf. Leichtere Abnormitäten kommen ja bei 10 bis 15% der Durchschnittsbevölkerung vor. Anderseits kann bei schwerstem Defektzustand das EEG normal befunden werden. Vollends fehlt jede Korrelation mit den subjektiven Beschwerden. Wenn also eine einzelne elektroencephalographische Untersuchung für die Diagnose des chronischen Syndroms wenig leistet, kann die Evolution des Hirnstrombildes bei Verlaufskontrollen für die Beurteilung wesentliche Informationen liefern.

Abschließend stellen wir fest, daß das Elektroencephalogramm durch Hirntraumen stark verändert werden kann; der Grad der Abnormität hängt von der Schwere des Unfalles und vom zeitlichen Abstand von diesem ab, ferner steht er in engem aber nicht absolutem Zusammenhang mit dem Bewußtseinszustand. Je jünger der Patient ist, desto massiver gestört erscheint das Hirnstrombild. Offene Verletzungen verursachen durchschnittlich stärkere Veränderungen als geschlossene, besonders wenn eine Infektion dazukommt. In akuten Fällen kann das EEG manchmal ein epidurales oder subdurales Hämatom erkennen lassen und gibt auch prognostische Hinweise. Die erneute Verschlechterung des Befundes nach vorheriger Besserung weist auf eine Komplikation hin: Hämatom, Abszeß oder Narbenepilepsie. Beim

8

chronischen posttraumatischen Syndrom leistet eine einzelne Untersuchung wenig, doch können Verlaufskontrollen wertvoll sein. Im gesamten dürfte das EEG bei zirka 30% der untersuchten Unfallpatienten wichtige oder entscheidende Befunde ergeben, wobei die posttraumatische Epilepsie im Vordergrund steht.

L i t e r a t u r : Dawson, R. E., Webster, J. E. und Gurdijan, E. S.: Serial Electroencephalography in acute Head Injury. Transact. Amer. Ass. (1951), S. 158—163. — Dieselben: Serial Electroencephalography in acute Head Injuries. J. Neurosurg., 8 (1951), S. 613—630. — Dow, R. S., Ulett, G. und Raaf, J.: Electroencephalographic studies in head injuries. J. Neurosurg., 2 (1945), S. 154—169. — Dieselben: Electroencephalographic studies immediately following head injuries. Amer. J. Psychiatr., 101 (1944), S. 174—183. — Fischgold, H., Pertuiset, B. und Arfel-Capdevielle, G.: Quelques particularités électroencéphalographiques au niveau des brèches et des volets neurochirurgicaux. Rev. neurol., Paris, 86 (1952), S. 126—132. — Jasper, H., Kershman, J. und Elvidge, A.: Electroencephalography in Head Injury. Res. Publ. Ass. Nerv. Ment. Dis., N. Y., 24 (1945), S. 388—420. — Katzenstein, E.: Das Schädelhirntrauma. Basel: Benno Schwabe Co. 1956. — Meyer-Mickeleit, R. W.: Das Elektrencephalogramm nach gedeckten Kopfverletzungen. Dtsch. med. Wschr., 14 (1953), S. 480—484. — Steinmann, H. W.: EEG und Hirntrauma. Arbeit u. Gesundh., H. 69 (1959), S. 81—175. Stuttgart: G. Thieme. — Derselbe: Handbuch der Neurochirurgie, Olivecrona und Tönnis. Berlin-Göttingen-Heidelberg: Springer-Verlag. 1959, I, S. 446—530. — Williams, D.: The electroencephalogram in acute head injuries. J. Neurol. Neurosurg. Psychiatr., 4 (1941), S. 107—130. — Derselbe: The Electroencephalogram in chronic posttraumatic states. J. Neurol. Neurosurg. Psychiatr., 4 (1941), S. 131—146. — Williams, D. und Denny-Brown, D.: Cerebral electrical changes in experimental concussion. Brain, London, 64 (1941), S. 223—238.

Aus dem Zentral-Röntgeninstitut (Guido Holzknecht-Institut)
der Universität in Wien
(Vorstand: Prof. Dr. E. G. `Mayer`)

Die Röntgendiagnostik des Schädelhirntraumas

Von E. G. Mayer

Damit eine Fraktur im Röntgenbild sichtbar ist, müssen folgende Bedingungen erfüllt sein: Erstens muß die Fraktur ein Ausmaß haben, welches es ermöglicht, daß sie makroskopisch zu erkennen ist. Diese Selbstverständlichkeit wird hier deswegen besonders erwähnt, weil es bei einem Trauma zu feinsten Fissuren in der Labyrinthkapsel kommen kann, die makroskopisch nicht erkennbar sind, wobei jedoch entsprechend klinische Symptome entstehen.

Die zweite Bedingung, die erfüllt sein muß, ist die, daß zwischen der Kontinuitätstrennung und ihrer Umgebung ein genügender Kontrast bestehen muß, um die Wahrnehmung des Frakturspaltes im Röntgenbild zu ermöglichen. Bei dünnen Knochen, wie es z. B. für das Tegmen des Siebbeins zutrifft, oder manchmal auch für das Orbitadach, können wir nicht erwarten, daß wir eine Fraktur in der gewohnten Form einer Aufhellungslinie zu sehen bekommen, weil eben der Kontrast zu gering ist. An solchen Stellen ist die Fraktur gegebenenfalls nur an einer Konturunterbrechung oder Stufenbildung im Tangentialbild zu erkennen.

Als dritte Voraussetzung ist zu erwähnen, daß die Strahlen in der Richtung oder annähernd in der Richtung der Fraktur verlaufen müssen, damit diese im Röntgenbild zur Darstellung kommt. Ein Sprung des Stirnbeines im mittleren Anteil ohne weitere Dislokation wird z. B. nur im sagittalen, nicht aber im frontalen Bild erkennbar sein.

Als vierte und letzte Bedingung ist noch anzuführen, daß der frakturierte Bereich in der Aufnahme nicht durch stark schattende andere Skelettpartien verdeckt sein darf. Es ist ohne weiteres verständlich, daß besonders diesbezüglich die Verhältnisse für den Nachweis einer Fraktur im Bereich des Hirnschädels ungünstiger sind als z. B. im Bereich der Extremitäten und daß auch im Bereich des Hirnschädels die Verhältnisse bezüglich der Schädelbasis ungünstiger sind als bezüglich der Schädelkapsel. Der negative Röntgenbefund ist daher niemals für das Fehlen einer Fraktur beweisend.

Die Fraktur tritt im Röntgenbild als Aufhellungslinie oder wenn die betreffende Stelle tangential dargestellt ist, als Konturunterbrechung oder Stufenbildung bzw. Dellenbildung in Erscheinung.

Den häufigsten Anlaß zu Fehldiagnosen geben Gefäßfurchen und Nähte. Es sei hier darauf hingewiesen, daß es zweckmäßig wäre, wenn der in der Radiologie des Schädels weniger Erfahrene im Zweifelsfall lieber einen negativen als einen positiven Befund abgibt. Es kommt ja in diesen Fällen häufig zu gerichtlichen Auseinandersetzungen und es ist dem Richter immer leichter verständlich zu machen, daß zum Erkennen der Fraktur unter Umständen spezielle Erfahrung notwendig ist, als ihm klar zu machen, daß eine auf Grund des Röntgenbildes gestellte Frakturdiagnose auf einem Irrtum des Untersuchers beruht und es sich um eine Naht oder um eine harmlose Gefäßfurche handelt. Nähte führen insbesondere aus zwei Gründen bisweilen zu Fehldiagnosen. Der erste Grund ist der, daß die Naht an der Lamina externa die allgemein bekannten Zacken aufweist, die auch im Röntgenbild meist gut zu sehen sind, während die Naht an der Lamina interna viel regelmäßiger, manchmal vollkommen geradlinig verläuft. Dieser Teil der Naht ist im Röntgenbild viel seltener zu sehen, so daß dieses Bild wenig bekannt ist und die Innenseite der Naht dann bisweilen als Frakturlinie angesehen wird. Dies geschieht besonders dann häufig, wenn die gewohnten Zacken der Naht an der Lamina externa im Röntgenbild nicht deutlich zu sehen sind. Eine zweite, nicht seltene Fehldiagnose betrifft die Naht im Bereich des Lambda. Hier gibt es eine anatomische Variante, die als Stufenschädel (Bathrocephalie) bezeichnet wird. In Fällen einer ausgesprochenen Stufenbildung ist der Befund der Variante so eindeutig, daß auch der wenig Erfahrene nicht auf die Idee kommen wird, daß diese Stufe auf ein Trauma zurückzuführen sei. In Fällen jedoch, wo diese anatomische Variante nur angedeutet ist, ist im Seitenbild des Schädels an betreffender Stelle nur eine kleine Stufe zu sehen und die Naht tritt etwas deutlicher hervor als gewöhnlich und dieser Befund wird nicht selten zu Unrecht als posttraumatisch angesehen. Bezüglich der, durch Gefäßfurchen hervorgerufenen Fehldiagnose ist folgendes zu bemerken: Das klassische Bild einer Schädelfraktur ist die linienförmige, schmale, intensive Aufhellung, bei welcher schon die Intensität der Aufhellung auf die Kontinuitätstrennung hinweist. Nun gelangt aber eine Fraktur nur dann in dieser Weise zur Darstellung, wenn die Strahlen in der Richtung des Frakturspaltes verlaufen; verlaufen sie schräg zum Frakturspalt, dann ist die Aufhellungslinie breiter und weniger intensiv und ist dann einem, durch eine Gefäßfurche bedingten Aufhellungsband außerordentlich ähnlich. Die Schwierigkeit der Differenzierung ist besonders dann gegeben, wenn, was ja öfters vorkommt, Frakturen in Gefäßfurchen verlaufen. Bezüglich der Differentialdiagnose ist folgendes zu bedenken: Die Schattenintensität eines Gefäßbandes ist immer ziemlich gleichmäßig. Wenn sich also im Bereiche einer Aufhellungslinie Stellen von größerer Helligkeit finden, so daß das Aufhellungsband unregelmäßig erscheint, so spricht das für das Bestehen einer Fraktur. Außerdem ist es bei Frakturen der Konvexität fast immer der Fall, daß die Lamina externa und interna nicht überall genau an der gleichen Stelle bricht, so daß die durch die Fraktur bedingte Aufhellungslinie sich stellenweise gabelt und die Linien dann wieder zu einer einheitlichen Linie zusammenfließen. Solche kleine Inselbildungen im Bild sprechen ebenfalls für die Fraktur und gegen die Gefäßfurche. Besonders die Gefäßfurchen der Arteria meningea media bzw. des Sinus parietalis werden von weniger Erfahrenen oft als Frakturlinien angesehen. Wenn man sich in einem Fall nicht klar ist, ob es sich um eine Frakturlinie oder um eine Gefäßfurche bzw. eine Naht handelt, ist es zweckmäßig, die verdächtige Aufhellungslinie eventuell mit Hilfe atypischer Aufnahmen möglichst in ihrer ganzen Ausdehnung zur Darstellung zu bringen, weil sich bei Vorliegen einer Fraktur dann doch meist an irgend einer Stelle das typische Frakturbild zeigt.

Dislozierte Knochensplitter kommen im Röntgenbild, unter der Voraussetzung, daß sie von den Strahlen tangential getroffen werden, als splitterförmige Schatten zur Darstellung. Es kommt bisweilen vor, daß in solchen Fällen nur der Splitter, nicht aber die Fraktur im Röntgenbild erkennbar ist. Frakturen der Schädelbasis erfordern, insbesondere wenn sie das Schläfenbein oder die Orbitaspitze betreffen, Spezialaufnahmen. Auch hier können Gefäße und Nähte zu Fehldiagnosen führen, wenn sie sich auf den frakturverdächtigen Bereich projizieren und im Röntgenbild dort eine Aufhellung hervorrufen. Die Pyramidenfrakturen sind besonders oft Querfrakturen, die das Labyrinth durchsetzen. Querfrakturen im Bereiche der Basis der Pyramide bzw. der Pyra-

midenspitze kommen viel seltener zur Beobachtung, weil sie
nur bei schwersten Traumen auftreten. Eine Fraktur an der
Pyramidenspitze wird nicht selten durch eine darüber proji-
zierte Naht oder Gefäßfurche oder eine persistierende, atypi-
sche Naht dieses Bereiches vorgetäuscht. Zu erwähnen ist
noch, daß Bruchspalten durch Knochenresorption in der
ersten Zeit etwas verbreitert werden können, so daß es geschehen kann, daß man den Bruchspalt einige Zeit nach dem
Trauma besser sieht als unmittelbar nach demselben. Es ist
bei allen Frakturen unbedingt notwendig, daß man von der
Stelle des Traumas auch eine tangentiale Aufnahme macht, um
eine eventuelle Impression des Knochens feststellen zu
können, die sich in Aufsicht der röntgenologischen Darstellung entziehen kann.

Alte Frakturspalten haben ein recht charakteristisches
Aussehen. Es ist nicht selten, daß Frakturspalten, wenn keine
weitere Dislokation besteht, das ganze Leben hindurch sichtbar bleiben; sie verändern jedoch ihr Aussehen, und zwar
wird die Begrenzung des Frakturspaltes glatter und außerdem verschwindet häufig der Frakturspalt stellenweise durch
Knochenneubildung, wodurch eine Unterbrechung der
Frakturlinie zustande kommt, während an anderen Stellen,
ganz besonders dann, wenn es sich um ein Trauma in der
Kindheit handelt, der Frakturspalt verbreitert wird. Da bei
einem schweren Schädeltrauma auch die dem Knochen
benachbarten Liquorräume und Gefäße in Mitleidenschaft gezogen sind, kann es sein, daß Veränderungen in diesem Bereich auch im Röntgenbild des Knochens zum Ausdruck
kommen. Durch Veränderungen der Liquorräume kann es
besonders bei kindlichen Traumen zu einem starken Klaffen
des Frakturspaltes und einer Vorwölbung des Knochens
kommen. Manchmal sieht man als Ausdruck der Bildung
einer posttraumatischen Liquorzyste nur eine lokale Knochen-
verdrängung ohne nachweisbare Fraktur. Hinsichtlich der
Gefäße ist zu erwähnen, daß es im Frakturbereich zu einer
atypischen Gefäßbildung kommen kann, die manchmal auch
am Knochen ihren Ausdruck findet. Man kann lokal eine vermehrte Gefäßzeichnung sehen. Manchmal sieht man als Ausdruck einer posttraumatisch entstandenen, atypischen Kommunikation der inneren und äußeren Gefäße einen kurzen,
senkrecht von außer nach innen verlaufenden Gefäßkanal.
Das ist der unscheinbarste Befund, den wir bisweilen bei
einem Sinus pericranii erheben können. Der ausgeprägte Sinus
pericranii führt im Röntgenbild zu Veränderungen, ähnlich wie
bei einem Hämangiom. Man findet eine ausgedehnte Knochen-
usur mit ziemlich glatter, bogiger Begrenzung und innerhalb
der Usur Knochenreste in Form von bogig verlaufenden
Schattenlinien. Posttraumatische Knochenhämatome können

beim Kind manchmal zu einer ausgedehnten Knochendestruktion führen, wobei sich jedoch der Knochendefekt meistens nach Abheilen der traumatischen Veränderungen wieder schließt. Manchmal kommt es über ein Knochenhämatom durch Organisation dieses Hämatoms und Knochenneubildung zur Ausbildung eines Osteoms, welches sich von dem Bild eines osteomartigen Knochenblastoms nur durch die Unregelmäßigkeit seiner Struktur unterscheidet.

In vielen Fällen ist zur Klärung eines Falles auch eine Kontrastmitteluntersuchung, und zwar eine Kontrastdarstellung der Liquorräume mit Luft und eine Kontrastdarstellung der Gefäße notwendig. Die Indikation zu diesem Eingriff wird in erster Linie auf Grund des klinischen Befundes gestellt. Bei frischen Veränderungen kann man bei der Luftfüllung der Liquorräume eine Verdrängung der Ventrikel durch eine raumfordernde Blutung finden, eventuell kann sich nach Absaugen auch der Bereich des Hämatoms mit Luft füllen. In ähnlicher Weise kann die Kontrastmitteldarstellung der Gefäße den Sitz einer raumfordernden Blutung zeigen. Bei alten Verletzungen können sich sowohl die Zeichen einer Verdrängung durch einen raumfordernden Prozeß, alte Blutung, Liquorzyste usw. finden, als auch Zeichen einer Verziehung bzw. Schrumpfung durch Narbenbildung.

Aus dem Institut für Anästhesiologie der Universität in Wien
(Vorstand: Prof. Dr. O. Mayrhofer)

Die Bedeutung der Anästhesiologie bei Schädel-Hirn-Traumen

Von K. Steinbereithner

Wenn über die Aufgabe des Anästhesisten bei der Versorgung von Schädel-Hirn-Traumen gesprochen werden soll, so ziemt es sich, nur von einem „Beitrag zur Therapie" zu sprechen. Zwar waren es vielfach Anästhesisten, die erste Erfolgsberichte über zeitgemäße Behandlungsverfahren veröffentlichten (es sei etwa auf Arbeiten von Bergmann, Loennecken, Mayrhofer und Kühlmayer sowie eigene Beiträge verwiesen); doch scheint bei keinem Krankheitsbild der viel mißbrauchte Ausdruck „Teamwork" mehr am Platze: Nur in steter und kollegialer Zusammenarbeit zwischen Chirurgen, Anästhesisten und Neurologen können weitere therapeutische Fortschritte erhofft werden.

Was kann nun der Anästhesist auf Grund seiner speziellen Ausbildung und Arbeitsrichtung an zweckmäßigen Behandlungsmaßnahmen zu diesem schweren Krankheitsbild beitragen? Es sei erlaubt, die einzelnen Maßnahmen ihrer Dringlichkeit entsprechend zu reihen.

1. Freihaltung der Atemwege, Fragen der künstlichen Beatmung

Wir dürfen es uns versagen, alle jene Maßnahmen wieder aufzuzählen, die wir in einem breiten Aufklärungsfeldzug auch dem Laien einzuprägen bemüht sind. Dennoch seien einige Hinweise gestattet, zumal die Behandlung peri-

pherer Atemstörungen bereits am Unfallsort für das weitere
Schicksal des Verletzten lebensentscheidend sein kann.
Die meisten Fehler geschehen nicht bei der Frei m a c h u n g,
sondern bei der Frei h a l t u n g der Atemwege: es muß heute
eine Selbstverständlichkeit sein, jeden bewußtlosen Patienten
sofort in Seitenlage zu bringen und ihn in dieser Position
auch zu transportieren! Viele Verletzte werden aber immer
noch in R ü c k e n l a g e eingeliefert; eine Uebersicht der
nach Erstversorgung an die I. Chirurgische Universitätsklinik in Wien zutransferierten Schädeltraumen ergab bei
mehr als der Hälfte aller Fälle eine Aspiration. Eine kleine
Bemerkung noch zur T r a n s p o r t g e s c h w i n d i g k e i t: Nach
Untersuchungen von F r i e d h o f f und H o f f m a n n kann kein
Zweifel bestehen, daß starke Longitudinalschwankungen den
Kreislauf eines Schwerverletzten sehr ungünstig beeinflussen;
vertikale Schwingungen erregen den Vestibularis und bedingen demgemäß häufig Erbrechen.
Warum legen wir so großen Wert auf die frühzeitige
Behebung jeder Atemverlegung? Gerade am Gehirn führt
schon partieller respiratorischer Verschluß zu deletären Reaktionen: Der Liquordruck steigt auf ein Vielfaches (D a v i d
und Mitarbeiter), mangelhaft abgeatmete Kohlensäure läßt
die Hirndurchblutung enorm anwachsen (B e r n s m e i e r u. a.)
und eine jüngst wieder von S i r i s und Mitarbeitern als Komplikation akuter intrakranialer Prozesse nachgewiesene latente
Hypoxämie wird zu schwerer manifester Schädigung.
Neben p e r i p h e r e n Atemstörungen führt das Trauma
zu z e n t r a l e n Läsionen der Atmung, die von mehr oder
minder flüchtigen initialen apnoischen Pausen (H e n s e l l
und M ü l l e r) über Irregularitäten des Rhythmus bis zu echten
zentralen Ateminsuffizienzen (L'A l l e m a n d) infolge chronischer Aenderung des Atemantriebes oder zentralen Impuls-
mangels reichen (vgl. H o f f und B r e c k e n r i d g e, T ö n n i s
u. a.). An Hand neuerer Untersuchungen F r o w e i n s sei
ergänzend betont, daß „echte" Eupnoe stets etwas unregelmäßigen Atmungsverlauf zeigt, während eine wirklich regelmäßige „maschinenmäßige" Atmung eine sehr ungünstige
Prognose hat, weil einzig der kaudale Hirnstamm intakt geblieben ist. Die bisher äußerst ungünstig beurteilte
„periodische" Atmung (etwa vom Typ Cheyne-Stoke)
schneidet prognostisch — wie Untersuchungen der Tönnisschen Schule in letzter Zeit ergaben — gar nicht übel ab. Als
Zeichen eines Ausfalls der Medulla tritt spinale Schnapp-
atmung auf; sie besaß früher keine klinische Bedeutung, heute
besteht bei rechtzeitiger künstlicher Beatmung noch eine
gewisse Ueberlebenschance (nach F r o w e i n 3 von 8 Fällen).
Daraus erhellt die außerordentliche Wichtigkeit frühzeitiger
sachgemäßer Versorgung. Als Zeichen schwerster Schädi-

gung kann es schließlich zum Atemstillstand kommen; wird
innerhalb von 15 Minuten künstliche Beatmung eingeleitet,
darf, wie eigene Erfahrungen zeigen, in vereinzelten Fällen
Ueberleben erwartet werden. Wie behandelt man nun zweckmäßig derartige Atemstörungen? Bei leichten Fällen mag Sauerstoffanreicherung
der Atemluft genügen. Der nächste Schritt besteht in Verringerung des Totraumes durch Tracheotomie. Selbst wenn
man sich — vor allem bei Kindern — nicht der radikalen
Sechsstundenforderung der Tönnisschen Schule anzuschließen
vermag, so steht es außerhalb jeden Zweifels, daß bei nicht
aufhellender Bewußtlosigkeit innerhalb der ersten 24 Stunden
tracheotomiert werden muß. An der I. Chirurgischen Universitätsklinik in Wien wurden innerhalb des letzten Jahres
52 Schädelverletzte tracheotomiert, ein Hinweis auf die stetige
Zunahme dieses Eingriffes. Es ist in diesem Rahmen unmöglich, auf Einzelheiten der Betreuung Tracheotomierter sowie
auf Komplikationsmöglichkeiten (vgl. Schmidt, Höffler)
näher einzugehen.

Immer mehr setzt sich die Ueberzeugung durch, daß jede
schwerere Einschränkung der Atmung künstlicher Beatmung bedarf und daß diese Maßnahme nicht für
präapnoische und apnoische Zustände reserviert bleiben
soll. Dieser Standpunkt ist um so mehr berechtigt (vgl.
Referate des Symposiums für Neuroanästhesie des I. Europäischen Kongresses für Anästhesiologie 1962 in Wien), als
heute genügend Ueberwachungsgeräte zur Verfügung stehen,
die ohne großen personellen Aufwand die Steuerung der Beatmung gestatten. Zweckmäßig wird die Beatmung so eingerichtet, daß die Volumina etwa 30% über den Werten des
Nomogramms liegen (vgl. Zingg). Die früher gefürchteten
ungünstigen Effekte der Hyperventilation (vgl. Lundberg
und Mitarbeiter u. a.) auf die Hirndurchblutung vermag man
in Wechseldruckbeatmung mit Hilfe moderner Respiratoren
(vgl. Stoffregen) auf ein Minimum einzuschränken. Bezüglich der Behandlung respiratorischer Azidosen mit THAM
(Holmdahl u. a.) müssen weitere Erfahrungen abgewartet
werden.

2. Auffüllung des Kreislaufes, ausreichende
Flüssigkeitszufuhr

Im Gegensatz zu älteren Lehrmeinungen legen wir heute
größten Wert auf ausreichende Auffüllung des Kreislaufes
eventuell bereits am Unfallort (vgl. Frowein). Dies gilt
nicht nur für Fälle von manifestem Schock, sondern auch
für Patienten mit normalen Blutdruckwerten bei einer
höchstens an der gering beschleunigten Pulsfrequenz erkennbaren Kreislaufzentralisation. Brönnimann und Huber

haben an einem größeren Krankengut zeigen können, daß ausreichende Kreislauffüllung allein in vielen Fällen genügt, um die gefürchtete Hyperthermie zu verhüten, da einer Wärmestauung infolge mangelhaft durchbluteter Haut vorgebeugt wird. Auch K i r c h n e r sieht in der H y p e r t h e r m i e vorwiegend ein Kardinalsymptom fixierter Kreislaufzentralisation. Neben einer Zufuhr vorwiegend onkotisch wirksamer Flüssigkeit unter gleichzeitiger sorgsam dosierter Gabe von Sympathikolytika muß unser Bestreben auf die Vermeidung allzu großer F l ü s s i g k e i t s v e r l u s t e gerichtet sein. Der dogmatische Kurzschluß: Hirnödem-Entwässerung darf heute als überholt angesehen werden, zumal G ä n s h i r t darauf hinweist, daß der Effekt entwässernder Maßnahmen einzig auf eine Besserung der Hirndurchblutung hinausläuft, ein Ergebnis, das wir mit Sympathikolytika weitaus besser zu erzielen vermögen.

Gerade in jüngster Zeit ist jedoch die Diskussion über den Wert massiver O s m o t h e r a p i e wieder aufgeflammt, da wir in der 30%igen Harnstofflösung ein ungeahnt rasch wirksames Mittel zur intrakranialen Druckreduktion besitzen. K e e g a n und E v a n s zeigten z. B., daß auch hohe Druckwerte in kurzer Zeit auf Null absinken. Allerdings ist der Effekt durchaus flüchtig und B e r i n g und A v m a n haben im Gegensatz zu den genannten Autoren ein „rebound"-Phänomen mit sekundär überschießenden Druckwerten beobachtet. Nicht selten kommt es bei allzu rascher Infusion — wohl infolge H y p o k a l i z y t i e — zu nicht ungefährlichen kardialen Rhythmusstörungen (G ö t t beobachtete infarktähnliche Kurvenverläufe). Trotz günstiger Berichte über akute Dekompression bei Einklemmung (L é v y), die wir an Hand eines Falles von sich schleichend entwickelndem Atemstillstand bestätigen können, glauben wir nicht, daß Harnstoff — außer in verzweifelten Fällen — für die Behandlung des Schädeltraumas verwendet werden sollte, zumal die Gefahr von Liquorunterdruck und Blutung ex vacuo schon von den Erstbeschreibern (J a v i d u. a.) hervorgehoben wurde.

3. V e g e t a t i v e   B l o c k a d e   u n d   U n t e r k ü h l u n g

Neben den Störungen von Atmung und Kreislauf ist es vor allem das „a k u t e   p o s t t r a u m a t i s c h e   S y n d r o m" (mit Bewußtlosigkeit, Krämpfen, Tachykardie, Hyperpnoe, Lungenödem und schwerer Hyperthermie), das rasches Eingreifen fordert. Es bleibt das historische Verdienst von L a b o r i t und H u g u e n a r d, hier erstmalig eine erfolgversprechende Behandlungsmethode, die sogenannte „Hibernation" angegeben zu haben. Wenn sich auch heute die Ansichten über Grundlagen und Wirkungsweise des Verfahrens geändert haben, so besitzen viele Therapievorschläge der Autoren noch heute ihren Wert. Neben der ursprünglichen „lytischen" Mischung Chlorpromazin-Promethazin-Pethidin (Largactil-Phenergan-Dolantin) wurde die Skala der Medikamente durch Hydergin, einige neuere Phenothiazine, wie z. B. Chlorprothixen (Taractan, Truxal) und die sogenannten Neuroleptika (Haloperidol usw.), bereichert. Bei akuter Hypertonie mit Streckkrämpfen verwendet man in zunehmendem Maße Barbiturate. In bestimmten Fällen (hypotones Syndrom, vgl. F r o w e i n) haben sich als Zusatz zu den lytischen Gemischen Morphinantagonisten (z. B. Laevallorphan) bewährt. Mit Hilfe dieser Medikamentkombinationen gelingt es in der Mehrzahl der Fälle, die Krämpfe zu kupieren und die Atmung weitgehend zu normalisieren. Bei leichten Fällen von Hypothermie kehrt auch die Temperatur zur Norm zurück. Erreicht die Wärmestauung jedoch höhere Grade und überschreitet den kritischen Punkt von etwa 40˙5, so nähert sich die Erholungszeit des Gehirns dem Bereich von Unendlich (H i r s c h und Mitarbeiter). Diese erhöhte Vulnerabilität des Gehirns im hohen Fieber (nach W a n k e entwickelt sich eine Hyperthermie bei etwa 60% aller Schädel-Hirn-Verletzten) zwingt uns, p h y s i k a l i s c h zu u n t e r k ü h l e n. Dies geschieht in der Regel mittels kalter Packungen und Eisbeutel, noch einfacher ist es, den Patienten mit wäßrigem Alkohol oder einem Hyperämikum zu befeuchten und die Verdunstung mittels Ventilatoren zu beschleunigen (L o e n n e c k e n, E i c h l e r).

Wie weit soll nun die Temperatursenkung gehen? Hier herrscht keine Einheitlichkeit der Meinungen. Während etwa die Tönnissche Schule und wir selbst in der Regel Normothermie (Euthermie) für ausreichend halten, glaubt E i c h l e r in Anlehnung an W e r t h e i m e r und D e s c o t e s, daß eine Temperatursenkung auf etwa 30° bei schweren Störungen indiziert sei. Was will die Unterkühlung erreichen? Nach Untersuchungen von R o s o m o f f senkt Unterkühlung Hirnsauerstoffverbrauch und Hirndurchblutung sowie Venen- und Liquordruck; gelegentlich steigt anfänglich der Liquordruck an, wahrscheinlich infolge Kältezitterns, ein Hinweis dafür, wie wichtig es ist, die Kältereaktion ausreichend zu blockieren. Daher sei vor allen unkontrollierten Unterkühlungsversuchen nachdrücklichst gewarnt, zumal man außerdem einen enormen Anstieg des Sauerstoffverbrauches auf das 3- bis 4fache (A d o l p h) verursachen kann. So fesselnd dieses Arbeitsgebiet an sich ist, so glauben wir doch, daß die bisherigen Erfahrungen mit chronischer Unterkühlung (vgl. T e m p l e - F a y) noch nicht hinreichen, um eine breitere Anwendung der Hypothermie zu rechtfertigen. Mit M c Q u e e n und B r o o k s sei außerdem darauf hingewiesen, daß Unterkühlung anscheinend initial die Krampfbereitschaft des Gehirns steigert (Epianfälle, δ-Wellen im EEG usw.).

4. Bemerkungen zur Langzeitbehandlung

Hat der Patient die kritische Anfangsphase überwunden, so obliegt es vielfach dem Anästhesisten, die weitere Flüssigkeits- und Kalorienzufuhr zu steuern. Meist bereitet dies keine allzu großen Schwierigkeiten, anders ist dies jedoch bei lang dauernder Bewußtlosigkeit. Selbst wenn keine schweren Elektrolytentgleisungen (es sei etwa an das zerebrale Salzverlustsyndrom erinnert) auftreten, so ist es manchmal doch nicht leicht, ohne größeren Laboratoriumsaufwand den Bedarf störungsfrei sicherzustellen. Wir haben uns an anderer Stelle bemüht, Richtlinien der parenteralen Ernährung nach Grundsätzen vereinfachter Bilanzierung auszuarbeiten. Die wichtigsten Größen kann man heute unschwer aus Tabellen entnehmen, so daß auch in kleineren Krankenhäusern eine zweckmäßige Therapie aufgebaut werden kann. Allerdings gelang es bisher nicht, den Kalorienbedarf sicherzustellen. (Ueber die Anwendung von Fettemulsionen bei Schädel-Hirn-Verletzten liegen erst geringe Erfahrungen vor.) Es ist daher nicht zu vermeiden, daß bei länger dauernder Bewußtlosigkeit eine beträchtliche Kachexie resultiert; wir haben andernorts gemeinsam mit Kucher einen derartigen Fall publiziert, der enorme personelle und finanzielle Aufwand war dabei nicht ganz vergeblich.

Doch nicht in allen Fällen sind wir so glücklich. In letzter Zeit mehren sich Berichte über schwere Defektzustände und Bilder einer „Erstarrung", die Kretschmer 1940 unter dem Begriff „apallisches Syndrom" zusammengefaßt hat (vgl. Döhner, Ule, Sieber und Czaika). Gerstenbrand, Jellinger und Pateisky sprachen in diesem Zusammenhang von einem „Danaergeschenk der modernen Medizin". Können wir doch den Erfolg unserer Bemühungen anfänglich nicht voraussehen. Wie Prof. Hoff noch ausführen wird, besteht glücklicherweise auch für diese armen Patienten noch eine gewisse Hoffnung.

Alles in allem gesehen ist die Mortalität noch immer erschreckend hoch, die bisherigen Ergebnisse sind durchaus nicht befriedigend. Dennoch sollten wir in unseren Bemühungen nicht nachlassen, zumal für die Therapie leichterer Fälle Erfahrungen gewonnen werden, selbst wenn die Behandlung schwerster Patienten ohne Erfolg bleibt. Die Zentralisation schwerer Schädel-Hirn-Verletzungen in sogenannten „Intensivpflegeeinheiten", die sich nun auch bei uns anbahnt, läßt weitere Fortschritte erhoffen.

Zusammenfassung: Der Beitrag des Anästhesisten zur Behandlung schwerer Schädel-Hirn-Traumen wird in einer kurzen Uebersicht abgehandelt. Nach Dringlichkeit gereiht, werden eingangs Fragen der künstlichen Beatmung, sodann die Probleme der Flüssigkeitszufuhr besprochen. Eine forcierte Entwässerung ist abzulehnen. Nach Erörterung der heute für eine vegetative Dämpfung gebräuchlichen Medikamentkombinationen wird auf Besonderheiten der Langzeitbehandlung Bewußtloser kurz eingegangen und abschließend eine Zentralisation derartiger Fälle in Intensivpflegestationen empfohlen.

Literatur: Adolph, E. F.: Amer. J. Physiol., 161 (1950), S. 359. — Bergmann, H.: Anaesthesist, 3 (1954), S. 154. — Bering, E. A. und Avman, N.: J. Neurosurg., 17 (1906), S. 1073. — Bernsmeier, A. und Fruhmann, G.: Münch. med. Wschr. (1959), S. 1439. — Brönnimann, R. und Huber, P.: Langenbecks Arch. klin. Chir., 291 (1959), S. 200. — Brooks, C. McC.: In: The Physiology of Induced Hypothermia, R. D. Dripps Editor; Nat. Acad. Sci., Publ. 451, Washington 1956, S. 260 ff. — David. J. L., Chase, J. und Kilmore, M.: 2. Int. Congr. Neurol. Surg., Washington 1961, Proc. Exc. Med., Int. Congr. Series, Nr. 36, D 122. — Döhner, W.: Sitzg. Ges. Nord- u. Nordwestd. Neurol. 23.—24. April 1960, Lüneburg, Ref. Zbl. Neurol., 157 (1960), S. 193. — Eichler, J.: Chirurg, 33 (1962), S. 314. — Fay, T.: N. Y. J. Med., 40 (1940), S. 1351. — Friedhoff, E. und Hoffmann, V.: Münch. med. Wschr. (1959), S. 1430. — Frowein, R. A.: Acta Neurochir., 9 (1961), S. 468. — Derselbe: Klin. Med., 17 (1962), S. 336. — Gänshirt, H.: Melsunger Med. Pharm. Mitt., 91 (1959), S. 1806. — Gerstenbrand, F., Jellinger, K. und Pateisky, K.: Vortr. Tagg. Ges. Oest. Nervenärzte und Psychiater, 7.—8. Juni 1962, Bad Tatzmannsdorf. — Gött, U., Grote, W. und Wüllenweber, R.: Langenbecks Arch. klin. Chir., 299 (1962), S. 413. — Hensell, V. und Müller, N.: Dtsch. Z. Nervenhlk., 79 (1959), S. 575. — Hirsch, H., Euler, K. H. und Schneider, M.: Pflügers Arch., 265 (1957), S. 314. — Hoff, H. E. und Breckenridge, C. G.: Amer. J. Physiol., 158 (1947), S. 157. — Dieselben: Arch. Neur. (Am.), 72 (1954), S. 11. — Holmdahl, M. H., Nahas, G. G., Hassam, D. und Verosky, M.: Ann. N. Y. Acad. Sci., 92 (1961), S. 520. — Javid, P. und Settlage, P. H.: J. amer. Med. Assoc., 160 (1956), S. 943. — Keegan, H. R. und Evans, J. P.: Acta Neurochir., 10 (1962), S. 466. — Kirchner, E.: Bruns' Beitr., 203 (1961), S. 462. — Kretschmer, E.: Zschr. Neur., 169 (1940), S. 576. — Kucher, R. und Steinbereithner, K.: Anaesthesist, 2 (1953), S. 167. — Dieselben: Klin. Med., 15 (1960), S. 42. — Laborit, H. und Huguenard, P.: Pratique de l'hibernothérapie en chirurgie et en médecine. Paris: Masson & Cie. 1954. (Dort Literatur.) — L'Allemand, H.: Fortbildungskurse. I. Europ. Kongr. Anaesth. Wien 1962, Deutsche Sektion 3. — Loennecken, S.: Zbl. Chir., 81 (1956), S. 2125. — Derselbe: Symposium on Neuroanaesthesia, I. Europ. Kongr. Anaesth., Wien 1962. — Lundberg, N., Kjällquist, A. und Bien, C.: Acta psychiatr. (Dän.), 34 (1959), Suppl. 139. — Lévy, A.: Dtsch. med. Wschr. (1961), S. 2280. — Mayrhofer, O. und Kühlmayer, R.: Wien. klin. Wschr. (1954), S. 495. — McQueen, J. P.: siehe Brooks, S. 243. — Rosomoff, H. L.: siehe Brooks, S. 253 ff. — Rosomoff, H. L. und Holaday, D. A.: Amer. J. Physiol., 179 (1954), S. 85. — Sieber, E. und Czaika, F.: Zbl. ges. Chir., 84 (1959), S. 330. —

8

Siris, J. H., Henry, E. I. und Cukier, D. S.: 2. Int. Congr. Neurol. Surg., Washington 1961, Proc. Exc. Med., Int. Congr. Series, Nr. 36, D 158. — Schmidt, K.: Chirurg, 33 (1962), S. 149. — Steinbereithner, K.: Int. Rec. Med. Gen. Pract. Clin., 167 (1954), S. 347. — Derselbe: In: Steinbereithner-Lembeck-Hift: Künstlicher Winterschlaf. Wien-Innsbruck: Urban & Schwarzenberg. 1954. S. 62 ff. — Derselbe: Nutr. Dieta, 3 (1961), Suppl., S. 78 ff. — Stoffregen, J.: Atmung und Beatmung. Synopsis atemmechan. Probleme f. d. klinische Anaesthesie. Heidelberg: Dr. A. Hüttig. 1961. — Tönnis, W.: In: Handbuch der Neurochirurgie, Bd. I/1. Berlin-Göttingen-Heidelberg: Springer-Verlag. 1959, S. 382 ff. — Ule, G.: Sitzg. Ges. Nord- u. Nordwestd. Neurol. 23.—24. April 1960, Lüneburg, Ref. Zbl. Neurol., 157 (1960), S. 194. — Wanke, R.: Pathologische Physiologie der frischen, geschlossenen Hirnverletzung. Stuttgart: G. Thieme. 1948. — Wertheimer, P. und Descotes, J.: Traumatologie cranienne. Paris: Masson u. Cie. 1961. S. 170 ff. — Zingg, M.: Symposium on Neuroanaesthesia, I. Europ. Kongr. Anaesth., Wien 1962.

Aus der Psychiatrischen und Nervenklinik
der Universität Freiburg i. Br.
(Vorstand: Prof. Dr. H. R u f f i n)

Die Klinik des Schädel-Hirn-Traumas

Von Cl. Faust

Sie haben einen Vertreter der Neuropsychiatrie gebeten, zur Klinik der Schädel-Hirn-Traumen zu sprechen. Es ist in der Tat so, daß die klinische und Praxistätigkeit eines Nervenarztes zu einem nicht geringen Teil der Behandlung, Untersuchung, Betreuung und Begutachtung Hirnverletzter gewidmet ist. Er gewinnt, ob er will oder nicht, Einblick in die vielfältigen und in ihrer Auswirkung verschiedenartigen Folgen traumatischer Hirnschäden.

Sich mit Hirnverletzungsfolgen zu befassen, ist allerdings für unser Fach nichts Neues. Es entspricht der Tradition. In der historischen Entwicklung unseres Wissenschaftszweiges läßt sich ein stets waches Interesse für die Folgeerscheinungen nach Traumen erkennen. Nicht die Schlechtesten waren es, die sich um Aufklärung von Zusammenhängen zwischen definierbaren Hirnschäden und damit einhergehenden neurologischen, hirnpathologischen und psychopathologischen Störungsbildern bemühten.

Die österreichische Neuropsychiatrie leistete anerkanntermaßen Pionierarbeit. Bereits im Jahre 1857 berichtete Ludwig S c h l a g e r vor der Gesellschaft der Aerzte in Wien über Beobachtungen unter dem Titel: „Die infolge von Gehirnerschütterung sich entwickelnden psychischen Störungen durch Luftdruck und Pulverexplosion."

Der österreichischen Schule verdanken wir durch Entdeckungen von P i c k, M e y n e r t, A n t o n, P ö t z l, G a m p e r u. a. sehr wertvolle Einblicke in klinische Folgen traumatischer Hirnschäden. Sowohl Beiträge zur Hirnpathologie

psychischer Werkzeugstörungen, als auch solche zur Aufklärung der Pathophysiologie des Kommotionssyndroms
zählen dazu.

Die technischen Hilfen der Neuzeit haben vieles nach-
träglich unterbaut. Die Einsicht, daß dem reversiblen Kommotionssyndrom eine „mesodiencephale Betriebsstörung" — wie
Gamper es definierte — zugrunde liegt, ist keineswegs
widerlegt und durch Kritik nicht erschüttert worden.
Die neuerliche Verbesserung technischer Verfahren zur
Erfassung pathophysiologischer Vorgänge, wie z. B. die Nutz-
barmachung des EEGs für die Klinik, haben bestätigt, daß
eine mechanisch-physikalische Gewaltseinwirkung auf den
geschlossenen Schädel, die zur zerebralen Beteiligung führt,
Ausdruck einer Funktionsstörung hirnstammverankerter
Zentren ist. Sie spiegelt sich als sekundäre Rindenbeeinflus-
sung im EEG wider.

Experimentelle Ueberprüfungen akuter traumatischer
Störungen am Gehirn, wie sie u. a. von Denny-Brown
und seiner Schule und unabhängig davon von Spatz und
Mitarbeitern vorgenommen wurden, haben gezeigt, daß
Accelerationen, die den nicht fixierten Kopf treffen, sich dem
Gehirn schädigend mitteilen. Dessen Antwort auf die Noxe
stellt das Kommotionssyndrom dar. Jüngere Untersuchungen
ähnlicher experimenteller Anordnung unter Hinzunahme eines
EEGs (Gurdjan, Webster u. a.) erbrachten den Nachweis, daß dem, im Kommotionssyndrom der Klinik ent-
haltenen, akuten Bewußtseins- und Tonusverlust eine syn-
chron einsetzende Aenderung des elektrischen Erregungs-
musters entspricht. Man kann deshalb bei einer gedeckten
Verletzung von einem zweiphasischen Geschehen sprechen:
In der ersten Phase wird ein akuter Funktionswandel des
Gehirns bewirkt, in der zweiten Phase stellen sich vegetativ-
vasale Antworten des Organismus ein. Diese zweite Phase
kann kurzdauernd, überschießend und in extremer Weise
pathologisch protrahiert verlaufen.

Dem modernen Neuropsychiater fallen verschiedene
Aufgaben bei der Beschäftigung mit Hirntraumafolgezustän-
den zu. In der Frühphase wirkt er als Konsiliarius mit
dem Unfallchirurgen zusammen, um Befunde zu fixieren, die
als Grundlage einer späteren Bewertung und Beurteilung
dienen. Der Neuropsychiater wird auch nicht selten therapeutisches Vorgehen und mögliche Indikationsstellung zur operativen Versorgung mitverantworten müssen.

Eine ganz besondere Bedeutung kommt der Einschätzung
des Bewußtseinszustandes eines Frischverletzten zu. Die Frühphase wird bekanntlich in psychopathologischer Hinsicht von
dem zentralen Symptom eingetretener Bewußtseinsstörung
geprägt. Die übliche alternative Trennung von totalem Be-

wußtseinsverlust und völliger Bewußtseinsklarheit bedeutet
eine Versimplifizierung der tatsächlichen Verhältnisse. Die
Stadien veränderten Bewußtseins, die vom ersten Augenblick
eines Traumas bis zur vollen Wiederherstellung klaren Bewußtseins durchlaufen werden, zeichnen sich durch eine in
Stufen verlaufende Rückbildung mit Schwankungen des Be-
wußtseinspegels aus. Neben gestörten, quantitativ
verminderten und qualitativ durch unterschiedliche
Inhalte herausgehobenen Bewußtseinszuständen, werden
blande Zustände leicht gesenkten Bewußtseins beobachtet,
die sehr schwer objektiv faßbar sind.

Die inhaltlich verschiedene Symptomatik bei protrahierten Störungen des Bewußtseins entscheidet oft in der Frühphase darüber, ob ein Verletzter in der Hand des Unfallchirurgen bleibt, oder dem Nervenarzt zur Behandlung über-
wiesen wird. Sind die Symptome etwa derart, daß Antriebs-
mängel, Spontanitätsverlust, affektive Indiffe-
renz und Schläfrigkeit vorherrschen, so behält der Chirurg in der Regel den Kranken bei sich.

Treten aber floride Symptome einer produktiven
Psychose hervor, wie etwa in Form eines expansiven
Syndroms, einer deliranten Verwirrtheit, einer
Korsakow-Psychose mit Konfabulationen oder
psychometrische Erregungs- und Hemmungs-
zustände, dann erfolgt Verlegung auf eine geschlossene
psychiatrische Abteilung.

Die Fixierung der psychopathologischen Frühsymptome
für die sachgemäße Behandlung ist wichtig. Sie trägt außerdem dazu bei, versicherungsrechtliche Fragen später zutref-
fend zu beantworten. Dagegen läßt sich aus der Tatsache an-
fänglicher Symptomarmut in psychopathologischer Hinsicht
oder einer besonderen Reichhaltigkeit der psychotischen Früh-
symptomatik nicht auf ebenso unterschiedliche Spätfolge-
zustände schließen. Zahlreiche akute Bilder unterschiedlicher
Gestaltung münden oft in verwandte Restsyndrome ein. Es
gibt hier keine regelhafte Verknüpfung.

Jeder, der ärztlich mit Frischverletzten zu tun hat, sollte
bei seinem notwendigen Bemühen um seinen Kranken nicht
vergessen, daß geistig-seelische Veränderungen zum
Wesen des Schädigungsbildes einer Hirnverletzung gehören.
Sie setzen mit dem Trauma ein und begleiten den verletzten
Menschen mehr oder weniger bis in die Spätphase. Verhaltens-
störungen (manchmal in Form disziplinärer Schwierigkeiten)
sind im Krankenblatt ebenso erwähnenswert wie eine Harn-
verhaltung oder ein Hb-Sturz.

Die öfter in den Akten zu lesende, auf Bruchteile von
Minuten errechnete, Angabe über Zeit totalen Bewußtseins-
verlustes hat oft nicht den symptomatologischen Wert wie

eine Verhaltensbeschreibung. Die Feststellungen von Dösig-
keit, von auffälliger Langsamkeit der Auffasung, von
falschem Anreden von Pflegern und Schwestern, von nächt-
lichem Herumwandern, von Verlaufen in Fluren beim Auf-
suchen der Toilette usw. erleichtern dagegen die Zuordnung
eines traumatischen Zustandes besser.

Der oft erst Monate und Jahre nach Trauma ent-
brennende Streit, ob jemand „$3^1/_2$ Minuten oder $^1/_2$ Stunde"
bewußtlos war, ist bei der sprachlichen Verständigungs-
schwierigkeit über das, was man Bewußtsein nennt, nicht
verwunderlich. Da die Begriffe „Bewußtsein" und „Be-
sinnung" in ihrer Negation oft synonym verwandt werden
und man an Stelle von Bewußtlosigkeit auch von Be-
sinnungslosigkeit spricht, werden retrospektiv Rückschlüsse auf Zeitdauer einer posttraumatischen Bewußtlosigkeit aus der angegebenen Zeitperiode gestörter Rückbesinnung
hergeleitet. Das „Nicht-Besinnen-Können" hat aber im Einzelfall verschiedene Ursachen. Verdrängung, mehr oder
minder bewußtes Frisieren der Anamnese und
pathologische Fehlerinnerung (auch infolge des erlittenen Traumas), sind einige der Gründe dafür. Falsche Interpretation einer Angabe haben oft Konsequenzen für Ueber-
und Unterschätzung der tatsächlichen akuten Dauer der Bewußtlosigkeit und somit für eine daraus hergeleitete fehler-
hafte Einschätzung eines erlittenen Schädel-Hirn-Traumas.

Das Beispiel sollte noch einmal vor Augen führen, daß
der Versuch, eine Diagnose auf isolierte, verschieden ausleg-
bare Angaben aufzubauen, zum Scheitern verurteilt sein muß.

Ohne Zweifel gibt es viele Fälle, bei welchen Dauer
und Tiefe einer anfänglichen Bewußtseinsstörung eine klare
diagnostische Zuordnung erlauben.

Die nicht grob erkennbare, sich sehr diskret zeigende
Abweichung von einem normalen Bewußtseinszustand, ist
dagegen ein Faktor, der vielfache Mißverständnisse und falsch
orientierte gutachterliche Aeußerungen zur Folge hat.

Man darf nicht vergessen, daß auch medikamentöse Einflüsse in der Frühphase den Bewußtseinszustand beeinflussen können und das Spontanverhalten, die Zuwendung und die richtige
subjektive Einschätzung des Verletzten abwandeln.

Man muß also von neuropsychiatrischer Seite verschiedene
Umstände berücksichtigen, um aus dem Beiwerk der Symptomatik
den Kern einer echten traumatisch gesetzten Bewußtseinsveränderung herauszulösen.

Für die prognostische Einschätzung eines Falles in der
Frühdiagnose läßt sich keine allgemein gültige Regel aufstellen.
Bei gedeckten Verletzungen mit der Symptomtrias „Schä-
delbasisbruch, Hirnnervenläsionen, mehrwöchige Bewußtseinsstörung" sind psychische Dauerfol-
gen mit größerer Wahrscheinlichkeit zu erwarten, als bei sonstigen

Syndromen. Bei ausgeprägten akuten traumatischen Psychosen, die infolge ihrer floriden Symptomatik zum Psychiater kommen, werden Hirnnervenstörungen nie vermißt und Basisbrüche in über 90% der Fälle nachgewiesen. Andersartige neurologische Zeichen, wie halbseitige motorische und sensible Störungen, Hemianopsien, Werkzeugstörungen usw. sind dagegen seltener mit protrahierten Beeinträchtigungen des Bewußtseins gekoppelt.

Bei Verletzten mit linksseitigen Schädigungen der Hemisphäre (beim Rechtshänder), die sich auch im EEG ausprägen, kommen wesentlich häufiger lang dauernde Störungen des Bewußtseins vor, als bei gleich starken Schäden der anderen Hemisphäre.

Betrachtet man die Psychopathologie in der Frühphase einmal getrennt von den Symptomen einer Bewußtseinsstörung, so ergeben sich für manche Fälle diagnostische Schwierigkeiten. Es ist gar nicht so selten, daß psychopathologische Auffälligkeiten pathologische Bewußtseinszustände weniger hervortreten lassen. Das Verhalten solcher Verletzter erscheint dem unbefangenen Beobachter mehr oder weniger situationsangepaßt. Vorgebrachte Beschwerden stellen sich dann als Ausdruck des tatsächlichen Befindens dar. Sind sie umfangreich und werden sie mit Klagsamkeit geäußert, so kann daraus die falsche Konsequenz gezogen werden, daß eine besonders starke traumatische Schädigung vorliegt. In Wirklichkeit sind aber jene Fälle, die in der Frühphase bereits durch ein umfangreiches Beschwerdesyndrom auffallen, meist nicht die Schwerstverletzten, sondern oft solche, die psychischreaktiv ein leichtes Trauma inadäquat verarbeiten. Die Schwerstverletzten dagegen zeichnen sich durch Fehleinschätzung des eigenen Zustandes, durch Nichtwahrnehmung des Defektes und durch eine Störung „in der Auseinandersetzung mit dem Schaden" aus. Man muß sich klar sein darüber, daß eine Hirnverletzung immer bedeutet, daß der Mensch in seinem zentralen Ich-Bewußtsein getroffen ist und er sich dadurch den gesetzten Veränderungen gegenüber nicht wie ein Gesunder verhalten kann.

Subjektives Wohlbefinden, Drang, möglichst rasch aus der klinischen Behandlung entlassen zu werden, um wieder eine Arbeit aufzunehmen, können deshalb Krankheitssymptome sein, die auf diese zentrale Persönlichkeitsveränderung zurückgehen und brauchen nicht Ausdruck eines adäquaten Verhaltens, einer belanglosen Kopfverletzung gegenüber darzustellen. Hier unterliegen nicht selten die unfallchirurgisch tätigen Aerzte der Suggestivwirkung ihres Patienten und seiner Angehörigen. Sie entlassen derartige Verletzte gar nicht selten vorzeitig nach Hause. Sie verlieren die Kranken aus ihrem Blickfeld, während der Neuropsychiater später die heikle Aufgabe hat, die gleichen Patienten wegen ihrer psychopathologischen Störungen zu behandeln und zu begutachten.

Diese Feststellung ist wiederholt gemacht worden. Man findet schon in dem Handbuchartikel von Paul S c h r ö d e r im Jahre 1916 die gleichen Beobachtungen. Später haben B e r g e r, B o s t r o e m, Z i l l i g, B a y und viele andere auf diesen Punkt hingewiesen. Es erscheint mir deshalb berechtigt, auf das gleiche zurückzukommen, weil offenbar jede Generation wieder dieselben Erfahrungen machen muß. Manchmal wirkt sich eine Extremitätenverletzung, die zur langen Bettruhe zwingt, segensreich für die Ausheilung eines zerebralen Schadens aus. Nicht nur p o s i t i v e Symptome von Wahn, Verwirrtheit. psychomotorischer Erregung und schläfriger Bewußtseinsveränderung stellen „Indizien" für die Schwere einer erlittenen gedeckten Verletzung dar, auch die „n e g a t i v e n" S y m p t o m e eines nicht spontan erkennbaren Antriebsmangels. einer nicht adäquaten Einschätzung des eigenen gesundheitlichen Mangels und ähnliches sind gravierend und können von ebenso großer diagnostischer Bedeutung für den erlittenen Schaden sein.

Im S p ä t s t a d i u m finden wir nicht nur anders geartete psychopathologische Symptome als in der F r ü h p h a s e vor, sondern stehen auch vor anderen Aufgaben.

Es sind Fragen zu klären wie etwa: Sind angegebene Beschwerden Ausdruck einer echten oder vermeintlichen Komplikation? Liegt eine Dekompensation eines Zustandes oder ein neuer Krankheitsprozeß vor? Auch hier sind es wiederum die psychischen Erscheinungen, welche in ihrer Genese und Bedeutung schwer zu definieren sind. Der Wechsel des Befindens mit teils autochthonen und teils belastungsabhängigen Schwankungen der Stimmung und des Verhaltens stellt einen Unsicherheitsfaktor dar. Der gleiche Verletzte kann so tageweise verschieden schwer geschädigt wirken.

Während in der F r ü h p h a s e die richtige Erfassung des B e w u ß t s e i n s z u s t a n d e s große Anforderungen stellt, sind es im S p ä t s t a d i u m die als „A l l g e m e i n s t ö r u n g e n" bezeichneten psychopathologischen Phänomene, welche vieldeutig erscheinen. Die Schwierigkeiten zeigen sich am eindrucksvollsten, wenn Psychopathologisches dominiert und Neurologisches nur in Mikrosymptomen angetroffen wird.

Bei Fällen, deren Verletzungsfolgen sich in einer gestörten sozialen Anpassung, einer Unfähigkeit reibungslosen Umganges mit anderen Menschen und zur Aufrechterhaltung seelischen Kontaktes mit Angehörigen und Wohlgesinnten zeigen, erwachsen dem Nichtpsychiater bei Einschätzung und Zuordnung des Geschilderten schwer überwindbare Hemmnisse. Sie gründen sich zum Teil auf bedenkenlose Anwendung normalpsychologischer Maßstäbe bei pathologischen Fällen. Das abnorme Verhalten des Verletzten wird nur als eine Art q u a n t i t a t i v e Verstärkung physiologischen Verhaltens gesehen.

Zum anderen Teil wird P s y c h o p a t h o l o g i s c h e s nicht als ein Symptom, dem Rang und Ortswert innerhalb einer Krankheitslehre (Psychopathologie) zukommt, gesehen. Das, was bei einem neurologischen Symptom selbstverständlich ist, nämlich eine fast unbewußt ablaufende Einordnung in ein wohlgegliedertes Gefüge von Störungskategorien, wird im Psychopathologischen nicht vollzogen.

Schließlich sind entgegengebrachte Gefühle und Einstellungen dem Arzt gegenüber nicht indifferent. Seelische Eigenschaften, die man über das gesprochene Wort oder die Ausdrucksmotorik wahrnimmt, rufen primär Bewertung und Stellungnahme hervor.

Mit wenigen Worten kann man sagen, daß in der Regel aus drei Gründen die Gedanken in falsche Richtung gelenkt werden:

1. P s y c h i s c h e s wird n u r als etwas Reaktives angesehen. Abnormes Verhalten bedeutet dann falsches Reagieren auf Begutachtungssituation oder entspringt einem Wunschdenken hinsichtlich der Berentung.

2. P s y c h o p a t h o l o g i s c h e E r s c h e i n u n g e n in F o r m v o n A g g r e s s i o n e n, S c h n o d d r i g k e i t, U e b e r - h e b l i c h k e i t und d i s t a n z l o s e r H a l t u n g d e m U n t e r s u c h e r g e g e n ü b e r werden primär mit affektiven Gegeneinstellungen beantwortet. Es wird nicht nüchtern der Tatbestand der Abnormität registriert, sondern abwertend geurteilt. Die Beziehungssetzung des Verhaltens zu p s y c h o p a t h i s c h e n Fehlverfassungen liegt dann näher als zur e n c e p h a l o p a t h i - s c h e n Desintegrierung.

3. H y s t e r i f o r m e U n a n s p r e c h b a r k e i t oder p s e u d o d e m e n t e s Verhalten bei psychologisch-experimentellen Prüfungen und beim Erheben der Vorgeschichte werden vom Erscheinungsbild her den psychiatrischen Grunddiagnosen eines hysterischen Charakters oder eines dementiven Abbaus zugeordnet und nicht als passagere Katastrophenreaktionen eines hirnorganisch Geschädigten gesehen.

Zur richtigen Einschätzung der geistig-seelischen Spätfolgen müssen die sonst wertvollen rein technischen Methoden zur Objektivierung von Befunden versagen. A n a m n e s e u n d E x p l o r a t i o n s i n d d u r c h s i e n i c h t z u e r s e t z e n.

Was darf man nun erwarten im Hinblick auf das Erkennen posttraumatischer Symptomatik?

Von manchen Autoren wurde und wird immer wieder ein Durchschnittsbild eines Hirnverletzten gezeichnet, das sich durch eine gewisse Uniformität seiner Erscheinungen auszeichnet. Es scheint demnach eine geradezu ö d e S y m p t o m a r m u t das „S p e z i f i s c h e" zu sein.

Gegen diese „Gleichmacherei" wurde oft Sturm gelaufen
und es wurden durchaus fundierte Argumente dafür ins Feld
geführt, die für eine größere Variationsbreite der traumatisch
bewirkten Spätfolgen sprechen.

Das vielen Unerfahrenen vorschwebende „Leitbild" bei
Einordnung eines Hirnverletzungsfolgezustandes ist ver-
schwommen. Es stimmt nicht mit der Realität überein. Die
vorwissenschaftliche Meinungsbildung, welche hier zugrunde
liegt, wird zu sehr aus affektiven Quellen gespeist. Der Hirnverletzte erscheint dann vor allem als schwieriger
Mensch, der sich durch Reizbarkeit, unangemessene An-
sprüche an die Gemeinschaft, unberechenbare affektive Reaktionen, Grobheit, ja Gewalttätigkeit auszeichnet, sich unter
Berufung auf den § 51 (StBG.), der ihm angeblich immer
zugebilligt wird, alles erlauben kann. Diese kurz angedeutete
Vorstellung hat allerdings einen realen Grund. Sie geht auf
das Konto einer kleinen Gruppe Hirnverletzter zurück und
wurde nur deshalb stellvertretend für die Gesamtheit, weil die
Verletzten dieser Gruppe in der Oeffentlichkeit unverhältnismäßig viel von sich reden machen. Das Gros gleichschwer
Verletzter (das eher als „Normbild" geeignet ist), trachtet in
aller Stille mit ihrer Leistungsstörung fertig zu werden.

Für unsere Fragestellung geht jedenfalls aus dieser so
entstandenen Zweiteilung hervor, daß es zumindest zwei (sich
sehr wohl unterscheidbare) Formen von psychischen Spät-
folgezuständen gibt.

Auf der einen Seite eine kleine, aber durch ihr affektiv-
stimulierendes Auftreten stärker ins Bewußtsein tretende
Gruppe, die einer zahlenmäßig größeren gegenübersteht,
welche sich durch Bescheidenheit und geringe Neigung, ins
Rampenlicht der Oeffentlichkeit zu treten, auszeichnet.

Von Insuffizienzgefühlen gespeiste Zurückhaltung und
Hemmung sind tatsächlich Eigenschaften, welche die meisten
charakterisieren. Unter ihnen finden sich alle Grade von
Hirnleistungsschwäche, gelegentlich gepaart mit vital
gefärbter depressiver Verstimmtheit. Grobe Persönlichkeits-
und Charaktermängel sowie Zeichen einer organischen Wesens-
veränderung werden unter ihnen vermißt. Bei experimenteller
und üblicher Alltagsbelastung läßt sich hier eine Einschränkung der Leistungsbreite aufdecken.

Die Verletzten der ersterwähnten Gruppe dagegen bieten
oft keine groben Leistungsmängel im Sinne einer Hirnleistungsschwäche. Auch bei psychologisch-experimenteller
Untersuchung bieten sie keine Ausfälle. Sie reagieren nicht
selten ausgesprochen rasch (so schnell wie der Untersucher).
Ihr Gedächtnis hat nicht Not gelitten. Der im Wechsler-Test
gefundene IQ kann durchaus im Bereich der Norm liegen.
Ihre Insuffizienz liegt nicht im Intellektuellen, sondern ist an

ganz anderer Stelle zu suchen. Willensbildung, Ziel-
strebigkeit, adäquates Ansprechen auf entgegengebrachte Gefühlsregungen sind gemindert oder über-
steigert. Ungehemmtes Verfolgen egoistischer Interessen,
ungebremstes Nachgeben aufkommenden Triebregungen
gegenüber herrschen vor. Sie sind mehr oder weniger durch
Außerachtlassung übergeordneter Rechtsnormen gefährdet.
Unreife, Mangel an Besonnenheit, manchmal nihilistische oder
im anderen Fall unernste Einstellung zum Leben, sind Eigen-
tümlichkeiten ihrer Reaktionen und ihres Handelns. Erfreu-
licherweise stellen diese organisch bleibend veränderten Verletzten nur eine Minderheit innerhalb der Gesamtzahl von
Verletzten dar. Trotzdem ist ihre absolute Zahl durch das
ständige Anwachsen des Personenkreises Hirnverletzter nicht
unbedeutend.

Außer den beiden skizzierten Gruppen ließen sich weitere
unterschiedliche Bilder gruppenweise zusammenfassen. Prognostisch ungünstig sind die durch eine sogenannte
Prozeßepilepsie sich fortschreitend psychisch verschlech-
ternden Verletzten. Sie werden jedem, der sich mit Hirnverletzten befaßt, sofort vor Augen treten. Sie leiden oft an
„Temporallappenepilepsie" mit Dämmerattacken und fallen
durch episodische, oft reaktiv provozierte Aequivalentanfälle
oder durch Verstimmungen auf. Sie geraten leicht an Alkohol
um ihre Verstimmungszustände erträglicher zu machen und
ihre chronischen Sorgen zum Verstummen zu bringen.

Die progressive Verschlechterung ihres Zustandes, das
Versagen aller Therapieversuche, das fortschreitende Absin-
ken in sozialer Hinsicht und die überdurchschnittlich große
Einbuße an intellektueller Befähigung sowie an verfügbarem
Wissens- und Bildungsbesitz hebt sie von anderen Verletzten
ab, auch von Fällen mit gut beeinflußbarer Epilepsie.

Schließlich gibt es Fälle, die wie neurologisch Erkrankte
wirken und bei welchen psychisch Krankhaftes fast fehlt. Es
handelt sich um Geschädigte im Bereich der Mantelkante. Sie
ähneln einer weiteren Gruppe (die sich vorwiegend aus
offenen Verletzungen rekrutiert), welche durch hirn-
pathologische Werkzeugstörungen in Form von Rest-
aphasien und Restagnosien ihre Prägung erhält. Hier
finden sich auch Zeichen einer Hirnleistungsschwäche. Ihr
Versagen unter Belastung unterscheidet sich von den diffusen
Bildern durch einen, auf Teilbereiche beschränkten, Zusammenbruch.

Diese nur grobe Einteilung von Spätfolgen nach führenden Symptomen soll genügen, um sich bewußt zu machen, daß
nicht alles, was den gleichen Namen „Hirntraumatiker" trägt,
sich auch durch gleiche Symptomgestaltung, gleiches

Beschwerdebild und gleich gute Bewältigung von Lebensaufgaben zu erkennen gibt. Wie sehr eine richtige Einschätzung und nutzbringende Beratung von der Kenntnis des Einzelfalles abhängig sind, ergibt sich daraus zwangsläufig. Um den richtigen Weg zur wirksamen positiven Hilfe und zur Unterbindung von aufkommenden psychisch-reaktiven Fehlhaltungen aufzufinden, genügen global-diffuse Leitbilder nicht; nur eine klare Analyse des jeweils verletzungsbedingten Schadens im Hinblick auf die Anforderungen der Gesellschaft werden Aussicht auf Erfolg haben.

Bei der diagnostischen Kennzeichnung in der F r ü h p h a s e wirkt sich die unglückselige G l e i c h s e t z u n g v o n V o r g a n g u n d F o l g e (C o n t u s i o a l s s c h ä d i g e n d e s E r e i g n i s u n d C o n t u s i o a l s k l i n i s c h e s E r s c h e i n u n g s b i l d) störend aus. Bei der summarischen Abstempelung der Spätfolgen wird ebenso eingleisig durch das Wort „H i r n t r a u m a t i k e r" nur die V e r u r s a c h u n g des Schadens berücksichtigt.

Ein Hirntraumatiker kann ein psychisch sehr Auffälliger, ein vorwiegend neurologisch oder hirnpathologisch Behinderter oder ein durch gut steuerbare oder progressiv unbeeinflußbare organische Anfälle Leidender sein.

Man sollte deshalb wie bei anderen Diagnosen verfahren und nicht klinisches Syndrom, Stadium des Geschehens und jeweils betroffene Persönlichkeit zugunsten einer vereinfachten begrifflichen Kennzeichnung aus den Augen verlieren.

Aus der Psychiatrisch-Neurologischen Universitätsklinik Graz
(Vorstand: Prof. Dr. H. B e r t h a)

Die anticholinerge Therapie des Schädel-Hirn-Traumas

Von H. Lechner

Fragen der Therapie bei Schädel-Hirn-Traumen gewinnen durch die steigende Zahl der Unfälle immer mehr an Bedeutung. Aufgabe der Behandlung soll es, nach B e r t h a, sein, die Restitution der geschädigten Gehirngebiete so schnell und so weitgehend als möglich zu erreichen und den Uebergang in eine posttraumatische Encephalopathie zu verhindern. Die bisherigen therapeutischen Maßnahmen bestanden in der Behandlung des Schocks, in dehydrierenden Maßnahmen und in der Beeinflussung der vegetativen Labilität. Eine wichtige Rolle kommt daneben der psychotherapeutischen Führung zu, wobei etwaige neurologische Ausfälle, insbesondere Lähmungen und aphatische Störungen, eine spezielle Uebungsbehandlung erforderlich machen. Eine Erweiterung unserer therapeutischen Maßnahmen stellt die sogenannte anticholinerge Therapie dar, die nicht nur von Interesse wegen ihrer guten Ergebnisse ist, sondern auch deswegen, weil sie einen Schritt weiter zu einer funktionellen Denkweise führt und, wie ich ihnen zeigen werde, sich auch stimulierend für weitere Entwicklungen auf diesem Gebiet auswirken kann (L e c h n e r, J e n k n e r und Mitarbeiter).

Die grundlegende Arbeit wurde von B o r n s t e i n geliefert, der an Hand von experimentellen Untersuchungen zeigen konnte, daß es im Anschluß von Schädel-Hirn-Traumen zum Auftreten von Acetylcholin im Liquor cerebrospinalis der Versuchstiere in der Größenordnung von 2'7 bis 9 $\gamma^0/0$

kommt. Heppner konnte diese Tatsache auch an seinem posttraumatisch anfallenden chirurgischen Krankengut bestätigen, wobei er eine wechselseitige Abhängigkeit der freigesetzten Acetylcholinmenge von der Schwere des klinischen Befundes sah. Jedoch handelt es sich bei dem freiwerdenden Acetylcholin um keine spezifisch traumatische Reaktion, sondern eine Zunahme von Acetylcholin im Liquor wurde auch bei anderen neurologischen und psychiatrischen Zustandsbildern gefunden (Nochimowski). Ueber den Entstehungsmechanismus entwickelte man folgende Hypothese: Unter normalen Bedingungen soll bei der Tätigkeit des Nervensystems Acetylcholin freiwerden, welches jedoch sofort durch die Acetylcholinesterasen zerstört wird. Bezüglich weiterer Details verweisen wir auf die Arbeit von Feldberg über die Rolle des Acetylcholins im ZNS. Nach der jetzigen Auffassung handelt es sich hier jedoch um ein intrazellulär freiwerdendes Acetylcholin. Das Trauma als solches ruft nach Groath, Magoun, Dey und Windle zuerst eine Lähmung mit nachfolgender Erhöhung der Reizschwelle hervor. Windle und Mitarbeiter konnten in histologischen Studien zeigen, daß es nach einer Commotio cerebri sofort zu Veränderungen der Gehirnstruktur kommt, wobei eine sichere Korrelation zwischen der Schwere des Traumas und den histologischen Veränderungen besteht. Durch das Schädeltrauma kommt es dementsprechend zu einer exzessiven Steigerung der Nerventätigkeit, die mit der Ausschüttung von Acetylcholin verbunden ist, welches durch die Schädigung der Zellmembran in den intrazellulären Raum kommt und damit in den Liquor cerebrospinalis. Man unterschied daher zwischen freiem und gebundenem Acetylcholin. Wenn wir uns nun fragen, welche Wirkung das freie Acetylcholin auf den normalen Cortex hat, so wissen wir aus experimentellen Untersuchungen, daß diese abhängig von der Konzentration ist (Bornstein). Ganz geringe Dosen rufen im EEG eine Synchronisierung mit Auftreten von langsamen Frequenzen hervor und hohe Dosen unterdrücken die kortikale Aktivität. Bei diesen beschriebenen Veränderungen handelt es sich im wesentlichen um solche, wie sie auch nach einer traumatischen Schädigung des Gehirns gesehen werden. Wie wir alle wissen, stehen Aenderungen des Bewußtseins im Vordergrund des klinschen Bildes bei allen posttraumatischen Erscheinungsformen. Für das Wachbewußtsein als solches ist ein System verantwortlich, welches wir als Reticular-Activating-System bezeichnen (Moruzzi und Magoun). Stimulation dieses Systems, sei es durch ein Trauma oder durch chemische Veränderungen, hat Rückwirkungen auf den Bewußtseinszustand, und damit auch eine Aenderung des elektroencephalographischen Bildes zur Folge. Gaben von

Acetylcholin intrazysternal bei Versuchstieren zeigten eine
Aenderung in ihrem Verhalten; die Tiere wurden ruhig, teil-
nahmslos. Ebenso kam es zu Aenderungen im EEG, was wir
durchaus verstehen können, da das retikuläre System, welches
sich zum Thalamus hin erstreckt, weiterhin über das diffuse
thalamische Projektionssystem in der Lage ist, die kortikale
Aktivität zu beeinflussen. Suh und Mitarbeiter sowie
Dikshit wiesen darauf hin, daß Acetylcholin zysternal
oder direkt auf dem Boden des vierten Ventrikels verabreicht, zu Aenderungen der Kreislaufgrößen als auch der
Atmung führt. Ebenso war intraventrikuläre Verabreichung
von Acetylcholin nach Feldberg und Mitarbeitern in der
Lage, Aenderungen in der Verhaltensweise hervorzurufen.
Henderson und Mitarbeiter konnten zeigen, daß Acetylcholin beim Menschen intraventrikulär verabreicht, zu
schweren Störungen des Allgemeinbefindens, wie Erbrechen,
Husten, vermehrte Salivation, Bauchschmerzen, vermehrte
Peristaltik, Defäkation, Miktion und Aenderungen des Bewußtseinszustandes, führen. So haben wir gute Gründe anzunehmen, daß freies Acetylcholin bereits ohne traumatische
Schädigung des Gehirns in der Lage ist, Veränderungen hervorzurufen, wie wir sie auch in der Folge eines Traumas zu Gesicht bekommen können. Sicher sind die Veränderungen des
klinischen und elektroencephalographischen Bildes nicht unbedingt identisch, wobei man sich jedoch vor Augen halten
muß, daß ja bei der experimentellen Verabreichung von
Acetylcholin ein Faktor, der bei der Entstehung des posttraumatischen Zustandsbildes entscheidend ist, fehlt, nämlich
eben der Einfluß des Traumas selbst. Trotzdem sind die
Untersuchungen überzeugend genug, um feststellen zu können,
daß eine Herabsetzung des freien Acetylcholins, von Interesse
sein müßte, da es in der Lage sein dürfte, das klinische Bild
wesentlich zu beeinflussen. Diese Auffassung gewinnt auch
durch die Untersuchungen von Tower und Mitarbeitern sehr
an Wahrscheinlichkeit, die zeigen konnten, daß die den Grad
der Hirnschädigung bezeichnenden EEG.-Veränderungen dem
Acetylcholingehalt des Liquors parallel gehen. Substanzen,
die hier in Frage kommen, waren solche, denen eine anticholinerge Wirkung zukam. Bornstein untersuchte daher
im Tierexperiment die Wirkung von Atropin auf das traumatisch geschädigte Gehirn. Er konnte dabei sehen, daß, wenn
Atropin in geeigneten Dosen verabreicht wird, es in der
Lage ist, das Bewußtsein der Versuchstiere aufzuhellen und
die EEG-Veränderungen zu normalisieren. Weiter konnte er
die Beobachtung machen, daß Atropin auch die volle Ausbildung des klinischen und elektroencephalographischen posttraumatischen Bildes in der Lage ist, zu verhindern (im Vergleich zu einer Kontrollserie). Ein sehr wesentlicher Befund,

4

der als Ergänzung des Vorhergesagten die Wirkung von
Acetylcholin auf das nicht traumatisch geschädigte Gehirn
zeigt, ist, daß Acetylcholin entscheidend zu dem klinischen
Erscheinungsbild beitragen kann, und daß man dieser
sekundären Wirkung des Traumas durch anticholinerge Substanzen, wie Atropin, begegnen kann. Diese experimentellen
Ergebnisse übertrug W a r d auf die Klinik und untersuchte
die Wirkung von Atropin an einem größeren neurochirurgischen Krankengut. Er fand, daß sich komatöse Zustände,
manchmal sogar Zeichen von Enthirnungsstarre, bei Hirn-
traumatikern mit Atropin beseitigen lassen. Doch wurde der
Wert dieser Art von Behandlung dadurch eingeschränkt, daß
toxische Erscheinungen und andere Nebenwirkungen beim
Menschen schon bei Dosen auftreten, die weit geringer sind
als jene, die eine optimale Wirkung auf das hier in Frage
stehende Bild erlauben. So kam W a r d zu der Auffassung,
daß Atropin beim Menschen nicht die geeignete Droge ist.
Die Erfahrung, daß Atropin überhaupt in der Lage ist, das
posttraumatische Geschehen zu beeinflussen, blieb jedoch
nicht unwidersprochen; so stellten M a r g u t h und K r e n k e l
heraus, daß sie keine Reaktion auf die oben erwähnte Behandlung an ihrem Krankengut sehen konnten. Bekannt ist
nun, daß am Zustandekommen des elektroencephalographischen Bildes nach Schädel-Hirn-Traumen neben der primären
traumatischen Schädigung eine Reihe von sekundären Stoff-
wechselveränderungen, und hier vor allem auch das freie
Acetylcholin, entscheidend mitwirken (T o w e r und Mitarbeiter). Damit hatte man eine Basis, anticholinerge Substanzen im akuten Versuch am Menschen bezüglich ihrer
Wirksamkeit zu untersuchen (J e n k n e r und Mitarbeiter),
wobei man nebeneinander die Wirkung der jeweiligen Substanz auf die posttraumatische Stoffwechsellage im EEG und
die Reaktion auf das klinische Bild sieht. Es bestand mit
dieser Methodik die Möglichkeit, die Wirksamkeit der Substanzen untereinander und die Bedeutung allfälliger Nebenwirkungen zu registrieren. So wurden Scopolamin, Scopo-
dystal, Diparcol, Pagitan, Artane und Akineton untersucht
(H e p p n e r, J e n k n e r und Mitarbeiter, L e c h n e r). Es zeigte
sich nun, daß Substanzen, die eine maximale zentrale anticholinerge Wirkung bei minimalem muskerinartigem Effekt
aufweisen, in der Lage sind, die pathologischen Potentiale des
Hirnstrombildes zu beeinflussen. Weitere Aufschlüsse gaben
dann elektroencephalographische Längsschnittuntersuchungen
als Ergänzung des klinischen Befundes, wobei man die Wirkung dieser Substanzgruppe der konventionellen Behandlung
gegenüberzustellen in der Lage war (J e n k n e r und Mitarbeiter, L e c h n e r). Sicher muß man sich bei der Betrachtung der elektroencephalographischen Veränderungen wohl

auch die Frage vorlegen: Spiegelt das EEG auch die posttraumatischen Veränderungen gleichsinnig, d. h., daß alle
pathologischen Veränderungen im gleichen Ausmaß zum
elektroencephalographischen Bild beitragen, oder haben
irgendwelche einen dominierenden speziellen Effekt. Unter
Einbeziehung aller dieser Ueberlegungen kamen Jenkner
und Lechner an Hand eines Krankengutes von 308 Fällen
mit frischem geschlossenem Schädel-Hirn-Trauma zu der Auffassung, daß die anticholinerge Therapie einen wesentlichen
Fortschritt darstellt. Diese Auffassung wurde dann an Hand
eines großen Krankengutes von Heppner und Mitarbeitern,
Baldauf und Mitarbeitern und Popov bestätigt. Unter der
anticholinergen Therapie kommt es, was wohl klinisch entscheidend und sehr eindrucksvoll ist, auffallend schnell zu
einer Aufhellung des posttraumatisch veränderten Bewußtseinszustandes, eine Erfahrung, die besonders deshalb von
großer klinischer Bedeutung ist, da mit der Länge der Bewußtlosigkeit die Wahrscheinlichkeit der Zunahme von
sekundären Komplikationen zunimmt. Bei der Behandlung
jedoch muß man sich vor Augen halten, daß eine einmalige
Verabreichung der Medikation keine Dauerwirkung erwarten
läßt, sondern daß es der kontinuierlichen Zuführung von
anticholinergen Substanzen intravenös per infusionem und,
in besonders gelagerten Fällen, interlumbal bedarf. Die Dosierung hängt dabei von der Schwere des klinischen Bildes ab.
Schwerste Fälle vertragen so hohe Dosen von anticholinergen
Substanzen, die für normale Versuchspersonen toxischen
Charakter haben. Es bedarf daher bei den schwersten Fällen
einer gewissen Erfahrung in der Therapie. Gewarnt muß
jedoch vor einem zu frühzeitigen Absetzen der Therapie
werden, da das klinische Bild sich sofort in einem solchen
Ausmaß verschlechtern kann, daß man dazu geneigt wäre,
wenn man sich diese Reaktion nicht vor Augen hält, an eine
intrazerebrale Komplikation zu denken (Heppner und Mitarbeiter). Bei allen Fällen mit leichtem Schädel-Hirn-Trauma
hat sich die orale Therapie bewährt und es kommt unter
dem Einfluß der Therapie zu einem raschen Nachlassen der
Kopfschmerzen, der motorischen Unruhe, des Schwindel-
gefühls, des Brechreizes und der Zeichen vegetativer Uebererregbarkeit, ohne daß es zusätzlich einer sedativen Medikation bedarf.

Wenn wir uns nach der Bedeutung der anticholinergen
Therapie fragen, so stellt diese, das hoffe ich gezeigt zu
haben, zweifelsohne einen Fortschritt in der Behandlung des
Schädel-Hirn-Traumas dar, so daß sie aus unseren therapeutischen Ueberlegungen nicht mehr wegzudenken ist.
Weiter stellt sie einen erfolgreichen neuen Weg der Anwendung neurophysiologischer Erkenntnisse im Hinblick auf the-

6

rapeutische Schlußfolgerungen dar. Wir sind hier bei unseren
Ueberlegungen von den Liquorveränderungen ausgegangen,
die das äußere Milieu der posttraumatischen Reaktionsweise
des Gehirns darstellen, dürfen uns hier aber nicht darüber
hinwegtäuschen, daß wir am Anfang einer Entwicklung
stehen, wenn wir uns vor Augen halten, daß neben dem
Auftreten von Acetylcholin noch eine Abnahme der Cholin-
estereasen, eine Erhöhung der Desaminasen, der G-O-Trans-
aminasen, der Nukleasen, der Phosphatasen und der proteolytischen Aktivität, also ein komplexes Stoffwechselgeschehen,
besteht. Es ist daher zu hoffen, daß durch eine intensive
Zusammenarbeit der verschiedenen Disziplinen der neurologischen Wissenschaft, wie der Neurophysiologie, der Neuro-
chemie und der Klinik weitere Wege in der Behandlung des
Schädel-Hirn-Traumas ermöglicht werden, von denen einer
jetzt aufgezeigt wurde.

L i t e r a t u r : Baldauf, H. und Göhring, K.: Die anti-
cholinergische Behandlung beim Schädelhirntrauma. Med. Welt,
36 (1960), S. 1887. — Bertha, H.: Der postkommotionelle Kopf-
schmerz; Paracelsus-Beihefte. — Bornstein, M. B.: Presence and
action of acetylcholine in experimental brain trauma. J. Neurophysiol., 9 (1946), S. 349. — Dikshit, B. B.: Action of acetylcholine
on the brain and its occurence the therein. J. Physiol., 80
(1934), S. 409. — Derselbe: Action of acetylcholine on the „sleep
centre". J. Physiol. (Brit.), 81 (1934), S. 382. — Feldberg, F. R. S.:
The role of acetylcholine in the central nervous system. Brit. med.
Bull. (1950), S. 1531. — Feldberg, F. R. S. und Sherwood, S. L.:
Injections of drugs into the lateral ventricle of cats. J. Physiol.
(Brit.), 123 (1954), S. 148. — Groat, R. A., Magoun, H. W., Dey,
F. L. und Windle, W. F.: Functional alterations in motor and
supranuclear mechanisms in experimental concussion. J. Physiol.
(Brit.), 117 (1944), S. 141. — Groat, R. A., Windle, W. F. und
Magoun, H. W.: Functional and structural changes in the monkey's
brain during and after concussion. J. Neurosurg., 26 (1945), S. 2.
— Henderson, W. R. und Wilson, W. C.: Intraventricular injection
of acetylcholine and Eserine in man. Quart. J. exper. Physiol., 26
(1936), S. 83. — Heppner, F.: Unveröffentlichte Arbeit. 1951. —
Heppner, F. und Diemath, H. E.: Klinische Erfahrungen mit der
anticholinergischen Behandlung des gedeckten Schädelhirntraumas.
Mschr. Unfallhk., 61 (1958), S. 257. — Jenkner, F. L.: Ueber die
anticholinerge Therapie der schweren geschlossenen Schädelhirntraumen. Langenbecks Arch. klin. Chir., 286 (1957), S. 91. —
Jenkner, F. L. und Lechner, H.: Ueber den Einfluß von Scopolamin
auf das Elektroencephalogramm bei frischer gedeckter Hirnschädigung. Fschr. Neur., 22 (1954), S. 270. — Dieselben: The Effect of
Diparcol on the electroencephalogram in the normal subject and
in those with cerebral trauma. EEG clin: neurophysiol., 7 (1955),
S. 303. — Dieselben: Zur Frage der anticholinergen Therapie beim
geschlossenen Schädelhirntrauma. Langenbecks Arch. und Dtsch. Z.
Chir., 280 (1955), S. 364. — Lechner, H.: Elektroencephalographische Längsschnittuntersuchungen bei frischen Schädelhirntraumen

unter den verschiedenen Therapieformen. Zbl. Neurochir., 16
(1955), S. 257. — Derselbe: On the influence of anticholinergic
drugs on the EEG of recent closed craniocerebral injuries. EEG
clin. neurophysiol., 8 (1956), S. 715. — Marguth, F. und Krenkel,
W.: Zur Atropinbehandlung der frischen gedeckten Hirnschädigung. Zbl. Neurochir., 12 (1952), S. 24. — Moruzzi, G. und Magoun,
M. D.: Brain stem reticular formation and activation of the EEG.
EEG clin. neurophysiol., 1 (1949), S. 455. — Nochimowski, C.:
Sur la présence dans le liquide céphalorachiden d'une substance
du type l'acetylcholine, au cours de certaines affections d'ordre
neurologique ou psychiatrique. J. Physiol. et Path. gén., 35 (1937),
S. 746. — Popov, N.: Beitrag zur zeitgemäßen kausalen Therapie
gedeckter craniocerebraler Verletzungen. Liječn. Vjesn. (S.-Sl.),
80 (1958), S. 11. — Suh, T. H., Wang, C. H. und Lim, R. K. S.:
The effect of intracisternal applications of acetylcholine and the
localization of the pressor centre and tract. Chin. J. Physiol., 10
(1936), S. 61. — Tower, D. B. und McEachern, D.: Acetylcholine
and neuronal activity in craniocerebral trauma. J. clin. Invest.
(Am.), 27 (1948), S. 558. — Dieselben: Acetylcholine and neuronal
activity. 1. Cholinesterase patterns and acetylcholine in cerebro-
spinal fluid of patients with craniocerebral trauma. Can. J. Res.,
E 27 (1948/49), S. 105. — Ward, A. A., Jr.: Atropine in the
treatment of closed head injury. J. Neurosurg., 7 (1950), S. 398.
— Windle, W. F., Groat, R. A. und Fox, C. A.: Structural alterna-
tions in the brain in and after experimental concussion. Feder.
Proc. March., 53 (1944), S. 3.

Aus der Psychiatrisch-Neurologischen Universitätsklinik Wien
(Vorstand: Prof. Dr. H. H o f f)

Zur Problematik der Rehabilitation des schweren Schädel-Hirn-Traumas

Von F. Gerstenbrand und H. Hoff

Mit 2 Abbildungen

Die Zahl der Hirnverletzungen ist in den letzten 15 Jahren sprunghaft angestiegen. Eindrucksvoll wird dies durch die steigenden Behandlungsziffern einer einzigen Unfallstation illustriert. Waren es im Jahre 1938 116 Patienten, die an der Unfallstation der II. Chirurgischen Universitätsklinik Wien mit Schädel-Hirn-Trauma behandelt wurden, so stieg die Zahl im Jahre 1948 auf 338 und erreichte im Jahre 1958 bereits 650 Patienten. Zirka 70% davon haben ihre Verletzungen bei einem Verkehrsunfall erlitten.

Bei den Hirnverletzungen steht als Ursache der Verkehrsunfall weitaus an der Spitze, ihm folgt der Arbeitsunfall, der Sturz, der häufig durch Rausch verursacht wird, der Raufhandel und schließlich der Selbstmordversuch. Die prozentuelle Verteilung ergibt sich aus folgender Tabelle (Tab. 1).

Tab. 1. Unterteilung der Ursachen des Schädel-Hirn-Traumas

Verkehrsunfall	70%
Arbeitsunfall	14%
Sturz	10%
Raufhandel	3%
Sebstmordversuch	1%
Andere Ursachen	2%

Bei den Verkehrsverletzungen überwiegen die Kopfverletzungen mit mehr als 40% und stellen mit 70% die vorherrschende Todesursache dar.

Die Anzahl der Verkehrsverletzten ist in Oesterreich von zirka 18.000 im Jahre 1949 auf nahezu 67.000 im Jahre 1959 angestiegen, zeigt allerdings in den letzten 3 Jahren eine leicht abfallende Tendenz.

Die Zahl der Schwerverletzten hat sich innerhalb von 10 Jahren fast verdreifacht, und es gehen jährlich 1800 bis 2000 Menschen auf den Straßen in Oesterreich zugrunde.

Der starke Anstieg der Kraftfahrzeuge seit 1945 und die dadurch zunehmende Verkehrsdichte werden allgemein als Hauptfaktoren für die hinaufschnellenden Unfallziffern angesehen.

Ein zweites bedeutungsvolles Moment für die steigenden Unfallziffern mag in der allgemeinen Zunahme der Trunksucht zu finden sein, was sich auch in den steigenden Ziffern der festgestellten Trunkenheit am Steuer ausdrückt. Wurden 1954 1813 betrunkene Kraftfahrzeuglenker festgestellt, so waren es 1960 bereits 4577. Nach vorübergehendem Abfall zeigen diese Zahlen im laufenden Jahr einen neuerlichen Anstieg.

1961 werden amtlich für das Bundesgebiet Oesterreich 5219 Verletzte und 268 Tote im Straßenverkehr gemeldet, bei denen Trunkenheit als Ursache des Unfalles festgestellt werden konnte. Daß diese amtlichen Ziffern nicht das tatsächliche Bild ergeben, geht aus einer Zusammenstellung von A m a n n, G e r s t e n b r a n d und S a l e m hervor, worin festgestellt wird, daß mehr als 60% aller schädel-hirn-verletzten Männer betrunken an die Unfallstation kamen und jeder siebente an die Unfallstation eingelieferte männliche Patient unter Alkoholeinwirkung stand.

Auch die Arbeitsunfälle haben deutlich zugenommen. Die Statistik berichtet uns, daß 1958 zirka 110.000 Unfälle sich während der Arbeit ereigneten. In jedem folgenden Jahr ist diese Zahl um zirka 2000 Fälle angestiegen. Kopfverletzungen finden sich beim Arbeitsunfall bei zirka 15%; bei Arbeitsunfällen mit tödlichem Ausgang waren mehr als 50% Kopfverletzungen verzeichnet.

Aus diesen Zahlen ist zu ersehen, daß jährlich mit einer bedeutenden Anzahl von Schädel-Hirn-Verletzten gerechnet werden muß. Genaue statistische Erhebungen fehlen jedoch, so daß nur approximative Zahlen angegeben werden können.

Aus dem uns von der Unfallstation der II. Chirurgischen Universitätsklinik Wien zur Verfügung gestellten Zahlenmaterial ergibt sich, daß von 650 im Jahre 1958 behandelten Schädel-Hirn-Verletzten 88 ein schweres Schädel-

Hirn-Trauma erlitten, wovon 45 verstarben. Von den verstorbenen Patienten wurden 18 bereits moribund eingeliefert. In Prozentzahlen ausgedrückt bedeutet das, daß 15% der Hirnverletzten eine Verletzung schweren Grades erlitten und 7% verstarben. Berechnungen für andere Jahre ergeben die gleichen Relationen.

Nachuntersuchungen haben ergeben, daß bei zirka einem Drittel der Fälle mit einer schweren Hirnverletzung Zeichen eines Hirnschadens bestehen bleiben, die sich in neurologischen und auch psychischen Ausfällen zeigen.

Diese Zahlen auf Wien und Gesamtösterreich zu übertragen, ist nur mit Vorbehalt möglich, da an die II. Unfallstation aus einem größeren Einzugsgebiet die besonders schweren Fälle eingeliefert werden und Arbeitsunfälle vornehmlich an die Arbeits-Unfallkrankenhäuser gebracht werden. Vorsichtige Schätzungen ergeben aber, daß für Wien allein jährlich mit 600 schwer Hirnverletzten zu rechnen ist; sicherlich ist die Zahl von 2200 solcher schwer Hirnverletzter für Gesamtösterreich an die untere Grenze gesetzt.

Von diesen 2200 Patienten ist bei mindestens einem Drittel mit einem bleibendem Hirnschaden zu rechnen. Aber auch bei einer nicht unerheblichen Anzahl der übrigen schwer Hirnverletzten bleiben erfahrungsgemäß gewisse Restbeschwerden bestehen. In Oesterreich ist also mit mindestens 700 Menschen jährlich zu rechnen, die nach irgendeinem Unfall einen dauernden Hirnschaden davontragen. Diese 700 Menschen sind durch ihre Hirnverletzung teilinvalide oder vollkommen arbeitsunfähig geworden. Die Mehrzahl steht im Alter zwischen dem 20. und 45. Lebensjahr.

Nach der bis jetzt bestehenden Situation erhält nur ein Bruchteil der über 2200 jungen Menschen, die jährlich als Schädel-Hirn-Verletzte in die Unfallspitäler eingeliefert werden, eine moderne Nachbehandlung. Nach den Erfahrungen mit „Modellfällen" könnte aber bei entsprechender Rehabilitationstherapie die Zahl der invaliden Hirnverletzten beträchtlich reduziert werden.

Im folgenden soll auf die Probleme eingegangen werden, die sich bei der Rehabilitation eines Schädel-Hirn-Verletzten ergeben. In einer früheren Arbeit (G e r s t e n b r a n d und H o f f) wurde bereits ein Teil der Problemstellung der Rehabilitation von Hirnverletzten erörtert. Die vorliegende Arbeit soll sich mit der Rehabilitation der schwer Schädel-Hirn-Verletzten befassen.

Entsprechend der Art und dem Schweregrad einer Hirnverletzung kommt es zu einer traumatischen Hirnschädigung, die sich klinisch im Kommotionssyndrom verschiedener Ausprägung bzw. im Kontusionssyndrom mit seiner großen Variabilität der Symptomatik darstellt.

Die durch Hirnschädigung im allgemeinen verursachte Symptomatik ist abhängig von:

1. der Lokalisation der Schädigung im Gehirn,
2. der Reaktion des Gesamtgehirns auf diese Schädigung,
3. der Reaktion der Gesamtpersönlichkeit auf die durch die Schädigung hervorgerufene Funktionsstörung des Gehirns.

1. Der Grad der Schädigung des Gehirns ist von den verletzten Hirnanteilen und von der Art der Schädigung, welche diese Hirnanteile erlitten haben, bestimmt. Die Schädigung der motorischen Region oder des Sprachfeldes wird andere Symptome auslösen, als wenn das Frontalhirn betroffen ist. Auch wird eine kortikale Läsion, die sich auf kleine Areale beschränkt, weniger Funktionsausfälle bedingen, als wenn die Hirnschädigung die weiße Substanz betroffen hat und damit auch die Gefahren eines Hirnödems mit der gefürchteten Mittelhirneinklemmung hervorruft.

2. Die Symptomatik einer Hirnschädigung wird wesentlich durch die Reaktion des Gesamthirns auf die Schädigung geprägt. Es ist daher nicht möglich, bei einem Hirnverletzten die tatsächliche Ausdehnung der substantiellen Schädigung des Gehirns auf Grund der Symptomatik genaue Rückschlüsse zu ziehen. Es ist nicht gleichgültig, ob eine Hirnschädigung ein junges Gehirn oder ein bereits durch Gefäßveränderungen, Alkoholismus oder toxische Faktoren geschädigtes Gehirn trifft.

3. Die Reaktion der Gesamtpersönlichkeit des Hirnverletzten als Antwort auf die Hirnschädigung ist schließlich nicht nur für die Symptomatik, sondern auch für die Rückbildung von entscheidender Bedeutung.

Auf jede Schädigung des Gehirns tritt als Reaktion der Gesamtpersönlichkeit eine Tendenz zur Regression ein. Die Schädelverletzung bedeutet für den Betroffenen eine Zäsur im Leben und, mehr als bei jeder anderen Verletzung, eine Gegenüberstellung mit dem Tode. Jeder Mensch reagiert, gleichgültig wie schwer das Trauma ist, auf dieses Ereignis mit der kritischen Regression in sein Kindheitserleben, was letztlich dahinausgeht, zu versuchen, alle Verantwortung abzuwälzen und sich aus dieser neuen, gefährlichen Situation der „schweren" Verletzung in eine Kindheitssituation hinüber zu retten, in eine Situation, in der andere Schutz sind und Verantwortung übernehmen. Diese Regressionstendenz kann beim schweren Hirntrauma verschiedene Wege einschlagen:

1. kann die Regression eine allgemeine Niveausenkung der Hirnleistung und damit der ganzen Persönlichkeit bedingen, die beim schweren Schädel-Hirn-Trauma bis zum Auftreten frühkindlicher Reflexe führt, oder sogar eine

Niveausenkung bis zum embryonalen Stadium hervorrufen kann. Die allgemeine Niveausenkung geht allerdings mit der Schwere einer erlittenen Hirnschädigung parallel.

Während bei einer Hirnschädigung leichten Grades, wie sie im Rahmen einer Commotio cerebri auftritt, die Regressionstendenz dazu führt, daß der Hirnverletzte, der dann alle charakteristischen Symptome des Regredierten, wie Sorglosigkeit, fehlende Leistungsbereitschaft, Interesselosigkeit, Uebertragung der Verantwortung und Pflichten auf die Umgebung, zeigt, die Rückbildung seiner Symptome verzögert oder sogar einzelne Beschwerden fixieren kann, kann es bei schwer Hirnverletzten durch die Regression zur Blockierung der Rehabilitierung kommen, wodurch nur eine Teilrestitution möglich wird. Bei schwerstgradigen Hirnverletzungen kann sich ein Zustandsbild entwickeln, welches als „apallisches Syndrom" bekannt ist. Dieses Zustandsbild nimmt als Reaktion der Gesamtpersönlichkeit auf die Lokalisation und Schwere einer Hirnschädigung in der Skala der Niveausenkung die tiefste Stufe ein. Das einheitliche Bild des apallischen Syndroms ist als Versuch des Gehirns zu werten, seine Funktion auf der noch gerade möglichen, allerdings tiefsten Ebene zu halten.

2. Der zweite Weg, den die Regression als Persönlichkeitsreaktion nach einer Hirnschädigung schweren Grades einschlagen kann, führt dazu, daß Persönlichkeitanteile, die emotionell besonders stark besetzt sind und in denen eine spezielle Leistungsfähigkeit des betroffenen Patienten gelegen ist, festgehalten werden, während andere Ausdrücke der Leistungsfähigkeit der Persönlichkeit völlig verlorengehen. Die dadurch entstehenden Zustandsbilder sind der lakunären Demenz ähnlich.

Als Reaktion der Gesamtpersönlichkeit auf eine Hirnschädigung kann unter bestimmten Bedingungen eine abnorme Persönlichkeitsreaktion entstehen, die sich in einem psychotischen Zustandsbild zeigt. Durch die traumatische Hirnfunktionsstörung kommt es zum Aufheben des normal bestehenden direkten Kontaktes zur Umwelt und damit zur Herabsetzung der Bindung an die Realität. Dazu liegt meist eine der Persönlichkeit eigene Introversionstendenz sowie Erbfaktoren oder eine besondere Psychodynamik des Erlebens vor.

Die durch das Hirntrauma entstandene psychotische Persönlichkeitsreaktion des exogenen Reaktionstyps wird als amentielles Zustandsbild bezeichnet. Eine Amentia kann sich als phantastische Verwirrtheit zeigen oder bei Patienten, die ein bereits durch Gefäßerkrankung, Alkoholismus usw. vorgeschädigtes Gehirn besitzen, zu einer trivialen Verwirrtheit führen.

Daneben kennen wir eine zweite Form des exogenen Reaktionstypus, das psychoorganische Syndrom nach Bleuler. Dieses Zustandsbild tritt dann auf, wenn die Hirnschädigung einen Menschen trifft, bei dem bereits ein Hirnschaden anderer Ursache vorliegt, oder wenn ein älterer Mensch einen Hirnschaden erleidet. Das psychoorganische Syndrom kann aber auch der Ausdruck einer Hirnschädigung sein, die mehrere Herde gesetzt hat oder dann entstehen, wenn zu der Hirnsubstanzschädigung durch einen Einzelherd eine diffuse Hirnschädigung nach einem Hirnödem getreten ist.

Das psychoorganische Syndrom ist als Versuch des Gehirns aufzufassen, mit seiner mangelnden Funktionstüchtigkeit auf einem niedrigeren Niveau fertig zu werden.

Schließlich kann als abnorme Reaktion der Persönlichkeit auf eine Hirnschädigung auch ein Korsakowsches Syndrom entstehen. Dabei kommt es durch das plötzliche Abreißen des Kontaktes zur Realität, zu Zeit und Raum, zur Desorientierung.

Abnorme Persönlichkeitsreaktionen, wie sie eben beschrieben wurden, beschränken sich gegenüber der vorher erwähnten Regression als Persönlichkeitsreaktion, auf vorübergehende Zeitabschnitte.

Während der Patient mit leichter Schädel-Hirn-Verletzung meist eine rasche Rückbildung seiner Beschwerden zeigt, ist aus der Tatsache, daß bei dem schwer Hirnverletzten eine Substanzschädigung vorliegt, welche wiederum meist zu manifesten neurologischen Symptomen geführt hat, eine völlig andere Situation gegeben. Auch nach einer Commotio cerebri kann eine Regression entstehen und dadurch eine neurotische Fixierung einzelner Beschwerden oder eine Senkung des Gesamtniveaus eintreten. Aus der geringeren Intensität der akuten Beschwerden beim Commotionssyndrom ist aber der Schweregrad der neurotisch fixierten Folgeerscheinungen begrenzt.

Anders ist die Situation beim schweren Schädel-Hirn-Trauma. Die entstandene Hirnverletzung führt, wie früher erwähnt, bei einem Drittel der Fälle zu Restsymptomen, und es liegt im akuten Stadium bei allen Patienten eine schwere Hirnfunktionsstörung vor. Das Gesamtniveau der Hirnfunktion ist nach der Hirnverletzung damit von vornherein gesenkt. Sowohl die geschädigten Hirnanteile, als auch die nicht gestörten Hirnfunktionen sind durch diese Niveausenkung betroffen. Während sich in der Erholungsperiode des Gehirns die nicht gestörten Hirnfunktionen zu normalisieren beginnen, bleiben die geschädigten Funktionen in diesem Restitutionsprozeß zurück. Daraus kann nun entweder eine bleibende Senkung des Gesamtniveaus resultieren, oder es können die durch die Hirnverletzung geschädigten Funktionen verlorengehen bzw. sich nur zu Restfunktionen rückbilden. Die vorher erwähnten psychogen gesteuerten Mechanismen der Regression können dabei einen bedeutenden Einfluß ausüben.

Das Bestreben der Rehabilitation muß nun darin liegen, die organischen Schäden durch Mobilisierung von Kompensationsmechanismen soweit als möglich auszugleichen und die psychogen gesteuerten Regressionstendenzen zu eliminieren. Dabei muß immer klargestellt sein, daß die Rehabilitation ein komplexer Vorgang ist, wobei aber die individuelle Situation volle Berücksichtigung benötigt. Allein die koordinierte Teamarbeit wird dieser Forderung gerecht. Die Rehabilitation des schwer Hirnverletzten hat demnach zwei Grundsätze zu verfolgen:

1. Versuch einer Rehabilitation der körperlichen Schädigung, die durch das Trauma verursacht wurde;

2. Versuch, die durch das Trauma abnorm veränderte Persönlichkeit wieder in normale Bahnen zu lenken und der sozialen Umwelt, der sie angehört, anzupassen.

Die Rehabilitation des Hirnverletzten soll einsetzen, sobald es die unfallchirurgische Behandlung erlaubt. Zu Beginn jeder Rehabilitation hat eine möglichst genaue Feststellung der gesetzten Defekte zu erfolgen. Dies geschieht durch Registrierung der verbliebenen Leistungen und Funktionen sowie der durch die Schädigung verlorengegangenen Hirnleistungsdimension.

Die für die Rehabilitation des Hirnverletzten notwendigen Maßnahmen obliegen einem Team, bestehend aus Unfallchirurgen, Neurologen, Psychiater, Psychologen, Orthopäden, Oto-Rhino-Laryngologen, Beschäftigungstherapeuten, Sprachtherapeuten, Berufsberater und Fürsorger.

Zunächst hat eine Registrierung der durch die Verletzung entstandenen Funktionsausfälle zu erfolgen. Dazu ist ein genauer neurologischer und psychiatrischer Befund, EEG-Untersuchungen sowie erforderliche Zusatzuntersuchungen, wie Arteriographie oder Luftfüllung, nötig. Der Unfallchirurg wird eine Registrierung der Nebenverletzungen und deren Zustand geben, damit die entsprechenden Spezialisten zur Behebung der entstandenen Unfallsfolgen beigezogen werden können. Schließlich tritt der Psychologe in Aktion, dessen Aufgabe es nun ist, durch Anwendung bestimmter Testmethoden ein Leistungsbild des Patienten zu erheben, das sowohl die psychische Leistungsdimension als auch die motorische Leistungsfähigkeit feststellt. Als Testmethoden haben sich der Funktionstest nach B u c h w a l d und L a w t o n und ein Leistungstest nach Q u a t e m b e r, S l u g a und T s c h a b i t s c h e r als brauchbar erwiesen.

Zur genauen Festlegung der beim Hirnverletzten vorliegenden motorischen Funktionsstörungen ist der neuro-

8

logische Befund allein ungenügend. Es ist notwendig, den Patienten in jenen Situationen zu prüfen, die den Aufgaben des täglichen Lebens entsprechen.

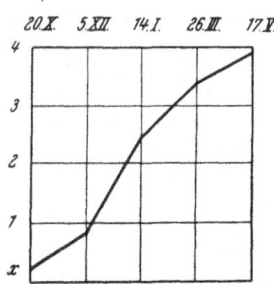

Abb. 1a. Graphische Darstellung im Funktionstest. Kurvenablauf zwischen 20. Oktober und 17. Mai (Pat. F. D., 18 Jahre, Diagnose: schwere perforierende Hirnverletzung)

VII. Gehen (Hilfsmittel, Stock)

	20. Okt.	5. Dez.	14. Januar	26. März	17. Mai
1. Aufstehen	×	1	3	4	4
2. 5 Schritte vorwärts	×	×	3	4	4
3. 5 Schritte nach rechts	×	×	3	4	4
4. 5 Schritte nach links	×	×	3	4	4
5. 5 Schritte rückwärts	×	×	2	3	4
6. Türe öffnen, durchgehen	×	×	2	3	4
7. Stiegen hinauf, mit Geländer	×	×	2	4	4
8. Stiegen hinunter, mit Geländer	×	×	2	4	4
9. Stiegen hinauf, kein Geländer	×	×	1	2	3
10. Stiegen hinunter, kein Geländer	×	×	1	2	3
11. In Autobus (Straßenbahn) einsteigen	×	×	1	2	3
12. Aus Autobus (Straßenbahn) aussteigen	×	×	1	2	3
13. Schienen auf- und zumachen					
14. Schienen abnehmen					
15. Schienen anlegen					

Abb. 1b. Funktionstest. Detailfunktion. (Pat. F. D., 18 Jahre, schwere perforierende Hirnverletzung.) VIII. Gehen und dessen Entwicklung in der Rehabilitationsperiode

N = Nicht anwendbar; × = Bewegung unmöglich; 1 = Aufgabe wird versucht, aber langsam und ungenügend; 2 = Aufgabe wird versucht, braucht mechanische Hilfen oder angepaßte Geräte; 3 = versuchte Bewegung, obwohl nicht normal, genügt den gegenwärtigen Erfordernissen; 4 = die geprüfte Bewegung ist normal in Methode und Dauer der Ausführung.

9

Mittels Funktionstests nach B u c h w a l d und L a w t o n werden wichtige Teilfunktionen des täglichen Lebens, wie z. B Gehen, die Erfüllung bestimmter Aufgaben usw., geprüft und in einer Notenskala N bis 4 bewertet. In einer Gegenüberstellung von Durchschnittsuntersuchungen ist eine Aussage über den Verlauf der Rehabilitation möglich (Abb. 1 a, b). Im Leistungstest wird das Leistungsniveau des Hirnverletzten erfaßt. Dabei werden einfache und komplizierte Funktionsmöglichkeiten festgestellt und differenziert sowie die Zusammenhänge dieser Funktionen mit der Persönlichkeit des Hirngeschädigten aufgezeichnet und als Leistungsprofil dargestellt. Neben Motorik und Antrieb sind in diesem Leistungsbild auch Allgemeinwissen, Aufmerksamkeit, verbale Abstraktion, visuelle und motorische Koordination, Gestaltungsvermögen usw. enthalten und in einer Kurve festgehalten, die sich in den Abstufungen der Werte von sehr gut bis sehr schlecht ausprägt und eine diagrammatische Darstellung der vorhandenen Leistungsinseln sowie Abschnitte fehlender Leistungsfähigkeit aufzeigt (Abb. 2).

Nach Registrierung der vorhandenen und fehlenden Leistungen erfolgt zusammen mit dem Team die Erstellung des Rehabilitationsplanes durch das Rehabilitationsteam. Dabei muß für jeden Einzelfall ein völlig individuelles Programm erstellt werden.

Bei der Ausarbeitung des Rehabilitationsplanes muß vor allem der Tatsache Rechnung getragen werden, daß das Therapieresultat durch drei Faktoren begrenzt ist, und zwar: durch die Ausdehnung der Hirnschädigung, durch die Lokalisation der Hirnschädigung und durch den Gesamtzustand des Gehirns. Die Möglichkeiten eines geschädigten Gehirns, wieder höhere Funktionen zu erreichen, sind größer als für gewöhnlich angenommen wird, was auch für das alternde Gehirn zutrifft.

Das Schwergewicht der Rehabilitation ist zunächst auf jene Funktionen zu legen, die leistungsfähig geblieben sind. Erst allmählich kann von den positiven Möglichkeiten auf die Funktionen übergegangen werden, in denen eventuell Leistungen erwartet werden können.

Gleich zu Beginn der durch das Leistungsprofil gelenkten Rehabilitation muß auch versucht werden, die Einstellung des Patienten zu seinem Leben als Hirngeschädigter zu korrigieren. Beide Persönlichkeitsreaktionen, die Tendenz zur Regression und spezielle Betonung einer bestimmten Leistungsfähigkeit, hemmen die Rehabilitationsbemühungen. Es muß daher alles darangesetzt werden, den Patienten zu aktiver Mitarbeit am Rehabilitationsplan zu bewegen.

Die Auswahl der in der Physikotherapie verwendeten Uebungen ist dahingehend zu treffen, daß sie dem Patienten die Möglichkeit geben, den körperlichen Defekt zu kompensieren. Jede Uebung muß auf das wirkliche Leben ausgerichtet sein und so dem Patienten helfen, seine Position in der menschlichen Gesellschaft, die er bis zu seinem Unfall eingenommen hat, rasch wiederzugewinnen. Je früher der Hirnverletzte von seiner Umgebung wieder als vollwertig akzeptiert wird, um so rascher fallen die Regressionstendenzen oder die spezielle Funktionsbetonung weg, und er wird positiv am

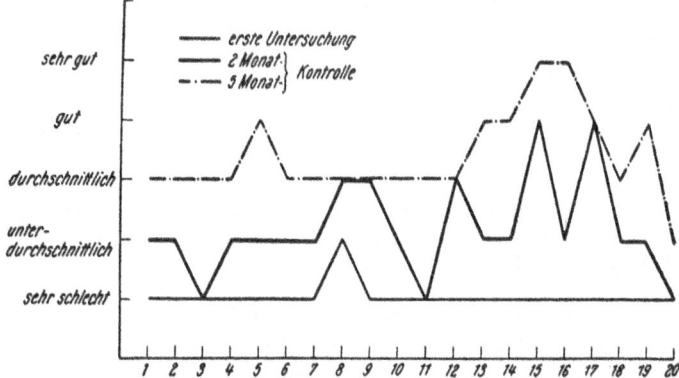

Abb. 2. Graphische Darstellung des Leistungsprofils bei schwerem perforierendem Schädel-Hirn-Trauma (Patient F. D., 18 Jahre)

1 Allgemeines Wissen; 2 allgemeines Verständnis; 3 Aufmerksamkeit, Merkfähigkeit, Konzentrationsfähigkeit; 4 Arithmetik, rechnerisches Denken; 5 verbale Abstraktion, Begriffsbildung; 6 Wortbestand; 7 Gesamtzusammenhänge, Planungsfähigkeit, Voraussicht; 8. visuell-motorische Koordination; 9 visuelle Konzentration, intelligente Beweglichkeit; 10 Gestaltungsvermögen, Kombinationsfähigkeit; 11 Neuerwerb von Assoziationen; 12 Motorik; 13 Antriebsprache; 14 prim. expressive Sprache; 15 prim. rezeptive Sprache; 16 sek. expressive Sprachleistung; 17 sek. rezeptive Sprachleistung; 18 abstrahierendes Denken; 19 reine Mnestik; 20 Motorik

Rehabilitationsprogramm mitarbeiten. Es ist aber auch notwendig, dem Patienten Wege zu zeigen, die zu seiner Akzeptierung in Familie und Gesellschaft führen.

Im aufzustellenden Rehabilitationsplan müssen die erwähnten Gesichtspunkte unbedingt berücksichtigt werden und sind bei der Teambesprechung zu beachten.

Im zeitlichen Verlauf hat es sich als günstig erwiesen, für den Rehabilitationsverlauf mehrere Phasen abzugrenzen, und zwar:

1. Mobilisierungsphase,
2. Stabilisierungsphase,

3. Einordnungsphase,
4. Resozialisierungsphase und
5. Ueberwachungsphase.

Ein wichtiger Teil der Rehabilitationsarbeit obliegt dem Physikotherapeuten, Beschäftigungstherapeuten und Logopäden. Der Physikotherapeut hat nach einleitender Mobilisierung des Patienten diesen auf gerichtete Leistungen zu trainieren. Auch der Beschäftigungstherapeut muß den Patienten mit speziellen Handhabungen vertraut machen, die wiederum auf das tägliche Leben ausgerichtet sein sollen.

Der Sprachtherapeut hat sich um die Wiedergewinnung der normalen Sprachfunktion und eventuell gleichzeitig gestörter höherer Hirnleistungen, wie Schreiben, zu bemühen.

Während in der Mobilisierungsphase das Schwergewicht auf die Aktivierung des Patienten und die Festigung seiner körperlichen Verfassung durch eine meist ungerichtete Physikotherapie gelegt wird, beginnen in der Stabilisierungsphase die gezielten Leistungsübungen und die Gymnastik mit akzentuiertem Training der verbliebenen Funktionen entsprechend dem Leistungsprofil. Gleichzeitig soll nach gleichen Gesichtspunkten das Spezialtraining der höheren Hirnfunktion beginnen.

Bei Vorliegen von spastischen Paresen kann die Verwendung von Antispastika die physikalische Therapie unterstützen. Durch Verminderung oder Beseitigung der Spastizität wird die Restmotorik besser trainiert. Als Antispastikum haben sich Lisidonil und 28.882 der Firma Ciba bewährt, deren Wirkung über eine Hemmung der Gamma-Schleife zustande kommt.

Bei Vorliegen eines psychoorganischen Syndroms bzw. einer direkten frontalen Hirnschädigung kann mit sogenannten Psychostimulatia wie Lucidril die Aktivierung des Patienten günstig beeinflußt werden (G e r s t e n b r a n d, H o f f und P r o s e n z). Auch Nukleinsäurepräparate erbringen in manchen Fällen einen positiven Effekt. Schließlich muß nicht besonders betont werden, daß auch die Beeinflussung des zerebralen Kreislaufes durch verschiedene Methoden für die Besserung der gestörten Hirnfunktion günstig ist.

Die psychotherapeutische Betreuung des Hirnverletzten soll sobald als möglich einsetzen mit dem Ziel, schon in der Mobilisierungsphase den Patienten mit seiner neuen Situation vertraut zu machen und abnorme Reaktionen frühzeitig abzufangen. Die psychotherapeutische Führung soll aber erst intensiver in der Einordnungsphase einsetzen.

In der Einordnungsphase ist auch der Fürsorger und Berufsberater heranzuziehen, die mit dem Patienten und seinen Angehörigen die Beschäftigungsmöglichkeiten zu besprechen haben. Zwischendurch haben immer wieder Teambesprechungen zu erfolgen, um alle geplanten Maßnahmen zu koordinieren.

Ist es schließlich gelungen, den Patienten wieder in seinem Beruf einzugliedern oder durch Umschulung einer anderen Tätigkeit zuzuführen, erfolgt die Ueberwachungsperiode unter dem Gesichtspunkt, alle Möglichkeiten auszuschöpfen und das Leistungsniveau weiter zu steigern.

Im Rehabilitierungsprogramm hat insgesamt der Grundsatz zu gelten, zu jedem Zeitpunkt das Maximum aus dem Leistungsvermögen des Patienten herauszuholen. Dieses Maximum soll der Hirnverletzte tatsächlich zu leisten imstande sein, denn ein Zuviel der gestellten Aufgaben führt zu Regression, wie auch ein Zuwenig vom Patienten mit Regression beantwortet wird.

Zur Veranschaulichung sei noch kurz die Krankengeschichte eines 18jährigen Patienten mit schwerer Hirnverletzung nach einem Mopedunfall dargestellt:

F. D., 18 Jahre, Verkehrsunfall mit schwerer Trümmerfraktur des Schädels links parieto-temporal mit Hirnaustritt. Es war notwendig, einen Teil des zerstörten Parietallapens abzusaugen, wonach eine primäre Duranaht gelang. Ein schwerer Schockzustand konnte behoben werden. Sofort bestanden Zeichen einer Hemiplegie rechts. Die Bewußtlosigkeit hielt 6 Tage an. Bei einer neurologischen Kontrolle ließ sich neben Hemiparese und kompletter Aphasie auch ein ausgeprägtes psychoorganisches Syndrom feststellen. Es zeigte sich nun eine kontinuierliche Besserungstendenz, die auch weiter anhielt. Neurologische Kontrollen ergaben die Rückbildung der sensorisch-aphasischen Komponente, der Patient konnte bald wieder alles verstehen. Zu diesem Zeitpunkt begann auch das psychoorganische Syndrom sich etwas aufzuhellen, was sich durch Abnahme der Verlangsamung und auch der Antriebslosigkeit zeigte. Der Patient wurde 7 Wochen nach dem Unfall zur Einleitung der Rehabilitation an die Nervenklinik verlegt.

Der neurologische Befund ergab eine ausgeprägte motorische Aphasie, der Patient konnte kein Wort sprechen. Es fand sich eine komplette Parese der rechten oberen Extremität und eine ausgeprägte Parese der rechten unteren Extremität, eine zentrale Fazialisparese, eine deutliche Hemihypaesthesie rechts, eine Gesichtsapraxie, eine Agraphie und bei Schreibprüfungen mit der linken Hand eine leichte Akalkulie. Sonstige parietale Zeichen waren nicht vorhanden.

Aus dem abgebildeten Leistungsprofil (Abb. 2), das unmittelbar nach der Transferierung aufgenommen wurde, läßt die graphisch dargestellte erste Kurve erkennen, daß alle Leistungen im verbalen Bereich unprüfbar waren und sich die motorischen Vollzüge stark verlangsamt zeigten. Nur die visuelle motorische Koordination ergab einen unterdurchschnittlichen Wert.

Nach Erstellung des Leistungsprofils und des Rehabilitationsplanes wurde mit der koordinierten Rehabilitation begonnen, wobei auch Antispastika und vorübergehend Lucidril zur Anwendung kamen.

In dem 2 Monate später durchgeführten Leistungsprofil zeigt sich schon eine deutliche Hebung der einzelnen Funktionsdimensionen; die Aufmerksamkeit war noch deutlich gestört, dagegen die visuell motorische Koordination und die visuelle Konzentration wesentlich gebessert. Das gleiche trifft auch für Motorik und Sprachmöglichkeiten zu.

Eine Kontrolle nach 5 Monaten schließlich ergab schon Leistungen, die im Durchschnitt liegen, wobei höhere kortikale Leistungsdimensionen teilweise eine überdurchschnittliche Bewertung ergaben.

Ein Funktionstest für die Gesamtmotorik ist in Abb. 1 a dargestellt und zeigt auch eine rasche Besserung der gestörten Motorik. Als Teilfunktion ist daraus das Gehen in seiner Bewertung besonders dargestellt (Abb. 1 b).

Der Patient kann sich heute allein fortbewegen, es besteht noch eine deutliche Parese der rechten oberen Extremität, die nur geringe Spastizität aufweist. Es ist vorgesehen, daß der Patient in absehbarer Zeit eine Trafik übernimmt. Die Sprache zeigt allerdings noch deutliche Reste einer motorischen Aphasie, ist aber weitgehend verständlich geworden.

Die Rehabilitationsbehandlung der Hirnverletzten gewinnt zunehmend an Bedeutung. In unsere Hand ist es teilweise gelegt, ob aus einem Hirnverletzten ein Hirnkrüppel wird oder ob er wieder ganz oder auch nur teilweise in sein Berufsleben zurückkehren kann und somit in die menschliche Gesellschaft eingegliedert wird. Dazu müssen alle Möglichkeiten eingesetzt werden. Handelt es sich doch bei den Hirnverletzten größtenteils um junge Menschen, die am Beginn ihres Lebens aus Beruf, Familie, Gesellschaft, oft durch die Schuld eines anderen, herausgerissen werden.

Z u s a m m e n f a s s u n g : Es wird einleitend darauf hingewiesen, daß die an Zahl zunehmenden Hirnverletzungen, die im hohen Prozentsatz schwer sind, als Folge des ständigen Anwachsens der Verkehrsunfälle, aber auch der Arbeitsunfälle auftreten, wobei meist junge Menschen betroffen sind. In Oesterreich muß jährlich mit zirka 700 schwer Hirnverletzten, die ausgeprägte Restsymptome aufweisen, gerechnet werden. Es wird ein Rehabilitationsprogramm für schwere Hirnverletzungen erörtert und die einzelnen Faktoren besprochen, wobei auch die psychischen Reaktionen der Patienten aufgezeigt werden. An Hand eines Fallberichtes erfolgt die Demonstrierung eines Rehabilitationsverlaufes nach einer schweren Hirnverletzung. Die Bedeutung der Teamarbeit findet besondere Erwähnung.

Literatur: Amann, E., Gerstenbrand, F. und Salem, G.: Wien. med. Wschr., 110 (1960), S. 583—588. — Dieselben: Unfallheilkunde, 64 (1961), S. 81—90. — Bauer, K. H.: Verkehrsunfälle — ein tragisches Tribut der Technik. Ciba-Symposium. — Brun, R.: Schweiz. med. Wschr., 89, S. 127 und 152. — Buchwald, E. und Mitarbeiter: New York: McGraw-Hill Book Comp. 1952. — Bürkle de la Camp, H.: Dtsch. med. J., 11 (1960), S. 8 bis 14. — Gerstenbrand, F. und Hoff, H.: Die Rehabilitation der Hirnverletzten. Wien. klin. Wschr., 11 (1962), S. 184—188. — Gerstenbrand, F., Jellinger, K. und Pateisky, K.: Zur Rehabilitation des apallischen Syndroms nach schwerem Schädel-Hirntrauma. (Im Druck.) — Gottschick, J.: Nachbehandlung und Rehabilitation in der Neurologie. G. Döring, Lubeck: Hans. Verlagskont. 15—17 (1959). — Hoff, H. und Berner, P.: Wien. Zschr. Nervenhk., 18 (1960), S. 3. — Kainz, F.: Psychologie der Sprache. Bd. II. Stuttgart: Enke. 1954. — Ketz, E.: Schweiz. med. Wschr., 91 (1961), S. 270. — Lange-Cosak, H. und Nefermann, E.: Dtsch. Zschr. Nervenhk., 178 (1958), S. 199—223. — Lawton, E. B.: A. D. L. Test, Rehabilitation Monograph X. New York: Univ. Belevue Med. Center. 1956. — Loew, F.: Zbl. Neurochir., 9 (1949), S. 128 und 10; 2/3 (1950), S. 132. — Mayer, K.: Nervenarzt, 31 (1960), S. 221 bis 226. — Quatember, R., Sluga, W. und Tschabitscher, H.: Wien. klin. Wschr., 73 (1961), S. 174—177. — Tönnis, W., Loew, F. und Bohrmann, E.: Klin. Wschr., 27 (1949), S. 390.

Zur Klinik des subduralen Hämatoms*

Von H. Reisner

Es soll hier zur Klinik des chronischen subduralen Hämatoms Stellung genommen werden, bei welchem in vielen Fällen ein Schädeltrauma in der Anamnese nicht erhoben werden kann, bzw. ein Bagatelltrauma nicht beachtet wurde. Herr K r a y e n b ü h l konnte bei fast der Hälfte seiner bei dieser Tagung erwähnten chronischen subduralen Hämatome kein Trauma in der Vorgeschichte nachweisen. Es scheint nun wichtig, darauf hinzuweisen, welche Kriterien den in der Praxis tätigen Arzt an das Vorliegen dieser Erkrankung denken lassen sollen. Je früher nämlich der Verdacht auf ein solches Hämatom geäußert und der Patient an die entsprechende Fachabteilung gebracht wird, um so günstiger wird die Prognose der Operation. Wir hatten in den letzten 10 Jahren Gelegenheit, an der Nervenheilanstalt Rosenhügel 19 subdurale Hämatome zu beobachten. Von diesen stand der überwiegende Teil im Alter von über 55 Jahren und betraf vorwiegend Männer. Nur 3 von ihnen waren Alkoholiker, ebenfalls in 3 Fällen war der Ausbildung des subduralen Hämatoms eine Gehirnerschütterung vorausgegangen, in vier Fällen ein Bagatelltrauma des Schädels. 1 Fall war 2 Wochen vor Auftreten der klinischen Symptome am Eis aufs Gesäß gestürzt, ohne mit dem Kopf aufzuschlagen. Hiermit konnten wir in 11 Fällen kein Trauma in der Anamnese und in einem ein solches erheben, das nicht den Schädel betraf. Liegt ein Schädeltrauma vor, denkt man zwangsläufig an die Möglichkeit eines subduralen Hämatoms, wenn sich in der Folgezeit zerebrale Symptome entwickeln. Bei Fehlen eines solchen müssen andere Ueberlegungen an die Möglichkeit dieses Krankheitsbildes denken lassen. Bei 13 Fällen, also in rund

---

* Diskussion zu dem Vortrag H. K r a y e n b ü h l: Die operative Entfernung des subduralen Hämatoms.

2

zwei Dritteln, lautete die Einweisungsdiagnose zerebraler Insult, in 2 Fällen Encephalitis, 2mal Hirntumor, 1mal Delirium tremens und nur 1mal wurde der Verdacht auf ein Hämatom geäußert. Vom Auftreten der ersten Krankheitssymptome bis zur Erstellung der richtigen Diagnose schwankte der Zeitraum zwischen 8 Tagen und 10 Wochen. Das klinische Bild war 16mal beherrscht von einer Beeinträchtigung der Bewußtseinslage, welche von Benommenheit bis Somnolenz reichte. Nur 3 Fälle waren vollkommen klar. An neurologischen Symptomen fand sich 15mal eine spastische Parese einer, zweier gleichseitiger, aber auch aller vier Extremitäten. In einem Fall bei einem subduralen Hämatom der hinteren Schädelgrube bestand eine Hemiataxie, je 1mal eine totale Aphasie, eine Pseudobulbärparalyse und ein Mittelhirnsyndrom. Sowohl die Bewußtseinslage als auch die Lähmungserscheinungen zeigten fortschreitende Tendenz, wobei aber vorübergehende Aufhellung der ersteren und auch Aenderungen in der Intensität der Lähmungserscheinungen beobachtet werden konnten. Die Diagnosestellung durch zerebrale Angiographie erfolgte bis auf einen Fall innerhalb der ersten Woche nach der Aufnahme, wobei 4mal ein beidseitiges Hämatom zur Darstellung kam, 4 Fälle verstarben nach der Operation, die übrigen sind voll remittiert.

Auf Grund unserer Erfahrungen muß an ein chronisches subdurales Hämatom auch bei Fehlen eines Schädeltraumas in der Anamnese gedacht werden, wenn unter laufender Verschlechterung der Bewußtseinslage ebenfalls progrediente zerebrale Herdsymptome bestehen, auch wenn Schwankungen in der Intensität der Symptomatik vorhanden sind. Besonders bei Menschen im Arteriosklerosealter muß jedes Krankheitsbild, das primär an einen zerebralen Insult denken läßt, aber progredient verläuft, Anlaß sein, den davon Betroffenen in eine Fachabteilung zum Ausschluß eines subduralen Hämatoms, was durch eine zerebrale Angiographie leicht möglich ist, einzuweisen.

Anschrift des Verfassers: Prof. Dr. H. R e i s n e r, Nervenheilanstalt Rosenhügel, Wien XIII, Riedelgasse 5.

Aus der Neurochirurgischen Abteilung
(Prim. Prof. Dr. F. Heppner)
der Chirurgischen Universitätsklinik Graz
(Prof. Dr. Spath)

Bemerkung zu „Das Schädel-Hirn-Trauma"

Von F. Heppner

Wenn wir von der dringlichen Chirurgie des Schädel-Hirn-Traumas (SHT) sprechen, denken wir gemeinhin an die penetrierenden Verletzungen des Schädels und an die Compressio cerebri. Ueber dieses Indikationsgebiet haben sich die Herren Kraus und Krayenbühl umfassend geäußert. Nun darf ich eine weitere Anzeige zu dringlichem Eingreifen erwähnen, die wir dann stellen, wenn sich Stunden bis Tage nach dem Unfall der Zustand des Hirntraumatikers bedrohlich verschlechtert, ohne daß ein extrazerebrales Hämatom bestünde.

Die Symptomatik ist die nämliche wie bei allen zunehmenden Mittelhirnstörungen und besteht in Schwinden des Bewußtseins, vegetativen Störungen und zunächst einseitigen Halbseitenzeichen. Verursacht wird dieses Bild durch das wachsende Oedem des Großhirns, welches nunmehr keinen Platz in seinem Behälter hat und, indem es immer stärker in den Schlitz des Tentoriums vordrängt, den Hirnstamm stranguliert.

Greift man in dieser Situation ein, indem man beiderseits die Schläfenbeinschuppe breit öffnet und die Dura schlitzt, hat man Raum gewonnen: Das Oedem des Stammhirns kann sich rückbilden und ein Leben gerettet sein. Die Indikation zu dieser Entlastungsoperation stellt sich bereits dann, wenn man sie erst zu erwägen beginnt. Wartet man dagegen auf den unverkennbaren Zusammenbruch der Stammhirnfunktion, so ist es zu spät. Auch angiographieren sollte man nur dann, wenn dadurch keine Zeit verloren geht: Es handelt sich eben um eine dringliche Operation par excellence, die ohne apparativen Aufwand selbst in dem kleinsten Krankenhaus durchgeführt werden könnte und sollte. Freilich stößt dann der Operateur gelegentlich auf ein unerwartetes Subduralhämatom; das macht aber nichts aus, wie überhaupt der Eingriff niemals schadet. Schlimmstenfalls bleibt der Erfolg versagt, weil man zu spät operiert hatte, oder die Operation erweist sich als unnötig, weil man die Schwere des Zustandes überschätzt hatte —, aber einen durch die Operation etwa zugefügten Schaden haben wir niemals beobachtet.

Auf der Grazer Klinik wurden während der letzten 10 Jahre etwas über 6000 Schädel-Hirn-Traumatiker stationär behandelt. Darunter fanden sich 214 Subduralhämatome, die klinisch und radiographisch erkannt und operativ entleert wurden. Außerdem haben wir die beschriebene Entlastungsoperation 81mal vorgenommen. 51 Patienten sind trotz des Eingriffes gestorben, 30 konnten durch die Dekompression am Leben erhalten werden.

Diese verhältnismäßig niedrige Erfolgsrate macht uns in dem Bemühen, auch scheinbar aussichtslose Fälle zu retten, nicht irre. Ich glaube, daß dieses Ergebnis verbessert werden könnte, würde man öfter als bisher und vor allem frühzeitiger dekomprimieren. In Abwandlung des bekannten Schnitzler-Bonmots möchte ich sagen: „Der Erfolg dieser Operation macht statistisch zwar nur 37% aus. Aber für denjenigen, der dadurch gerettet wird, ist er hundertprozentig."

Das Schädel-Hirn-Trauma
Von K. Holub

Im folgenden soll nur auf 3 Gesichtspunkte hingewiesen werden, die spezielles Interesse verdienen.

Bei Schädel-Hirn-Verletzten in schlechtem Zustand ist es zu empfehlen, das Kalium in den Erythrozyten und das Natrium im Plasma bzw. Serum zu bestimmen (Petit-Dutaillis und Bernard-Weil). Nach unseren Untersuchungen betragen die Normalwerte des Kaliums in den Erythrozyten 90 bis 105 mAeq/l, die Normalwerte des Natriums im Plasma 135 bis 155 mAeq/l und die des Kaliums im Plasma 4'1 bis 5'6 mAeq/l. Bei Hirnverletzten in schlechtem Zustand findet man oft Abweichungen von den oben angegebenen Normalwerten, u. zw. am häufigsten in dem Sinne, daß das Erythrozytenkalium gegenüber den Natriumwerten im Plasma relativ erhöht ist. Therapeutisch empfiehlt sich ACTH oder Cortison in Kombination mit entsprechenden Elektrolytgemischen. Die Erfolge dieser Behandlung sind in vielen Fällen wirklich bemerkenswert. In den ziemlich seltenen Fällen, wo die Natriumwerte im Serum bzw. im Plasma gegenüber dem Erythrozytenkalium relativ erhöht sind, empfiehlt sich die Zufuhr von Hypophysenhinterlappenpräparaten. Gegen die ACTH- bzw. Cortisonzufuhr wurde eingewendet, daß nach schweren Hirnschädigungen eine tagelang gesteigerte Aktivität der NNR nachweisbar sei, was sowohl an der vermehrten Ausscheidung der 17-Hydroxycorticosteroide als auch dem erhöhten Blutspiegel der 11-OH-Corticosteroide erkannt werden könne (Brilmayer, Frowein und Euler). Unserer Meinung nach kann aber aus diesen Befunden keineswegs zwingend geschlossen werden, daß eine ACTH- bzw. Cortisonzufuhr bei den erwähnten Zuständen von relativer Hyperkaliglobulie unnötig sei. Man

2

kann sich ebensogut vorstellen, daß die erhöhte NNR-Aktivität nach schweren Hirntraumen einen Versuch des Organismus darstellt, die gefährliche Schädigung und ihre Folgen zu bewältigen, was aber, wie die pathologischen Elektrolytverhältnisse bei den Patienten, bei denen wir ACTH bzw. Cortison anwenden, zeigen, nicht ausreicht, so daß die Zufuhr von Corticosteroiden in Verbindung mit entsprechenden Elektrolytinfusionen angezeigt erscheint. Jedenfalls sind die von uns mit dieser Therapie beobachteten Erfolge so eindeutig, daß theoretische Einwände, die durch keine Mitteilungen über klinische Erfahrungen mit einer nach den Elektrolytverhältnissen ausgerichteten Therapie praktisch erhärtet sind, nicht schwer wiegen. Wir haben Corticosteroide bei bis jetzt 94 Hirnverletzten mit relativer Hyperkaliglobulie angewendet und sahen bei 83 Fällen einen überzeugenden Erfolg*.

Unsere Untersuchungen der Gonadotropinausscheidung im 24-Stunden-Harn bei 90 schädelverletzten Männern* ergaben, daß Patienten, die in der ersten Woche nach dem Trauma eine Ausscheidung von 6 Mäuseuterus-E. und darüber hatten, bei einer Nachuntersuchung, die Jahre später durchgeführt wurde, nur selten über Vitalstörungen (Kopfschmerzen, Müdigkeit usw.) klagten. Im Gegensatz dazu gaben Patienten, die in der ersten Woche nach dem Trauma eine geringere Gonadotropinausscheidung aufgewiesen hatten, häufig derartige Beschwerden an. Zu ähnlichen Resultaten kam B u e s.

Wichtig ist es, Patienten, die nach einem Schädeltrauma anhaltend über starke Beschwerden klagen, genau, gegebenenfalls auch unter Anwendung von Röntgenkontrastmethoden, durchzuuntersuchen, um einerseits keine posttraumatische Komplikation zu übersehen und anderseits auch traumaunabhängige Erkrankungen, wie z. B. Hirntumoren, Encephalomyelitiden usw., rechtzeitig zu erkennen. Ein Verdacht in dieser Richtung besteht besonders, wenn das Schädeltrauma im Vergleich zu den angegebenen Beschwerden nur geringfügig war.

Z u s a m m e n f a s s u n g : Die Corticosteroidtherapie bei schweren Hirnverletzungen sowie die Beobachtungen über die Gonadotropinausscheidung nach Schädeltraumen werden erörtert. Die Notwendigkeit, Patienten mit stärkeren posttraumatischen Beschwerden genau durchzuuntersuchen, wird betont.

---

* Der größte Teil der Fälle wurde an der I. Chirurgischen Universitätsklinik Wien beobachtet.

Literatur: Brilmayer, H., Frowein, R. A. und Euler, K. H.: Wie verhalten sich Nebennieren- und Sympathicushormone im Schock nach schweren Hirnschädigungen? Langenbeck's Arch. klin. Chir., 301 (1962), S. 744. — Bues, E.: Gesteigerte Ausscheidung gonadotroper Hormone der Hypophyse nach Hirntrauma. Bruns' Beitr. klin. Chir., 193 (1956), S. 69. — Bues, E. und Stange, H. H.: Quantitative Untersuchungen über die gesteigerte Ausscheidung gonadotroper Hormone der Hypophyse nach frischen traumatischen Hirnschäden. Neurochirurgia, 2 (1959), S. 91. — Petit-Dutaillis, D. und Bernard-Weil, E.: Metabolisme de l'eau dans les traumatismes du crâne. Paris: Masson et Cie. 1958.

Anschrift des Verfassers: Doz. Dr. Karl Holub, Krankenanstalt Rudolfstiftung, Wien III, Boerhaavegasse 8.

Aus der Chirurgischen Universitätsklinik
(Vorstand: Prof. Dr. P. H u b e r)
und dem Institut für Gerichtliche Medizin, Innsbruck
(Vorstand: Prof. Dr. F. J. H o l z e r)

Schädelschußverletzungen in Friedenszeiten

Von K. Kloss

Mit 5 Abbildungen

Eine der Sonderformen offener Hirnverletzungen, der Schädelschuß, kommt in Friedenszeiten vorwiegend nach Suizid zur Beobachtung. In der Mehrzahl der Fälle handelt es sich dabei um frontale, basale Durchschüsse mit angesetzter Waffe. Die Prognose einer derartigen Verletzung ist naturgemäß außerordentlich schlecht. So hat T ö n n i s in seinem Bericht über 4460 Schädelschußverletzungen, welche zur Versorgung noch lebend eingewiesen wurden, nur 22 derartige Fälle operieren können. Dementsprechend sind im Obduktionsgut des Instituts für Gerichtliche Medizin an der Universität Innsbruck von 39 ähnlich gelegenen Schädelschüssen bereits 32 noch vor Eintreffen eines Arztes gestorben gewesen, 7 haben zwar noch lebend ein Spital erreicht, 4 davon starben dann innerhalb von 24 Stunden an den irreparablen, in den Hirnstamm reichenden Schäden. Von den insgesamt 10 frontobasalen Schädelschüssen, die in der Zeit von 1951 bis 1960 an der Chirurgischen Universitätsklinik in Innsbruck zur Aufnahme kamen, haben 4 die Verletzung überlebt, 3 davon sind allerdings vollkommen erblindet und bei einem konnte nur ein Auge mit geschwächter Sehkraft erhalten werden.

Etwas günstiger liegen die Verhältnisse, wenn es sich um Fernschüsse handelt. Sie treffen den Schädel mit gerin-

gerer Gewalt und werden häufig in der Form von Steck-
schußverletzungen gesehen (Abb. 1). Dabei kann der vom
Geschoß verursachte Schaden trotz langer Kanäle erstaunlich
gering sein. Drei von insgesamt 5 derartigen Schußverletzungen
konnten die Klinik in verhältnismäßig gutem Zustand verlassen.

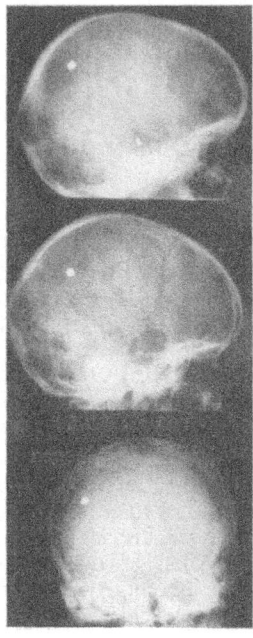

Abb. 1. Querschuß von links temporal, Geschoß rechts parieto-
okzipital. Einlieferungszustand und Kontrolle nach einem Jahr

In zunehmendem Maße kommen neben den eigentlichen
Schußwaffen auch Industriegeräte als Verletzungsinstrument
in Frage. Das Schrifttum enthält derzeit bereits etwa 60 Fälle,
bei denen mit Hilfe eines sogenannten „Bolzenschußapparates"
ein Suizid verübt wurde. Diese Geräte werden zu Schlach-
tungszwecken erzeugt, bei ihnen wird ein Bolzen durch die
Explosionskraft einer Patrone nach außen gestoßen und dann
durch eine Feder wieder zurückgezogen. Bisher hat noch kein
Patient diese Art der Verletzung überlebt, wenn das Cavum
cranii perforiert wurde. Die Form des Stahlbolzens
stanzt ein 8 bis 10 mm großes Loch in die Frontal-
schuppe und das so gebildete Knochenstück wird als

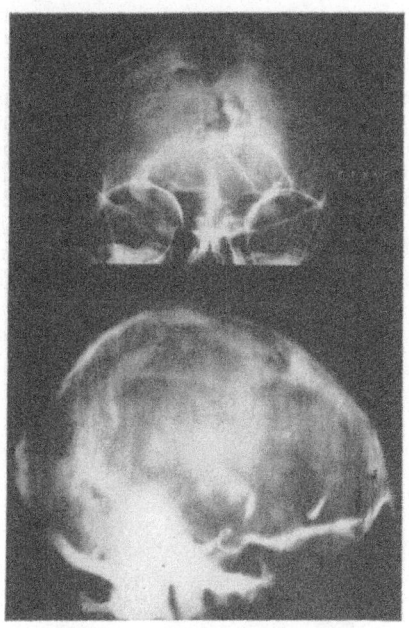

Abb. 2. Suizid mit Schlachtschußapparat. „Sekundärgeschoß-
splitter" bis in die Höhe des vorderen Sellarandes

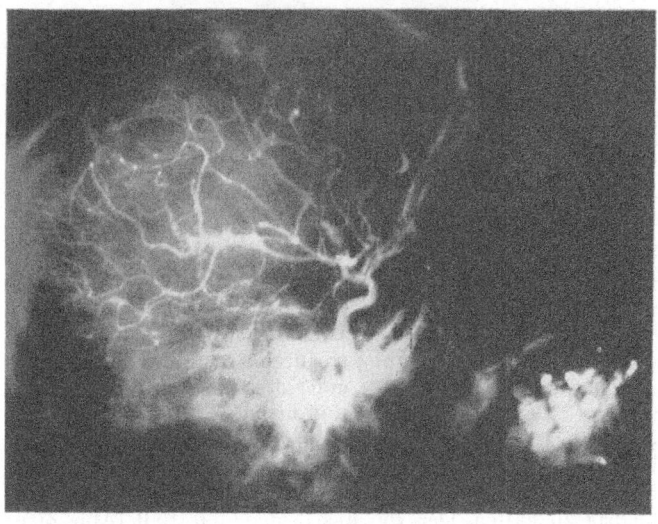

Abb. 3. Arteriogramm nach Schlachtschußgerätverletzung. Zeichen
des mächtigen Epiduralhämatoms nach Sinusverletzung

„Sekundärgeschoß" (L i e b e g o t t) bis in die Gegend der Pons Varoli geschleudert. Damit wird nicht nur eine Verletzung der intrakranialen Gefäße, sondern auch eine erhebliche Substanzschädigung im Bereiche des Hypothalamus bewirkt. Von den beiden Fällen (Abb. 2), die an unserer Klinik zur Beobachtung kamen, hat der eine 2, der andere 9 Tage überlebt (Abb. 3). Eine weitere Form der Schädelschußverletzung, jedoch mit wesentlich günstigerer Prognose, kann durch die soge-

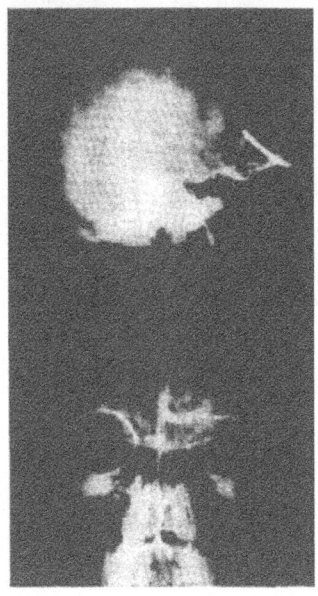

Abb. 4. Unfall durch Mauerschußsteckbolzenapparat. Frontallappenverletzung nach Perforation der Stirnhöhle

nannten „Steckbolzenschußapparate" erzeugt werden. Es handelt sich dabei um Geräte, die zum Befestigen von Bauteilen an fertigen Betonmauern dienen. Wenn ein solches Gerät schräg angesetzt wird, kann der durch Explosionskraft herausgestoßene Bolzen verbogen und in seinem Weg umgelenkt werden. Die meisten der etwa 30 bisher mitgeteilten Schädelverletzungen sind trotz gelegentlich langer Schußkanäle geheilt worden. Die geringe Rasanz und die schlanke Bolzenform scheinen das Ausmaß der begleitenden Hirnschädigung niedrig zu halten. Der von uns beobachtete Fall (Abb. 4) ist jedenfalls vollkommen komplikationslos verlaufen und ohne Restbeschwerden entlassen worden.

Die letzte der zu besprechenden Schädelschußverletzungs-
formen wird durch die Explosion von Sprengkörpern oder
bei dem in den Alpenländern häufig geübten Böllerschießen
verursacht. In den meisten Fällen handelt es sich dabei um
reine Impressionsfrakturen oder offene Hirnverletzungen.
Immer wieder aber kommen, wenn auch mit geringer Rasanz,
geschoßartig eintretende Metallteile zur Beobachtung (Abb. 5).

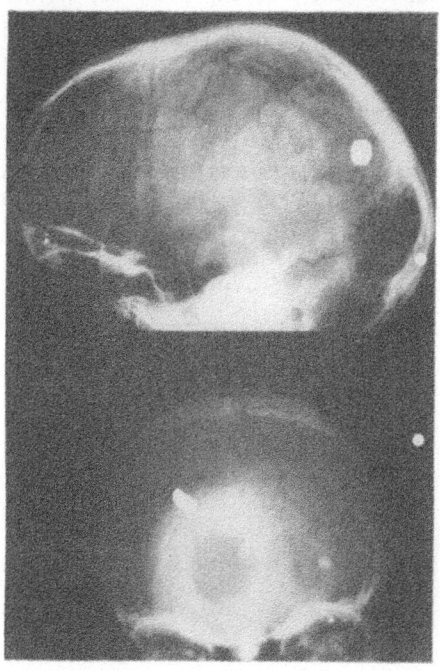

Abb. 5. Verletzung beim Entschärfen einer Bombe, Sprengkapsel-
verletzung fronto-okzipital. Frischer Zustand und Kontrolle nach
4 Jahren

Von 42 Sprengkörperverletzungen, die in der Berichtsperiode
an der Chirurgischen Universitätsklinik Innsbruck zur Aufnahme kamen, sind 2 mit metalldichten intrakranialen Split-
tern behandelt und geheilt worden.

Das Grundproblem der Behandlung aller dieser Verletzungen liegt selbstverständlich in der Möglichkeit einer
schnellen Erstversorgung. Je früher ein Eingriff erfolgen
kann, desto geringer bleibt das Ausmaß der sekundären
Gehirnschädigung und desto leichter wird die Verhinderung

6

einer Sekundärinfektion. Die Grundregeln der Erfahrungen des letzten Krieges, wie sie von T ö n n i s zusammengefaßt wurden, haben keiner Erweiterung bedurft. Im Vordergrund steht die Blutstillung, die schonende Revision der Splitterpyramide, der exakte Duraverschluß, gegebenenfalls unter Zuhilfenahme von Transplantaten, und die Schaffung korrekter Vorbedingungen für eine Per-primam-Heilung der Hautwunde. Dennoch darf man angesichts der oft beträchtlichen Hirnschäden trotz aller modernen Nachbehandlungsmethoden keine übertrieben optimistischen Vorstellungen von der Prognose haben.

Literatur beim Verfasser.

Für die Ueberlassung der Röntgenbilder erlaube ich mir, Herrn Prof. Dr. E. R u c k e n s t e i n e r, Vorstand des Zentralröntgeninstituts der Universität Innsbruck, meinen besten Dank auszusprechen.

Chronisches subdurales Hämatom
Diskussion
Von D. W. Krüger

Wenn ich zum Thema „chronisches subdurales Hämatom" (chron. subd. H.) ebenfalls Stellung nehmen darf, dann deshalb, weil ich glaube, daß die stete Häufung dieser Blutungsart nicht genug unterstrichen werden kann*. Die eindeutige Zunahme spricht ohne Frage für die verbesserte Diagnostik; ich glaube nicht, daß die Häufung der Verkehrsunfälle eine wesentliche Ursache für die mehr und mehr zu beobachtenden chron. subd. H. darstellt, wenn wir bedenken, daß es sich ja gerade beim chron. subd. H. vorwiegend um Bagatelltraumen handelt, die es schon immer gegeben hat! Mit anderen Worten: wir dürften früher viele chron. subd. H. überhaupt nicht erkannt haben!

Es handelt sich nun einmal um eine ausgesprochen heimtückische Erkrankung mit einem schleichenden, Wochen bis Monate andauernden Verlauf. In dieser Zeit wird fast ausschließlich der praktische Arzt zum Kranken gerufen. Für den Praktiker aber ist es sehr schwer, wenn nicht unmöglich, allein die Verdachtsdiagnose zu stellen. Und gerade deshalb ist es für ihn so wichtig zu wissen, daß das chron. subd. H. relativ häufig zu beobachten ist, daß der Altersgipfel zwischen dem vierzigsten und siebzigsten Jahr liegt, wobei das männliche Geschlecht mit 92% in unserem Krankengut eindeutig überwiegt. Besonders zu unterstreichen ist, gerade für den Praktiker, daß sich schon frühzeitig sehr oft psychische Veränderungen, ich möchte sagen einschleichen, Ver-

---

* An unserem Ischler Krankengut ist jedenfalls eine — man kann sagen — rasante Häufung der chronischen subduralen Hämatome in den Jahren 1947—1961 erkennbar.

2

änderungen, nach denen man vor allem bei den Angehörigen fahnden muß!

Der Praktiker wird trotzdem im allgemeinen die Einweisung lediglich mit dem Vermerk versehen können: Zur weiteren Klärung eines fraglichen intrakranialen Prozesses. Aber allein diese Maßnahme kann von ausschlaggebender, lebensrettender Bedeutung sein, denn eine exakte Artdiagnose kann nun einmal nur mittels der Angiographie erfolgen; und es ist noch immer besser, einmal zu viel zu angiographieren, als durch Unterlassung des Angiogramms ein chron. subd. H. zu übersehen.

Alles in allem ist die diagnostisch schwierige Situation für den Neurochirurgen deshalb besonders betrüblich, weil die rechtzeitige Operation eines chron. subd. H. mit zu den erfolgreichsten neurochirurgischen Eingriffen überhaupt gehört!

Unsere Mortalität beträgt ebenfalls 5% und spricht dafür, daß wir immer wieder einmal das eine oder andere Hämatom zu spät erkennen. Zum Teil mag die Ursache davon auch darin begründet sein, daß der drohenden Gefahr eines intrakranialen Unterdruckes in der postoperativen Phase noch längst nicht überall genügend Beachtung geschenkt wird. Wir dürfen ja nicht vergessen, daß es sich um vorwiegend ältere Menschen mit hypotoner Reaktionslage handelt! Um der Gefahr des Unterdruckes vorzubeugen, führen wir grundsätzlich während der Operation — also unter Sicht des Auges — eine intralumbale Kochsalzauffüllung durch, wobei mitunter bis zu 150 ccm und mehr aufgefüllt werden müssen, bis sich das Gehirn dem Duraniveau wieder in etwa genähert hat.

Es ist immer wieder überraschend — und natürlich erfreulich —, wie schnell sich nach der intralumbalen Auffüllung auch die Kranken erholen, sich normalisieren, die in bereits somnolentem Zustand aufgenommen wurden!

Anschrift des Verfassers: Prim. Doz. D. W. K r ü g e r, Bundesstaatliche öffentliche Krankenanstalt für Neurochirurgie, Bad Ischl, O.-Oe.

Aus dem Klinischen Laboratorium des Hanusch-Krankenhauses
der Wiener Gebietskrankenkasse
(Vorstand: Doz. Dr. C. S t e f f e n)

Immunologie der allergischen Reaktionsformen

Von C. Steffen

Mit 2 Abbildungen

Nach den letzten Erkenntnissen der immunologischen
Forschung empfiehlt es sich, die Reaktionsformen der Ueberempfindlichkeit (hypersensitivity), unter welchen nach den
heute üblichen begrifflichen Bestimmungen auch die allergischen Reaktionsformen zu verstehen sind, in 2 Kategorien
einzuteilen: 1. Ueberempfindlichkeitsreaktionen vom Soforttyp, 2. Ueberempfindlichkeitsreaktionen vom Spättyp.

Beide Reaktionsformen sind dabei nicht allein durch ein
zeitlich verschiedenes Auftreten, sondern durch ihr Erscheinungsbild, die sie auslösenden Komponenten und die Form
der passiven Uebertragbarkeit zu unterscheiden. In der Tabelle
sind die wesentlichen Punkte, durch die sich die Reaktionsformen vom Soforttyp und Spättyp kennzeichnen, einander
gegenübergestellt.

Als auslösendes Moment für die Entstehung der Ueberempfindlichkeit fungiert bei beiden Reaktionsformen der Erstkontakt mit einer Fremdsubstanz, oder einer als fremd emp-
fundenen körpereigenen Substanz, die man als Antigen oder
Allergen bezeichnet. Nach der Aufnahme des Antigens setzt
im normalen, nicht sensibilisierten Organismus eine Immunantwort ein.

Ueber die Vorgänge, die im Organismus vom ersten
Antigenkontakt bis zum Erscheinungsbild der S o f o r t -
r e a k t i o n ablaufen, wissen wir bereits ziemlich viel. Je nach

2

Tabelle 1

Ueberempfindlichkeitsreaktion vom Soforttyp	Ueberempfindlichkeitsreaktion vom Spättyp

Sensibilisierungsvorgang

Erstkontakt mit

Antigen (Allergen)	Antigen (Allergen)
↓	↓
Antikörper (Reagin)	Immunzelle

Auslösung der Reaktion

1. Erneuter Kontakt mit Antigen = Antigen-Antikörperreaktion am Gewebe; 2. Applikation von in vitro gebildeten Antigen-Antikörperkomplexen (löslich); 3. Applikation von aggregiertem γ-Globulin	Erneuter Kontakt mit Antigen = Reaktion zwischen Antigen und Immunzelle

Passive Uebertragbarkeit auf Normale

Antikörper	Immunzellen

Spezifität des Mediators

Bei konjugiertem Protein gegen haptene Gruppe gerichtet	Bei konjugiertem Protein gegen haptene Gruppe + Proteinträger gerichtet

Erscheinungsbilder

Allgemeine und lokale Anaphylaxie, Arthusphänomen, Allergose vom Soforttyp (z. B. Pollenallergie)	Tuberkulinüberempfindlichkeit, Ueberempfindlichkeit gegen bakterielle Antigene, Kontaktüberempfindlichkeit (Allergose vom Spättyp), Transplantationsüberempfindlichkeit

Ort und Art der Applikation erreicht das Antigen direkt oder über den Umweg phagozytierender Zellen zuerst regionale Lymphknoten oder die Milz oder beide. Lymph-, knoten und Milz sind die Hauptorgane, in denen die Immunantwort einsetzt. Morphologisch ist diese Immunantwort durch deutliche mitotische Tätigkeit, durch Plasmazellbildung und verstärkte Bildung von Lymphozyten gekennzeichnet (Snell[1], Wissler[2, 3]). Dabei kommt es in den Plasmazellen zur Bildung von Antikörpern (Ehrich[4], Coons[5]). Mit dem Auftreten der Antikörper ist im normal gewesenen, nicht sensibilisierten Organismus eine Aenderung der Reaktionsfähigkeit eingetreten, er ist nun zu Ueberempfindlichkeitsreaktionen befähigt

Der erneute Kontakt mit demselben Antigen kann nun eine Ueberempfindlichkeitsreaktion vom Soforttyp einleiten.

Nach klassischer Ansicht ist hier eine am Gewebe ablaufende Antigen-Antikörperreaktion (D o e r r[6]) die Ursache, welche eine Reaktionskette auslöst, die zum Erscheinungsbild der Sofortreaktion führt.

Diese Reaktionskette besteht aus verschiedenen ineinandergreifenden Phasen, die von der Antigen-Antikörperreaktion bis zur Freisetzung aktiver, zellreizender oder zellschädigender Substanzen reichen. Hier soll in bewußter Beschränkung nur der immunologisch bedingte Auslösemechanismus besprochen werden. Für die Entstehung der Symptome nach zellgebunden ablaufender Antigen-Antikörperreaktion wurde bisher angenommen, daß es gleichgültig sei, welcher der Reaktionspartner — Antigen oder Antikörper — zuerst gewebsgebunden wird, wesentlich wäre es, daß es am Gewebe zwischen ihnen zur Reaktion komme.

Hier sind nun neuerdings Befunde erhoben worden, die eine Revision bzw. eine genauere Formulierung dieser Ansicht nötig machen. Es zeigte sich nämlich, daß die Injektion bestimmter löslicher Antigen-Antikörperkomplexe, die bereits in vitro hergestellt worden waren, ebenfalls zum Erscheinungsbild der Sofortreaktion führt[7-9]. Obwohl die Antigen-Antikörperreaktion hier bereits außerhalb des Organismus stattgefunden hat, trat trotzdem die Sofortreaktion auf.

Weitere Untersuchungen (I s h i k a z a[10]) zeigten, daß sogar durch Applikation aggregierter γ-Globuline Reaktionen von Art des Arthusphänomens ausgelöst werden können. Es liegen hier Molekülaggregate vor, die gar kein Antigen enthalten — und trotzdem verursachen sie eine Sofortreaktion.

Die vorliegenden Ergebnisse deuten darauf hin, daß gar nicht die Antigen-Antikörperreaktion selbst, sondern eine bestimmte Komponente des γ-Globulinmoleküls an der Auslösung der Sofortreaktion ursächlich beteiligt ist. γ-Globulin kann durch Proteasen in 3 Komponenten gespalten werden. 2 Komponenten zeigen weiterhin Antikörpereigenschaft, d. h. sie können Antigene für eine Reaktion mit Antikörpern blockieren. Die dritte Komponente besitzt keine Antikörpereigenschaft, dagegen besitzt sie die antigene Eigenschaft von γ-Globulin[11]. Gleichzeitig dürfte diese dritte Komponente für die Fixation von Antikörper-γ-Globulin am Gewebe verantwortlich sein[12].

Wenn intakte γ-Globulinmoleküle nun, sei es durch spezifische Reaktion als Antikörper mit ihrem Antigen in molekulare Aggregate übergeführt werden, sei es in unspezifischer Weise miteinander aggregiert werden, dann soll an dieser dritten γ-Globulinkomponente ein Denaturierungsvorgang stattfinden. Im Verlauf dieser Denaturierungsvorgänge

4

soll im Bereich der dritten γ-Globulinkomponente nun eine
toxisch wirkende Konfiguration entstehen, die durch Einwirkung auf Zellen des Gewebes jene Reaktionskette auslöst,
welche dann letztlich zum Symptom der Sofortreaktion
führt[12].

Wie schon erwähnt, ist die Fähigkeit zur Sofortreaktion
an das Vorhandensein von Antikörpern gebunden. Dies läßt
sich am besten durch die passive Uebertragung der Reaktionsform durch antikörperhaltiges Serum auf Normale beweisen.

Die Erscheinungsbilder, unter welchen die Sofortreaktion auftritt, sind die allgemeine oder lokale A n a -
p h y l a x i e, zu welchen auch S e r u m s c h o c k und S e r u m -

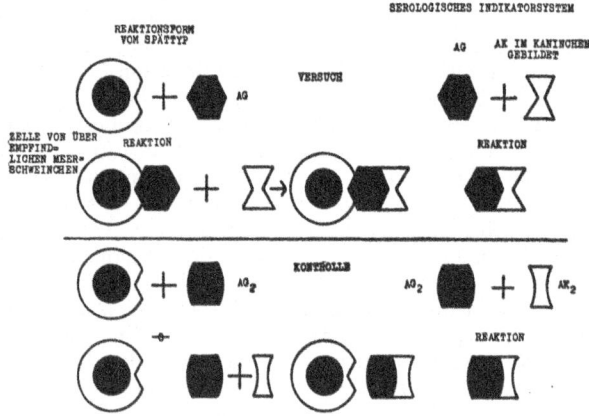

Abb. 1. AG = Antigen, AK = Antikörper, Zelle = Immunzelle

k r a n k h e i t zu rechnen sind, ferner das A r t h u s p h ä n o m e n
sowie die A l l e r g o s e n vom S o f o r t t y p, z. B. die Pollen-
allergie.

Anders verhält es sich bei der Ueberempfindlichkeit vom
Spättyp. Auch hier muß als auslösendes Moment der Erstkontakt mit einem Antigen oder Allergen eintreten. Es ist
heute noch nicht geklärt, ob beide Formen der Immunantwort
unabhängig voneinander existieren, oder ob die eine Form in
die andere auch übergehen kann. Gesichert ist, daß auf die
Sensibilisierung mit kleinsten Proteinmengen zuerst eine
Ueberempfindlichkeit vom Spättyp (vierter Tag) auftritt, auf
welche etwas später dann die Bildung zirkulierender Antikörper folgt, durch welche eine Ueberempfindlichkeit vom
Soforttyp ausgelöst wird[13]. Eine isolierte Ueberempfindlichkeit vom Spättyp wird durch die Applikation eines Antigens

als Antigen-Antikörperkomplex des Antikörper-Ueberschuß-
bereiches zusammen mit Freundschem Adjuvans erzielt.
Die Immunantwort setzt wieder in lymphatischen
Organen ein, so z. B. bei der Transplantationsreaktion in den
zum Transplantat regionalen Lymphknoten, während die
kontralateralen Lymphknoten keine Immunantwort zeigen.
Den Lymphozyten wird eine besondere Rolle bei der Entstehung der Ueberempfindlichkeit vom Spättyp zugesprochen
(W a k s m a n[14], G e l l[15]).

Antikörper konnten für diese Form der Ueberempfindlichkeit nicht verantwortlich gemacht werden, da eine passive

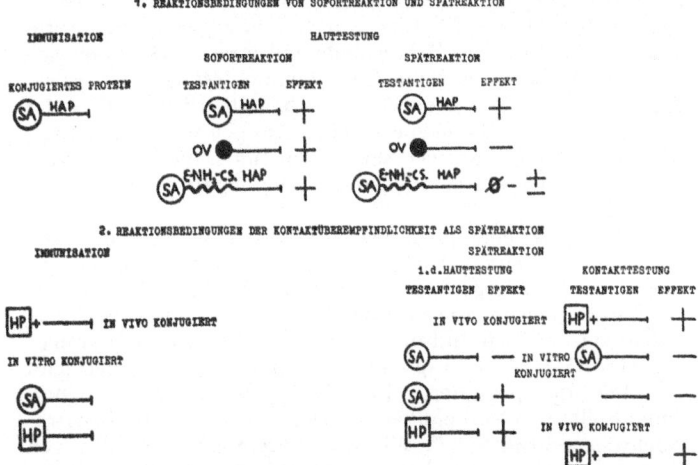

Abb. 2. · SA = Serumalbumin, OV = Ovalbumin, HAP =
Hapten, ε-NH$_2$-CS. = ε-Aminocapronsäure, HP = Hautprotein

Uebertragung durch das Serum des Ueberempfindlichen auf
Normale mißlang. Es zeigte sich hingegen, daß die passive
Uebertragung durch bestimmte Zellen des Ueberempfindlichen
— Lymphozyten, Lymphknoten- und Milzhomogenate, Peri-
tonealexsudatzellen — auf normale Empfänger in streng spe-
zifischer Weise möglich ist (C h a s e[16]).

Als auslösendes Moment, das zum Symptom der Spätreaktion führt, wurde die Reaktion zwischen dem Antigen und
diesen Zellen angenommen[1, 17, 18], die man als Zellen mit un-
abtrennbaren, sogenannten „fixierten" Antikörpern oder als
„Immunzellen" bezeichnet. Für eine in vivo stattfindende
Reaktion zwischen Antigen und Immunzelle spricht auch die
Beobachtung, daß passiv übertragene Immunzellen des Ueber-

6

empfindlichen im normalen Empfänger am Ort der nachfolgenden Antigenapplikation lokalisiert und angereichert
nachgewiesen werden konnten[19].

Nach dem Kontakt von Immunzellen mit ihrem Antigen
sind 3 Hauptmanifestationen festzustellen: Entzündliche Reaktion und Nekrose, Fieber, Schädigung der Immunzellen oder
antigener Zellen. In der Haut treten hier Entzündung und
Nekrose besonders hervor, in der Gewebezucht der Zellschaden
und in der Transplantationsüberempfindlichkeit die Abstoßung
des Transplantates. Eine in vitro durchgeführte Inkubation von
Immunzellen und Antigen führt zur Freisetzung pyrogener
und hautreizender Substanzen. Wird der Ueberstand dieses
Reaktionsgemenges abzentrifugiert und Normaltieren injiziert,
dann tritt Fieber auf[20]. Eine Korrelation zwischen der pyro-
genen Wirkung dieser Ueberstände und ihrer entzündungsaus-
lösenden Wirkung auf die Haut konnte festgestellt werden.
Aus all diesen Befunden ergibt sich, daß die Reaktion der
Immunzellen mit ihrem spezifischen Antigen in vivo zur Freisetzung biologisch aktiver Substanzen führt, die bei der Auslösung der Gewebsmanifestation vom Spättyp eine Rolle
spielen.

Als Erscheinungsformen des Spättyps kommen die
Tuberkulinüberempfindlichkeit, die Ueberempfindlichkeit gegen bestimmte bakterielle Antigene,
die Kontaktüberempfindlichkeit und damit die Allergosen vom Spättyp und die Transplantationsüberempfindlichkeit (Transplantationsimmunität) in Betracht.

Für die postulierte Reaktion zwischen Antigen und
Immunzelle in vivo konnten wir vor kurzer Zeit den In-vitro-
Nachweis erbringen[21, 22]. Wir haben Lymphknotenzellen von
Meerschweinchen im Ueberempfindlichkeitszustand vom Spättyp gegen γ-Globulin oder Ovalbumin (Abb. 1) in vitro mit
dem spezifischen Antigen — γ-Globulin oder Ovalbumin — in-
kubiert. Sind diese Zellen nun befähigt, mit dem Antigen
spezifisch zu reagieren, dann müßten sie das Antigen elektiv
binden. Gleichzeitig haben wir gegen dieses Antigen in Kaninchen ein Antiserum erzeugt, dessen Antikörpergehalt durch
passive Hämagglutination (Antigen-Antikörperreaktion) ermittelt wurde.

Wir gingen nun von dem Gedanken aus, daß die Lymphknotenzellen nach Bindung des Antigens befähigt sein müßten,
die Antikörper des Kaninchenantiserums zu binden. Wir
haben daher die Zellen nach Inkubation mit dem Antigen zusätzlich mit dem Kaninchenserum versetzt. Wir erwarteten
uns, daß ein Komplex: Zelle + Antigen + Antikörper entstehen müßte. Dieser Komplex läßt sich abzentrifugieren und
das überstehende Kaninchenantiserum kann abgehoben und
auf seinen Antikörpergehalt erneut untersucht werden.

Tatsächlich zeigte es sich bei den Versuchen, daß die Lymphknotenzellen nach Zusatz des spezifischen Antigens — und zum Unterschied von den Kontrollen — den Antikörpergehalt der zugesetzten Antiseren deutlich verminderten. Bei Zugabe anderer Antigene trat dies nicht ein. Damit erscheint der Beweis in vitro erbracht worden zu sein, daß die Immunzellen der Ueberempfindlichkeit vom Spättyp eine Struktur besitzen müssen, die der Antigenstruktur in ähnlicher Weise spiegelbildlich zugeordnet sein dürfte, wie dies für Antikörper schon seit langem bekannt ist.

Verhalten sich diese spezifischen Strukturen der Antikörper und Immunzellen nun völlig identisch? Auch hier wurden vor ganz kurzer Zeit neue Erkenntnisse an Hand von In-vivo-Versuchen mit konjugierten Proteinen gewonnen. Wenn man an ein Protein (Abb. 2) eine bestimmte chemische Gruppierung — z. B. Pikrylchlorid — kuppelt, dann erhält man ein sogenanntes konjugiertes Protein, das sich aus dem Proteinträger und der kuppelnden Gruppe, die auch als Hapten bezeichnet wird, zusammensetzt. Diese konjugierten Proteine wurden zur Immunisierung verwendet, und zwar so, daß einmal eine Sofortreaktion, das andere Mal eine Spätreaktion durch intrakutane Reinjektion des konjugierten Proteins ausgelöst werden konnte.

Die spezifische Struktur dieses Antikörpers richtet sich nun im wesentlichen gegen die Konfiguration der haptenen Gruppe und nicht gegen den Proteinträger. Antikörper geben in vitro und in vivo eine Reaktion mit jedem beliebigen Proteinträger, solange an ihn das spezifisch passende Hapten gekuppelt ist. Anders verhält es sich bei den Immunzellen. Eine kutane Spätreaktion zwischen Immunzelle und gekuppeltem Protein als Antigen tritt nur dann auf, wenn der spezifische Proteinträger und das spezifische Hapten gleichzeitig vorhanden sind. Wird der spezifische Proteinträger — der Proteinträger, der bei der Sensibilisierung vorhanden war — durch ein anderes Protein (Serumalbumin durch Ovalbumin) ersetzt, ja wird sogar zwischen spezifischem Proteinträger und spezifischem Hapten ein Zwischenglied (in unserem Fall ε-Aminocapronsäure) eingebaut, dann fällt die spezifische Hauttestung (Spätreaktion) negativ aus.

Man muß daher sagen, daß die spezifische Struktur der Immunzelle mit einem größeren Reaktionsbezirk der Antigenstruktur zugeordnet ist, als dies beim Antikörper der Fall ist.

Das Verhältnis der Spätreaktion zu der ihr zugehörigen Sonderform „der Kontaktüberempfindlichkeit" läßt sich aus Versuchsergebnissen ableiten, die in dem unteren Teil der Abbildung gezeigt sind.

Wird im Tierversuch ein Hapten, z. B. Pikrylchlorid, mit Freundschem Adjuvans intradermal appliziert, dann ergibt die nachfolgende Kontakttestung mit dem Hapten eine positive Spätreaktion. Man muß hier annehmen, daß sowohl bei der Sensibilisierung wie bei der nachfolgenden Kontakttestung eine in vivo auftretende Kupplung des Haptens an Hautproteine erfolgte, wobei eine Art von konjugiertem Protein entstand. Eine intradermale und eine Kontakttestung mit einem konjugierten Protein, das aus diesem Hapten und Serumalbumin bestand, verlief jedoch negativ. Das entspricht dem vorhin Gesagten: Bei der Spätreaktivität muß das komplette konjugierte Protein vorhanden sein, um eine positive Reaktion auszulösen.

Wird ein Konjugat aus Hapten und Serumalbumin zur Sensibilisierung verwendet, dann ergibt die intradermale Testung mit dem kompletten Konjugat eine positive Reaktion, die Kontakttestung mit dem Hapten allein eine negative Reaktion. Hier hat im Falle der Kontakttestung die in vivo eintretende Kupplung mit Hautprotein ein nicht spezifisch entsprechendes Konjugat entstehen lassen.

Wird das Hapten an Hautprotein gekuppelt zur Immunisierung verwendet, dann ergibt sowohl die intradermale Testung mit dem kompletten Konjugat wie die Kontakttestung mit dem Hapten allein eine positive Reaktion. Bei der Kontakttestung muß hierbei das Hapten in vivo an Hautprotein gekuppelt worden sein, da nur ein komplettes konjugiertes Protein positive Hauttteste bei Spätreaktivität auslöst[26, 27].

Aus diesen Experimenten ist zu folgern, daß eine haptene Substanz, wenn sie unter Sensibilisierungsbedingungen der Spätreaktivität in die Haut gelangt und sich dort an Hautproteine kuppeln kann, eine Ueberempfindlichkeit vom Spättyp gegen den gesamten Komplex erzeugt. Gelangt das Hapten bei später erfolgendem Kontakt in kupplungsfähige Hautbezirke und bindet es sich dort an ein spezifisch entsprechendes Hautprotein, dann kommt es zur Kontaktreaktion vom Spättyp. Weitere Untersuchungen zeigten, daß die Kupplungsfähigkeit von Chemikalien an Proteine mit ihrer Fähigkeit, eine Kontaktüberempfindlichkeit auszulösen, in Korrelation zu bringen ist.

Abschließend wäre über den gesamten Komplex dieser Ueberempfindlichkeitsreaktionen zu sagen, daß wir heute zwei Typen kennen, beide werden durch den Besitz zweier verschiedener spezifisch konfigurierter Mediatoren bedingt: Antikörper und Immunzellen. Der lymphatische Apparat dürfte beide Reaktionsträger bilden. Das Erscheinungsbild entsteht durch biologisch aktive Substanzen, welche einmal durch Denaturierungsprodukte nach Antigen-Antikörperreaktionen, das andere Mal durch Reaktionen zwischen Immunzellen und Antigen in Freiheit gesetzt werden.

Literatur: [1] Snell, H. Winn und Kandutsch, A.: J. Immunol., 87 (1961), S. 1. — [2] Wissler, R., Fitch, F., La Via, M. und Gunderson, C. C.: J. cellul. a. comp. Physiol., 150, Suppl. 1 (1957), S. 265. — [3] Wissler, R., Fitch, F. und La Via, M.: Ann. N. Y. Ac. Sc., 88 (1960), S. 134. — [4] Ehrich, W.: Klin. Wschr., 33 (1955), S. 315. — [5] Coons, A.: J. cellul. a. comp. Physiol., 50, Suppl. 1 (1957), S. 221. — [6] Doerr, R.: Imm. Forschung VII. Allergie. Wien: Springer-Verlag. 1951. — [7] Germuth, F. und McKinnon, G.: Bull. Hopkins Hosp., 101 (1957), S. 13. — [8] Weigle, W., Cochrane, Ch. und Dixon, F.: J. Immunol., 85 (1960), S. 469. — [9] McCluskey, R. und Benacerraf, B.: J. Path. a. Bacter., 35 (1959), S. 275. — [10] Ishikaza, K. und Ishikaza, T.: J. Immunol., 85 (1960), S. 163. — [11] Porter, R.: Biochem. J., 73 (1959), S. 119. — [12] Ishikaza, K., Ishikaza, T. und Sugahara, T.: J. Immunol., 88 (1962), S. 690. — [13] Salvin, S.: J. exper. Med., 107 (1958), S. 109. — [14] Waksman, B.: Progr. Allergy, ed. P. Kallos, V (1958), S. 349. — [15] Gell, P.: Int. Arch. Allergy, 18 (1961), S. 39. — [16] Chase, M. W.: Proc. Soc. exper. Biol. a. Med., 59 (1945), S. 134. — [17] Metaxas, M. und Metaxas-Bühler, M.: J. Immunol., 75 (1955), S. 333. — [18] Waksman, B. und Matoltsy, M.: J. Immunol., 81 (1958), S. 235. — [19] Najarian, J. und Feldman, J.: J. exper. Med., 114 (1961), S. 779. — [20] Johannovsky, J.: Immunology, 3 (1960), S. 179. — [21] Steffen, C.: Int. Arch. Allergy, 17 (1960), S. 221. — [22] Steffen, C. und Rosak, M.: J. Immunol. (Im Druck.) — [23] Benacerraf, B. und Levine, B.: J. exper. Med., 115 (1962), S. 1023. — [24] Salvin, S. und Smith, R.: J. exper. Med., 111 (1960), S. 465. — [25] Gell, H. und Silverstein, A.: J. exper. Med., 115 (1962), S. 1037. — [26] Salvin, S. und Smith, R.: J. exper. Med., 114 (1961), S. 185. — [27] Gell, H. und Benacerraf, B.: J. exper. Med., 113 (1961), S. 571.

Aus dem Pathologisch-Bakteriologischen Institut
des Kaiser-Franz-Joseph-Spitals in Wien
(Vorstand: Prof. Dr. W. Zischka-Konorsa)

Die pathologische Morphologie der Allergie

Von W. Zischka-Konorsa

Eine der eindrucksvollsten Eigenschaften allergischer Reaktionen ist bekanntlich ihre Spezifität. Es lag daher nach Bekanntwerden der verschiedenen allergischen Verhaltensweisen nahe, nach einem für sie spezifischen morphischen Substrat zu suchen, welches es ermöglichen sollte, einerseits eine abgelaufene, unter Umständen tödliche allergische Reaktion aus dem Gewebsbild retrospektiv sicher zu erkennen, mit anderen Worten, der serologischen Spezifität eine morphische an die Seite zu stellen. Dies hätte für die Diagnostik den großen Vorteil, mit einfachen Mitteln auch dann, wenn andere Methoden des Allergienachweises, z. B. mittels der verschiedenen Antigen-Antikörper-Reaktionen verabsäumt wurden oder nicht mehr anwendbar sind, noch bindende Aussagen machen zu können. Es ist daher begreiflich, daß ganze Generationen von Pathomorphologen sich der Erforschung dieses Problems zugewendet haben (Literatur siehe z. B. [1, 2]), wobei die verschiedenen erhobenen Befunde und geäußerten Meinungen zahlreiche Diskussionen ausgelöst haben, die bis zum heutigen Tage nicht ganz zur Ruhe gekommen sind[3, 4], auf die ich aber in Anbetracht der mir zur Verfügung stehenden Zeit nicht näher eingehen kann.

Das Resultat all dieser durch Jahrzehnte gehenden Bemühungen besteht darin, daß es eine solche morphische Spezifität für die Allergie nicht gibt, worauf u. a. vor allem Rössle[1] immer wieder hingewiesen hat mit seiner Fest-

2

stellung, daß sich die allergische Entzündung nicht durch ein besonderes morphisches Substrat auszeichnet, sondern nur durch ihre Heftigkeit und schnelle Entwicklung, und daß es keine spezifische Histologie der Ueberempfindlichkeit gibt, ein Standpunkt, der auch jüngst wieder von Letterer vertreten wurde[3].

Um aber Mißverständnissen, die gerade in der Allergieforschung so häufig sind, vorzubeugen, scheint es angezeigt, den Begriff der Spezifität in der Pathologie mit Letterers eigenen Worten in Erinnerung zu bringen, der 1956 schreibt: „Der Wunsch, eine Krankheit an spezifischen, d. h. ganz bestimmten und nur ihr zugehörigen morphischen Symptomen gesichert zu erkennen ist ja so alt wie die Kenntnis einer pathischen Morphologie selbst. Aber der Verlauf der Forschung hat gezeigt, daß Spezifität in diesem Sinne überhaupt keine Realität, sondern ein Glaube ist[5]."

Wir kommen aber der Wirklichkeit viel näher, wenn wir die pathomorphischen Manifestationen verschiedener Krankheiten nicht als spezifisch, sondern nur als charakteristisch für bestimmte Erkrankungen auffassen, wodurch eine unter Umständen sehr hohe, aber durchaus nicht absolute diagnostische Treffsicherheit ausgedrückt ist. So gesehen zeigen gerade die morphischen Veränderungen bei allergischen Phänomenen zahlreiche Charakteristika, aber keine Spezifität. Es ist daher für den Pathologen die bindende Feststellung einer allergischen Genese allein mittels eines pathohistologischen Studiums von Geweben mit Hilfe der üblichen Methoden derzeit nicht möglich und solche, leider recht häufig an ihn gerichtete Fragen können lediglich mit der Aeußerung eines Verdachtes, nicht aber mit einer eindeutigen Feststellung beantwortet werden. Der Grund für ein solches negatives Ergebnis liegt wie so oft auch diesmal in einer falschen Fragestellung.

Es soll daher im folgenden der Versuch unternommen werden, die morphischen Manifestationen unter einem Gesichtspunkt zu betrachten, der uns der Notwendigkeit enthebt, morphisch so schwer oder gar nicht faßbare Ausdrücke und Begriffe, wie Gewebsüberempfindlichkeit, Sensibilität, Spezifität und ähnliches, notwendigerweise zu gebrauchen, womit wir uns von pathomorphischer Seite einer bereits vor 30 Jahren vom Serologen Doerr geäußerten Ansicht nähern, nämlich der Meinung, daß nicht die geringste Veranlassung besteht, „die Gewebe im aktiv sensibilisierten Organismus für empfindlicher zu halten als die im normalen; vielmehr lassen sich die Gewebsüberempfindlichkeiten gar nicht miteinander vergleichen, da im sensibilisierten Organismus eine Noxe zur Auswirkung gelangt, für deren Entstehung im normalen Individuum eine unerläßliche Voraussetzung fehlt[6]".

Es ergibt sich für uns also die Frage nach jenen durchaus unspezifischen Phänomenen der allgemeinen Pathologie, denen die im allergischen Geschehen nachweisbaren Gewebsveränderungen zugehören und die es uns ermöglichen, auch die allergischen Phänomene zwanglos der allgemeinen Definition der Krankheit als Störung physiologischer Regulationen durch einen krankmachenden Reiz einzuordnen.

Bei der Ausschau nach einem solchen Gesichtspunkt fällt auf, daß allen allergischen Phänomenen im wesentlichen für den Körper die Aufgabe zugrunde liegt, einen n e u e r l i c h in den parenteralen Raum gelangten Stoff bestimmter physikalischer und chemischer Eigenschaften zu verdauen und zu eliminieren, eine Aufgabe, die der Körper schon bei der Erstinjektion ohne wesentliche Störung durchzuführen imstande war, bei der es aber jetzt zu einem abnormen Ablauf mit Regulationsentgleisungen und konsekutiven, krankhaften Reaktionen kommt. So betrachtet gehören die allergischen Phänomene zum Formenkreis der Pathologie der parenteralen Verdauungs- und Eliminierungsvorgänge und haben in deren Orthologie das zugehörige physiologische Vorbild[7].

Die im hochentwickelten Vielzeller ausgebildete Schichtenfolge trennt bekanntlich die Verdauungsvorgänge in eine enteroepitheliale Vorverdauung[7] durch Zellen und Sekrete des Digestionstraktes und in eine parenteral-mesenchymale Verdauung durch das weiche Bindegewebe mit seinen mannigfaltigen Zell- und Saftsystemen. An diese schließen sich die verschiedenen Ausscheidungsorte an, wie Niere, Lunge, Haut usw., wodurch auf kürzerem oder längerem Wege die Körperoberfläche und schließlich die Außenwelt erreicht wird. Aufgabe dieses mesenchymalen Binnenraumes ist also u. a. neben Stoffaufnahme und -weiterleitung an hochspezialisierte Parenchymzellen auch der Stoffaufbau und die -ausscheidung.

Gelangt eine enteroepithelial nicht entsprechend vorverdaute Substanz mit Antigencharakter in den parenteralen Raum, dann ist das weiche Bindegewebe vor die Aufgabe gestellt, aus sich heraus den gesamten Abbau und die Exkretion durchzuführen und bedient sich dabei nach unseren heutigen Kenntnissen kurz dargestellt folgender Mittel und Wege.

Nehmen wir an, eine antigenwirksame Substanz sei das erstemal parenteral in die Subcutis gelangt, dann kommt es bekanntlich einerseits zur Aufnahme des Antigens durch ortsständige Zellen des Bindegewebes mittels Phagozytose und Pinozytose, andererseits aber zum Abtransport über die Lymphbahn zu den Lymphknoten. Auf diesem Wege kommt ein Teil des Antigens vor allem in den Lymphknoten mit jenen Zellelementen in Kontakt, die imstande sind, spezifische Antikörper zu bilden und löst in ihnen in der Folgezeit eine

4

zunehmende Antikörperbildung aus. Der Rest gelangt in die
nach außen allseits geschlossene Blutbahn und kreist hier
nach Herstellung eines Gleichgewichtes zwischen intra- und
extravaskulärem Raum (Aequilibrationsphase), ohne den
vaskulären Raum zunächst in größerem Ausmaße verlassen
zu können, eine Situation, die uns nicht nur vom Experiment
(Literatur z. B. [8]), sondern vor allem vom virämischen
Stadium zahlreicher Infektionskrankheiten geläufig ist. Mit
fortgesetzter Antikörperbildung und Abgabe freier humoraler
Antikörper in die Blutbahn kommt es zu einem allmählichen Antikörperanstieg mit folgender intravasaler spezifischer Antigen-Antikörper-Bindung, so daß Antigen-Antikörper-Komplexe entstehen, die zuerst im noch bestehenden
Antigenüberschuß löslich sind. Sie sind nach Weigle aus
der Blutbahn schwer ausscheidbare Substanzen, werden aber
bei Erreichung der Aequivalenzzone und im Antikörperüber-
schuß unlöslich und zunehmend besser eliminierbar[9]. Sie
werden in ausgiebigem Maße von den Uferzellen des RES aufgenommen, wie dies u. a. Benacerraf und Mitarbeiter sowie
jüngst Mellors und Brzosko gezeigt haben[10, 11]. Es erfolgt
also in Anwesenheit eines freien humoralen Antikörpers, des
Exoantikörpers nach Loutit[12], eine kontrollierte Eliminierung des Antigens aus der Blutbahn in das phago-
zytierende und abbauende Zellsystem des RES. Im Rahmen
dieses humoralen Clearancemechanismus scheinen den Antikörpern spezifische Transportaufgaben für das Antigen aus
der Blutbahn zur phagozytierenden Zelle zuzukommen, worin
— wie ich glaube — eine der physiologischen Aufgaben von
Exoantikörpern bestehen dürfte. Bei Toxinen und Viren
kommt bekanntlich die sofortige Neutralisation in der Blutbahn noch hinzu, eine begreifliche Funktion zum Schutze
jener Zellen, welche die Antigen-Antikörper-Komplexe aufnehmen sollen.

Nach Eliminierung des Antigens aus der Blutbahn
bleiben die weiter in die Blutbahn nachgelieferten Exoantikörper frei, gelangen schließlich im Rahmen des Globulin-
stoffwechsels durch die Kapillarwand allmählich in den
extravaskulären extrazellulären mesenchymalen Raum[13], wo
sie schließlich als sessil gewordene Exoantikörper an Faser-
und Zelloberfläche des Bindegewebes[14] vor allem der je nach
Tierart verschiedenen Schockorgane adsorbiert werden bzw.
dem allmählichen Abbau verfallen.

Dieser physiologische Weg des Antigens bei der Erstinjektion ist also gekennzeichnet durch die Produktion des
Exoantikörpers, der eine spezifische Transport- und Eliminierungsfunktion für das Antigen haben dürfte, wobei ein
normaler Ablauf solange gewährleistet ist, als die einge-
schalteten Regulationsmechanismen nicht z. B. durch Ueber-

schreitung ihrer quantitativen Leistungsfähigkeit überbeansprucht werden. Dies ist bereits der Fall, wenn bei der Erstinjektion eine zu große Antigenmenge verabreicht wird, was bekanntlich zur Serumkrankheit führt. Am Beispiel der experimentellen Serumkrankheit des Kaninchens[15], [16] konnte durch Dixon und Mitarbeiter[17] gezeigt werden, daß eine Glomerulonephritis gerade zu jener Zeit aufgetreten ist, in welcher eine Persistenz von Antigen und Antigen-Antikörper-Komplexen in der Blutbahn vorhanden war[8]. Mittels der Technik fluoreszenzmarkierten Antigens und Antikörpers konnten beide am Grundhäutchen der Glomerulumkapillaren nachgewiesen werden, wohl ein morphisches Zeichen dafür, daß jetzt unter bereits pathischen Bedingungen über die Phagozytosekapazität des RES hinaus neue Wege einer gesteigerten Eliminierung, u. zw. über die Gefäßwand beschritten werden, wofür auch die Befunde von Mellors und Brzosko sprechen, die solche Komplexe auch in der Wand anderer Nierengefäße und schließlich sogar in der Tubuluslichtung nachweisen konnten[11]. Daß unter abnormen Reizen, wie übermäßiger Histamin-[18], exzessiver Tuscheverabreichung sowie löslicher Antigen-Antikörper-Komplexe[19] auch Endothelien der Gefäße außerhalb des RES zur Phagozytose und die Gefäßwand selbst zum Durchtrittsort von Antigen-Antikörper-Komplexen ins Mesenchym miteinbezogen werden, ist experimentell nachgewiesen. Letzteres äußert sich morphisch in der bekannten fibrinoiden Verquellung der Gefäßwände und des Bindegewebes, welche durch Insudation aus der Blutbahn durch die Gefäßwand ins Mesenchym entsteht und wohl der erhöhten Eliminierung des Antigens aus der Blutbahn dienen soll. Dafür sprechen der Nachweis von Antigen, Antikörper und Komplement in den Insudaten[20] und elektronenmikroskopische Befunde von Präzipitaten in der Gefäßwand[21]. Der eben geschilderte Vorgang eines gesteigerten Uebertretens intravaskulären Inhaltes in den extravaskulären, extrazellulären Raum ist aber bereits nichts anderes als eine exsudative Entzündung, entstanden durch einen, wegen des abnormen quantitativen Antigen-Antikörper-Verhältnisses bereits pathischen Reiz. Da eine solche Entzündung durch jeden anderen Gefäßreiz ebenfalls ausgelöst werden kann, ist es verständlich, daß sie nicht einen für die Antigen-Antikörper-Reaktion spezifischen morphischen Charakter haben kann.

Das bei der Serumkrankheit sich erst allmählich entwickelnde quantitative Mißverhältnis von Antigen und Antikörper tritt aber schlagartig in der Blutbahn auf im tödlichen Serumschock und bei der allgemeinen anaphylaktischen Reaktion, bei welcher einem „sensibilisierten" Tier, d. h. einem mit reichlichen Exoantikörper aus-

gestatteten Tier das Antigen plötzlich intravenös zugeführt
wird. Die in einem solchen Falle in der Blutbahn auftretenden
Antigen-Antikörper-Komplexe lösen einen stürmischen Elimi-
nationsreiz aus unter Einbeziehung sämtlicher möglicher vas-
kulärer Ausschleusungswege in das Bindegewebe und gehen
einher mit dem klinischen Bild des Schockes und den morphologischen Befunden einer Plasmainsudation durch die Gefäßwand in das Bindegewebe bisweilen bis an die Oberfläche von
Parenchymzellen, wie wir dies in einem einschlägigen Todesfall auch beim Menschen sehen konnten (Fall R.P. 378/60).
Von diesem Vorgang werden vorzugsweise die Gefäßgebiete
mit schon physiologisch erhöhter Eliminierungsfunktion erfaßt, so die Gefäße der Niere, Lunge, die subpleuralen und
subperikardialen Plexus, die Gefäße der Membrana synovialis
der Gelenke und die Hautgefäße im Papillargebiet der Cutis,
kurz alle, z.B. auch bei einer allgemeinen Sepsis für den Austritt von Sepsiserregern aus der Blutbahn prädestinierten
Gefäßareale inklusive des Endokards. Tritt im allgemeinen
anaphylaktischen Schock der Tod ein, dann fand man fluores-
zenzmarkierte Antigen-Antikörper-Komplexe im Experiment
in der Gefäßlichtung, z.B. von Niere, Leber, Herz und
Lunge[11, 12], was wohl als morphisches Zeichen einer gestörten
Eliminierung angesehen werden kann.

Die zusammen mit überschüssigem Antigen ins Mesenchym gelangten Antigen-Antikörper-Komplexe wirken hier
— wie Tierexperimente gezeigt haben — (siehe Literatur [8] und [23]) entzündungserregend und lösen in bestimmten
Schockorganen, z.B. in der Lunge, einen Spasmus der
Bronchialmuskulatur aus, da im Tierversuch das markierte
Antigen vornehmlich im Bindegewebe der Lunge und nicht in
den Bronchialmuskeln gefunden wurde[24].

Der Abbau der ins Mesenchym gelangten Komplexe
erfolgt humoral und zellulär mit Hilfe der mannigfachen entzündlichen Reaktionen, von der einfachen exsudativen Entzündung angefangen, über die verschiedenen, weiteren Ent-
zündungsformen bis zu den komplizierten Bildern granulo-
matöser Reaktionen, wohl abhängig von den sonstigen Eigenschaften der jeweils reagierenden Antigene und Antikörper.

Erfolgt im sensibilisierten Tier die Zweitinjektion unter
Umgehung der Blutbahn direkt ins Mesenchym, wie dies beim
Arthus-Phänomen der Fall ist, dann spielt der geschilderte
Eliminierungsmechanismus aus dem Blut keine Rolle, wohl
aber ein anderer, denn jetzt sind die im Rahmen des Globulin-
stoffwechsels nach der Erstinjektion aus der Blutbahn ins
Gewebe ausgetretenen und hier sekundär sessil gewordenen
humoralen Antikörper von Bedeutung. Bei plötzlicher Zufuhr
einer großen Antigenmenge entstehen lokal lösliche und
unlösliche Antigen-Antikörper-Komplexe, die als starker Ent-

zündungsreiz zum bekannten Bild des Arthus-Herdes führen mit Endothelläsionen, Aufquellung der Bindegewebsfasern, Blutung, leukozytenreicher exsudativer Entzündung, Eosinophilie, Thrombose und Nekrose und schließlich Eliminierung des lokal fixierten und retinierten Antigens[25, 26] durch Demarkation und Abstoßung nach außen. Während, wie am Beispiel der bei der Serumkrankheit und den weiteren aufgezeigten Sofortreaktionen dargestellt, ein Exoantikörper frei oder sessil geworden, eine ausschlaggebende Rolle spielt und einerseits zur Neutralisation einer eventuell vorhandenen toxischen Wirkung des Antigens führt, anderseits in seiner Transportfunktion die Eliminierung des Antigens aus der Blutbahn ermöglicht, bzw. eine Abstoßung antigenhaltigen Gewebes mittels demarkierender Entzündung nach außen einleitet, wissen wir seit den Versuchen von Landsteiner und Chase[27], daß die solcher Antikörper entbehrenden Spätreaktionen in bestimmten Zellen des lymphoretikulären Gewebes einen auch als Transferfaktor bezeichneten Stoff besitzen, der, extrahierbar, an das Verhältnis des Endotoxins zur Bakterienzelle erinnert, ähnlich der Parallele beim freiwerdenden Exotoxin zum ebenfalls leicht von der Zelle abgegebenen Exoantikörper. Man kann daher diesen Faktor auch als Endoantikörper[12] bezeichnen. Wie autoradiographisch mittels tritiumthymidinmarkierter Zellen gezeigt wurde, findet sich dieser Faktor vor allem in lymphoiden Zellen und gelangt mit diesen aus ihren Bildungsstätten über die Blutbahn ins Bindegewebe, dorthin, wo sich das Antigen befindet[28]. Wir wissen über diesen Mechanismus noch sehr wenig, ich könnte mir aber vorstellen, daß er beim Prototyp der Spätreaktionen, nämlich bei der Tuberkulinreaktion und dem mit ihr morphologisch identischen Gewebsveränderungen im Tuberkel im Lymphozytensaum dieser Granulome sein morphisches Aequivalent hat, doch kann dies derzeit nicht mehr als eine bloße Vermutung sein.

So hoffe ich, Ihnen, meine Damen und Herren, trotz der kurzen mir zur Verfügung stehenden Zeit, aus der Erscheinungen Flucht, wie sie uns die verschiedenen Einzelbeobachtungen bieten, unter dem Gesichtspunkt der parenteralen Verdauung und Ausscheidung die Pathomorphologie der hyperergischen Phänomene als einheitliches Geschehen im Rahmen der allgemeinen Pathologie des Stoffabbaues und der Stoffausscheidung dargestellt und Ihnen auch die Notwendigkeit ihrer morphischen Aspezifität genügend begründet zu haben. Außerdem hoffe ich auch, daß auf Grund der gegebenen Betrachtungsweise die Auffassung Doerrs, daß die allergischhyperergische Entzündung wohl auf Grund einer pathogen wirkenden spezifischen Antigen-Antikörper-Reaktion auftritt, daß aber die Reaktion selbst in der Zusammensetzung ihrer

8

einzelnen morphischen Komponenten „normergisch" ist, Ihrem
Verständnis nähergebracht wurde.

L i t e r a t u r : [1] Rössle, R.: Wien. klin. Wschr. (1932),
S. 609; ferner in Hansen, K.: Allergie, 1957. — [2] Zischka, W.:
In: Holler, G.: Das akute allergische Phaenomen. 1958. —
[3] Letterer, E.: Arch. klin. u. exper. Dermatol., 213 (1951), S. 277.
— [4] Miescher, G.: Arch. klin. u. exper. Dermatol., 213 (1961),
S. 297. — [5] Letterer, E.: In: Büchner, F., Letterer, E. und Roulet,
F.: Handbuch der allgemeinen Pathologie, VII/1 (1956), S. 583. —
[6] Doerr, R.: In: Kolle, Kraus und Uhlenhuth: Handbuch der pathogenen Mikroorganismen I/2 (1929), S. 972. — [7] Rössle, R.:
Verh. dtsch. path. Ges., 19. Tg. (1923), 18. — [8] Weigle, W. O.:
In: Advances in, Immunology, 1 (1961), S. 283. — [9] Derselbe:
J. Immunol. (Am.), 81 (1958), S. 204. — [10] Benacerraf, B. und
Mitarbeiter: J. Immunol. (Am.), 82 (1959), S. 131. — [11] Mellors,
R. C. und Brzosko, W. J.: J. exper. Med., 115 (1962), S. 891. —
[12] Loutit, J. F.: Ann. N. Y. Acad. Sci., 88 (1960), S. 122. —
[13] Auerswald, W.: Wien. klin. Wschr. (1961), S. 689. — [14] Humphrey, J. H. und Meta, I.: Immunology, 2 (1959), S. 19 und 31. —
[15] Germuth, F. G. jr.: J. exper. Med., 79 (1953), S. 257. —
[16] Germuth, F. G. jr. und Pollack, A. D.: Bull. Hopkins Hosp.,
Baltim., 102 (1958), S. 245. — [17] Dixon, F. J. und Mitarbeiter:
Arch. Path. (Am.), 65 (1958), S. 18. — [18] Janczo, M.: Nature
(Brit.), 160 (1947), S. 227. — [19] Benacerraf, B. und Mitarbeiter:
Amer. J. Path., 35 (1959), S. 75. — [20] Letterer, E.: Verh. dtsch.
path. Ges., 46. Tg. (1962), S. 83. — [21] Movat, H. Z.: Verh. dtsch.
path. Ges., 46. Tg. (1962), S. 48. — [22] McKinnon, G. E. und Mitarbeiter: Bull. Hopkins Hosp., Baltim., 101 (1957), S. 258. —
[23] Germuth, F. G.: J. exper. Med., 115 (1962), S. 919. — [24] Warren,
S. und Dixon, D. J.: Amer. J. med. Sci., 216 (1948), S. 136. —
[25] Rössle, R.: Verh. dtsch. path. Ges., 17. Tg. (1914), S. 281. —
[26] Koutras, G. A. und Schilling, R. F.: Proc. Soc. exper. Biol. a.
Med. (Am.), 108 (1961), S. 48. — [27] Landsteiner, K. und Chase, W.:
Proc. Soc. exper. Biol. a. Med. (Am.), 49 (1942), S. 688. —
[28] Najaran, J. S. und Feldman, J. D.: J. exper. Med., 114 (1961),
S. 779.

Aus der II. Universitäts-Hautklinik in Wien
(Vorstand: Prof. Dr. A. Wiedmann)

Morphologie und Funktion der Mastzellen bei allergischen Reaktionen

Von G. Niebauer

Vor über 80 Jahren wurde von Paul Ehrlich im weichen Bindegewebe eine mit Granula erfüllte Zelle beschrieben, die besondere färberische Eigenschaften hat. Das vermehrte Vorkommen dieser Zellen im chronisch entzündlichen, ödematösen Gewebe ließ auf eine Art Speicherungs- oder Ernährungsfunktion schließen und veranlaßte Paul Ehrlich, die Bezeichnung „Mast"zelle zu prägen. 2 Jahre später konnte Ehrlich auch im Blut eine zytologisch weitgehend ähnliche Zelle nachweisen, die als Blutmastzelle oder basophiler Leukozyt bezeichnet wird. Zweifellos gibt es zwischen den Mastzellen des Blutes und den Mastzellen, die vorwiegend im Bindegewebe vorkommen, Zusammenhänge. Doch unterscheiden sich diese beiden Zelltypen sowohl zytochemisch (Tab. 1) als auch morphologisch (Tab. 2), und sie sind wahrscheinlich auch verschiedener Herkunft, so daß zwischen Blut- und Gewebsmastzelle streng unterschieden werden muß. Im folgenden soll nur über die Eigenschaften der Gewebsmastzelle berichtet werden.

In den ihrer Entdeckung folgenden 60 Jahren fand die Mastzelle hauptsächlich das Interesse des Morphologen. Erst den beiden letzten Dezennien ist es vorbehalten geblieben, die ganz wesentlichen funktionellen Eigenschaften der Gewebsmastzellen aufzudecken. Sie haben die Fähigkeit, Wirkstoffe wie Heparin, Heparinoide, Histamin, Serotonin, Fermente usw. zu bilden und auf bestimmte Reize hin an das Erfolgsgewebe abzugeben. Auf Grund dieser Eigenschaften haben

2

Tab. 1. Unterschiede zwischen Blut- und Gewebsmastzellen des Menschen (nach K. Lennert, Arch. klin.
exp. Derm. 213, 606 [1961])

	Blut-Mz.	Gewebs-Mz.
Wasserlöslichkeit........	+	0
Sudanschwarz B........	+	+ −
		(je nach Methode)
PAS	+ (98%)	+ (98%)
Toluidinblau-p$_H$-Reihe...	Mehr Mzz. mit stark	Weniger Mzz. mit
	sauren Granula	stark sauren Granula
Peroxydase	+ (100%)	0
Saure Phosphatase......	+	+
Alkalische Phosphatase...	0	0
Unspezifische Esterase...	+	+
(N-AS und α-N-acet.)..		(N-AS > α-N-acet.)
ATP-ase	+	+

Tabelle 2

	Blut-Mz.	Gewebs-Mz.
Zellgröße..............	kleiner	größer
Kern.................	unregelmäßig,	rund
	oft segmentiert	
Plasma	relativ schmal	breit
Granula: Dichte	geringer	stärker
Größe	ungleich	gleich
H$_2$O-Löslichkeit	+	0
Peroxydasereaktion......	+	0

die Gewebsmastzellen auch für das Zustandekommen allergischer Erfolgsreaktionen große Bedeutung. Die Kenntnis ihrer
morphologischen und biochemischen Eigenschaften ist meines
Erachtens notwendig, um allergische Reaktionen richtig zu
beurteilen.

Bevor ich auf die Eigenschaften dieser Zelle näher eingehe, möchte ich zur Orientierung eine grundsätzliche
Frage beantworten: Für welche Phase des allergischen Reaktionsablaufes ist die Mastzelle des
Gefäßbindegewebes von Bedeutung?

Am Modellbeispiel der aktiven Anaphylaxie (z. B. Sensibilisierung eines Meerschweinchens mit Pferdeserum) lassen
sich am einfachsten die drei Phasen dieses Geschehens unterscheiden; nämlich 1. die Phase der Sensibilisierung, d. h. also
jene Phase, in der die Antigendosis verabreicht wird, 2. die
Phase der Inkubationszeit, also jene Phase, in der im Organismus eine genügend große Antikörpermenge entsteht, um mit
dem Antigen spezifisch zu reagieren, und 3. die Phase des

auslösenden Kontaktes, also jene Phase, in der die Reinjektion des Antigens zur anaphylaktischen Reaktion führt. In dieser zur Erfolgsreaktion führenden Phase ist der primäre (spezifische) Vorgang die Antigen-Antikörperbindung. Als Folge davon kommt es zur Freisetzung physiologisch hochwirksamer Gewebsstoffe, die in ihrer Summe eben zu jenen lokalen (unspezifischen) Wirkungen führen, welche die anaphylaktische oder im weiteren Sinne die allergische Reaktion ausmachen. Das heißt, es kommt zur Freisetzung von Histamin, von Serotonin (oder allgemeiner von H-Substanzen), es kommt zur Freisetzung von Heparin, von Stoffen mit Polypeptidcharakter, es kommt zu proteolytischen Vorgängen usw. Und an dieser letzten Phase, die zwar unspezifischen Charakter hat, aber erst das Krankheitsbild einer allergischen Reaktion ausmacht, beteiligen sich die Gewebsmastzellen insofern, als sie ein Hauptlieferant der „reaktionsfördernden", wirksamen Substanzen sind.

Mastzellen oder mastzellenähnliche Gebilde lassen sich bei allen Tierarten nachweisen, auch bei den niedrigen Entwicklungsstufen. Sie finden sich mehr oder weniger reichlich überall im Bindegewebe, vorwiegend in enger nachbarschaftlicher Beziehung zu den kleinen Gefäßen. Beim .Menschen sind die mastzellreichsten Organe das Bindegewebe der Haut, der Lunge und des Darmtraktes. Aber auch im Zwischengewebe von Uterus, Blase, Zunge usw. sowie um die Gefäße des Plexus chorioideus und im Hypophysenstiel sind Mastzellen reichlich vorhanden.

Das hervorstechendste morphologische Merkmal der Mastzellen ist ihre charakteristische Granulierung. Die Granula messen etwa 0'6 bis 0'7 μ im Durchmesser. Oft sind Granula so reichlich vorhanden, daß Plasma und Kern kaum differenziert werden können. Die Zellform ist durchaus polymorph, entlang den Gefäßen häufig langgestreckt, geschwänzt oder durch mehrere Ausläufer dendritenzellförmig, im lockeren Gewebe, abseits von den Gefäßen, oft rund, oval oder birnenförmig. Der Zelldurchmesser liegt zwischen 10 bis 20 μ, kann aber auch wesentlich größer sein. Für die Granula der Mastzelle ist die bereits von Ehrlich nachgewiesene Metachromasie charakteristisch.

Aber erst die histochemischen Arbeiten von Lison über das Metochromasieproblem schafften 60 Jahre nach Entdeckung der Mastzelle durch Paul Ehrlich jene notwendigen Voraussetzungen, welche Jorpes, Holmgren und Wilander 1937 die Zusammenhänge zwischen Heparinstoffwechsel und Mastzellfunktion aufdecken ließen. Von diesem Zeitpunkt an machte die Mastzellforschung rasche Fortschritte.

Folgende Beobachtungen waren dafür ausschlaggebend: 1. Das Phänomen der Metachromasie kommt durch die Anwesenheit saurer Mucopolysaccharide zustande. Die Metachromasie der Mastzellgranula ist auf ihren Gehalt an Mucoitinpolyschwefelsäureestern, das sind Heparin und seine Vorstufen, zurückzuführen. 2. Zwischen Heparingehalt und Mastzellgehalt eines Gewebes besteht eine enge Korrelation. 3. Isolierte Mastzellgranula zeigen eine antikoagulierende Wirkung. 4. Es konnte durch Versuche mit markiertem Kohlenstoff und Schwefel sowie durch Versuche mit Gewebekulturen von Mastozytomen nachgewiesen werden, daß die Mastzellen die Fähigkeit haben, Heparin und seine Vorstufen zu synthetisieren. Das heißt, die Mastzellen sind nicht nur die Depotstellen des Heparins, sondern auch seine Bildungsstätten.

Mit diesen Erkenntnissen schien die Funktion der Mastzelle weitgehend definiert und es war eine befriedigende Erklärung gefunden worden, warum diese Zellen vorwiegend um die Gefäße nachzuweisen sind. In Anlehnung an Staemmler bezeichnete Jorpes die Mastzellen als „einzellige endokrine Drüsen des Bindegewebes", welche Heparin bilden und abgeben (sogenannte „Heparinozyten").

Welche Bedeutung haben die bisher angeführten Ergebnisse für allergische Reaktionen? Wir wissen heute, daß bei jeder allergischen Gewebsreaktion — d. h. sowohl beim Soforttyp als auch beim Spättyp — eine mehr oder weniger rasch eintretende Degranulation der Mastzellen erfolgt. Das heißt, es kommt zur Ausstoßung der Granula in das Zwischengewebe und damit zur Freisetzung von Heparin. Das würde z. B. die Ungerinnbarkeit des Blutes beim anaphylaktischen Schock erklären. Dieser Effekt ist beim Hund, bei dem die Leber das Hauptschockorgan ist und bei dem besondere anatomische Voraussetzungen bestehen, besonders ausgeprägt, kann aber auch beim Menschen beobachtet werden. Es wäre allerdings falsch, die Freisetzung von Heparin aus den Mastzellen, die ja vorwiegend in das Bindegewebe erfolgt, nur mit den gerinnungshemmenden Eigenschaften dieses Wirkstoffes in Zusammenhang zu bringen. Vielmehr scheinen gerade für die allergischen Reaktionen, die ja Abwehrreaktionen sind, auch die anderen Eigenschaften des Heparins von wesentlicher Bedeutung zu sein; ich möchte sie nur schlagwortartig anführen: Hemmung der Hyaluronidaseaktivität, Umwandlung der amorphen Grundsubstanz in faserige Strukturen, lokal entgiftende Funktion (saures Heparin + basisches Protein), antilipämischer Effekt, antikomplementärer Effekt.

Völlig neue Gesichtspunkte für die Allergieforschung ergaben sich, als R i l e y 1952 und R i l e y und W e s t 1953 die enge Korrelation zwischen Mastzellzahl und Histamin-gehalt des Gewebes nachweisen konnten. Aehnlich wie für das Heparin liegen heute auch für das Histamin genügend Beweise vor, daß ein großer Anteil des Gesamthistamins in den Mastzellen lokalisiert ist und auch in diesen Zellen gebildet wird, wahrscheinlich mittels der Histidindecarb-oxylase. Hingegen besteht keine Korrelation zwischen Eosino-philenzahl und Histamingehalt des Gewebes; vielmehr wird angenommen, daß die Eosinophilen etwas mit dem Abtrans-port des freigesetzten Histamins zu tun haben.

In welcher chemischen Form das Histamin an die Mast-zellgranula gebunden ist, wissen wir allerdings nicht genau. Bis vor kurzem hatte die Annahme, daß Histamin salzartig an Heparin gebunden ist (1 Molekül Heparin kann über 20 Moleküle Histamin binden), die größte Wahrscheinlichkeit. Der erst in letzter Zeit erfolgte Nachweis von ATP und ATPase in den Mastzellen läßt jedoch die Möglichkeit offen, daß die Bindung des Histamins an Adenosintriphosphorsäure erfolgt.

Eine genauere Kenntnis dieses Vorganges wäre gerade für unsere Fragestellung wichtig. Denn solange wir die chemische Bindung des Histamins an die Mastzellgranula nicht kennen, solange wissen wir auch nicht, auf welchem Wege das Histamin bei der allergischen Reaktion freigesetzt wird. Die Fragestellung lautet nämlich nicht mehr, „wie wird das Hist-amin bei der allergischen Reaktion aus dem Gewebe frei-gesetzt?", sondern sie lautet präziser, „welche Wirkungen übt die Antigen-Antikörperreaktion auf die Mastzellen aus, so daß diese ihr Histamin abgeben?".

Ich darf daran erinnern, daß es bei jeder allergischen Reaktion zur Degranulation der Mastzellen kommt. Wir erblicken darin den morphologischen Ausdruck eines Sekre-tionsablaufes (Produktion und Abgabe), der zur Freisetzung von Mastzellenwirkstoffen führt. Wir beobachten ein Größer-werden der Zelle, Vakuolenbildung, Ausstoßung der Granula, bis schließlich eine mehr oder weniger degranulierte, „wie ausgeleerte" Zelle übrigbleibt (sogenannte ghost cell). Dieser Vorgang der Mastzelldegranulation läßt sich in analoger Weise bei Verabreichung eines Histaminliberators (z. B. 48/80) beobachten und ich darf darauf hinweisen, daß Histamin-liberatoren lokale und allgemeine Wirkungen auslösen, die anaphylaktischen Reaktionen weitgehend ähnlich sind.

Histamin, das ein natürlicher Bestandteil zahlreicher Gewebe ist, wird — wie Lewis und Dale zeigen konnten — bei der Antigen-Antikörperreaktion freigesetzt. Wir wissen heute mit Sicherheit, daß dieses als Folge der Antigen-Anti-körperreaktion im Gewebe freigesetzte Histamin vorwiegend oder ausschließlich mastozytären Ursprunges ist. Erst in weiterer Folge, mit dem Auftreten des entzündlichen Infiltrates, wird auch durch die Blutzellen Histamin passiv herantransportiert (sogenanntes „Importhistamin"). Ein Teil des Gesamtgewebshistamins ist allerdings unter keinen Umständen (auch bei noch so starker Reaktion) freizusetzen; es handelt sich bei diesem Histamin um einen Grundstoff des Gewebes und nicht um einen Mastzellwirkstoff.

Erst bei Kenntnis dieser Zusammenhänge mag die Rolle des Histamins im Rahmen allergischer Reaktionen weniger rätselhaft erscheinen. Ich möchte auch daran erinnern, daß die pharmakologische Wirkung des Histamins nicht allein mit den Hinweisen „gefäßerweiternd, glatte Muskel kontrahierend" abgetan ist. Vielmehr kommt es durch Histamin zur Aktivierung des RES, zu Aenderungen der Grundsubstanz usw., also zu Mechanismen, welche die Abwehrreaktion des Organismus unterstützen.

Es ist unwahrscheinlich, daß bei Degranulation der Mastzelle nur Histamin allein wirksam wird. Vielmehr kommt es zur Freisetzung mehrerer Wirkstoffe, die für den Ablauf der allergischen Reaktion ebenso von Bedeutung sind. Ich möchte sie hier nur kurz aufzählen: Heparin wurde schon genannt; bei bestimmten Tiergattungen enthalten die Mastzellen Serotonin; bei der Ratte z. B. ist am Zustandekommen einer anaphylaktischen Reaktion das Mastzellenserotonin hauptsächlich beteiligt. Beim Menschen scheinen die Gewebsmastzellen allerdings kein Serotonin zu enthalten. Weiters wurde mittels histochemischer Methoden nachgewiesen, daß die Mastzellen gegenüber anderen Bindegewebszellen zum Teil starke Fermentreaktionen aufweisen, was auf eine besondere Leistung dieser Zellen hinweist. Es liegen heute genügend Untersuchungen vor, die beweisen, daß die Granula der Mastzellen neben Heparin und Histamin auch ein fermenttragendes Protein besitzen. Ich möchte in diesem Zusammenhang besonders auf den Gehalt von Proteasen aufmerksam machen, da nach der Theorie von Ungar die Aktivierung derartiger Fermente für das Ingangkommen allergischer Reaktionen verantwortlich sein soll.

Ich glaube, die angeführten Tatsachen beweisen zur Genüge, daß die Gewebsmastzellen für das Zustandekommen einer allergischen Erfolgsreaktion von wesentlicher Bedeutung sind. Die Fähigkeit dieser Zellen, chemische Mediatoren zu bilden und abzugeben, erfordert ein übergeordnetes steuerndes System. Tatsächlich konnten Zusammenhänge zwischen endokrinem System und Mastzellsystem nachgewiesen werden. Aus der Fülle von Untersuchungen möchte ich nur auf die Wirkung des Cortisons hinweisen, welches die Zahl, Größe und Anfärbbarkeit der Mastzellen verringert.

Darüber hinaus bestehen auch engste Beziehungen zwischen Gewebsmastzellen und n e u r o v e g e t a t i v e r P e r i p h e r i e. Die anatomischen Untersuchungen von W i e d m a n n und mir haben gezeigt, daß die perivasal gelegenen, mehr langgestreckten Mastzellen im synzytialen Zusammenhang mit der neurovegetativen Peripherie stehen, daß ein Uebertritt der Granula aus einer Formation in die andere zu beobachten ist und daß durch Verabreichung von Neuroplegika und anderen auf das Vegetativum wirkenden Medikamenten die Zahl und Form der Mastzellen charakteristische Aenderungen zeigt. Diese beschriebenen Elemente sind „neurohormonale Zellen" im Sinne von W i e d m a n n; ein Befund, der in Anbetracht der vorhin angeführten biologischen Leistungen dieser Zellen gerade für das Verständnis allergischer Reaktionen besondere Bedeutung hat.

Z u s a m m e n f a s s e n d möchte ich die Stellung der Mastzelle im Rahmen allergischer Reaktionen folgendermaßen definieren: Die auf einen Antigenreiz hin im Organismus einsetzende Bildung von Antikörpern stellt den Grundvorgang der Allergie dar. Erneuter Kontakt des Organismus mit dem Antigen führt zur Antigen-Antikörperreaktion, als deren Folge physiologisch wirksame Stoffe freigesetzt werden. Diese werden vorwiegend in den Gewebsmastzellen gebildet, dort deponiert und im Rahmen der Erfolgsreaktion in Form eines sekretorischen Vorganges an das Erfolgsgewebe abgegeben. Wahrscheinlich haben die Mastzellen keine Bedeutung für die spezifischen Vorgänge der Allergie, sie sind aber ein wesentliches Element für das Zustandekommen des manifesten allergischen Krankheitsbildes.

Zu diesem Vortrag wurden zahlreiche Farbdiapositive über Morphologie und Zytochemie der Gewebsmastzelle bei allergischen Reaktionen gezeigt. Die entsprechenden Literaturangaben finden sich bei Niebauer, G.: Der gegenwärtige Stand der Mastzell-Forschung. Klin. Wschr., 38 (1960), S. 673.

Aus der I. Medizinischen Abteilung des Hanusch-Krankenhauses
in Wien
(Vorstand: Prof. Dr. H. F l e i s c h h a c k e r)

Allergische Blutkrankheiten

Von H. Fleischhacker

Die Auswirkungen wohldefinierter Antikörper gegen
Erythrozyten sind durch scharf umrissene klinische Symptome gekennzeichnet. Dies gilt insbesondere für die bivalenten
Isoagglutinine, die gegen die Blutgruppenmerkmale A und B
gerichtet sind. Die Immunisierungsvorgänge, die zur Bildung
von Rh.-Antikörpern führen, können gleichfalls als weitgehend
aufgeklärt angesehen werden. Schwierigkeiten tauchen erst
auf, wenn man den Ursachen für das Entstehen von Autoantikörpern nachgeht.

Im Bereiche der L e u k o p o e s e konnten H e t e r o a n t i-
k ö r p e r nachgewiesen werden, so daß eine weitgehende
antigene Artspezifität der verschiedenen weißen Blutkörperchen anzunehmen ist. Antileukozytäre Seren sind art-
spezifisch, lassen aber auch eine schwächer ausgeprägte, davon unabhängige, partielle, heterologe, antileukozytäre Wirkung auf die Leukozyten einer anderen Spezies erkennen.
Durch die Injektion eines Antileukozytenserums kommt es
beim Empfänger zur Leukopenie.

Darüber hinaus sind leukozytäre I s o a n t i k ö r p e r bekannt. Der Bestand blutgruppenspezifischer Antigene A
und B, und sogar des Rh.-Faktors D ist als gesichert anzusehen. Außerdem kennen wir von den Erythrozytengruppen
unabhängige antileukozytäre Isoantikörper. M i e s c h e r
konnte ein gruppenspezifisches Agglutinin nachweisen, das
keinen Zusammenhang mit dem Blutgruppensystem hatte.
Neben diesen n a t ü r l i c h e n A g g l u t i n i n e n, die gegen
Leukozyten einer gewissen Anzahl von Personen wirksam

sind, entstehen nach häufigen Transfusionen Immunisoagglutinine. Abgesehen von den kompletten leukozytären Isoantikörpern, die durch die Agglutination zu erfassen sind, wären noch die inkompletten, mit Hilfe des Antiglobulinkonsumtionstestes nachweisbaren anzuführen. Praktisch sind die Leukozytenantikörper insofern von Bedeutung, als sie bei Transfusionen durch die Reaktion mit den Spenderleukozyten unangenehme Reaktionen zur Folge haben können. Für das Entstehen leukozytärer Autoantikörper, die bei den Immunogranulozytopenien nachzuweisen sind, werden ähnliche immunologische Vorgänge verantwortlich gemacht, wie die für die Bildung antierythrozytärer und antithrombozytärer Globulinfraktionen in Betracht kommenden. Die Auswirkungen der verschiedenen gegen die Blutzellen gerichteten Faktoren sind dabei grundsätzlich gleich. Es kommt zunächst zu einer Schädigung der Zellmembran mit Permeabilitätsstörung und dadurch zum Austreten von Liberatoren (Fermente), die durch Freisetzung von Mediatoren (Histamin, Serotonin usw.) das klinische Bild bedingen (Oswald). Bei humoralen Antikörpern spielt sich die Antigen-Antikörperreaktion nur im Lebensmilieu der Zelle ab und es wirken auf sie die Reaktionsnachfolgeprodukte und die durch sie hervorgerufenen Milieuveränderungen ein. Die Folgen sind allerdings die gleichen wie bei einer Reaktion an der Zelloberfläche. Hohe Reizdosen wirken sich schädigend für die Zelle aus, während geringe sogar einen aktivierenden Einfluß haben. Als faßbaren Ausdruck der Schädigung finden wir die Agglutination, der eine Oberflächenmembranreaktion zugrunde liegt, ferner Zellschwellung, Nekrose und Lyse, für die aber eine Mitwirkung von Komplement Voraussetzung sind, das erst die Zellmembran für den Antikörper durchlässig und diesen in der Folge zum Zellgift macht. Die Form des Zellschadens unterscheidet sich auch nicht von der durch einfache Gifte bedingten Schädigung.

Die Arzneimittelagranulozytosen werden nach wiederholtem Gebrauche verschiedener Präparate, wie Pyramidon, Gold, Salvarsan, Sulfonamide, Hydantoin, Butazolidin, Irgapyrin und vieler anderer, jeweils moderner Medikamente bei der Wiedereinnahme beobachtet. Moeschlin konnte nun in einem Falle von Pyramidonagranulozytose im Serum des betroffenen Patienten ein stark wirksames Leukozytenagglutinin nachweisen, das für die Zerstörung der Leukozyten verantwortlich zu machen war. Die Leukozyten werden in der Blutbahn agglutiniert und dann in den Lungenkapillaren, zum Teil auch in der Leber und Milz, zerstört. Der Nachweis der „allergischen Antikörper" ist zunächst dadurch zu erbringen, daß man den Patienten mit Ueberempfindlichkeit eine kleine Menge des Allergens einverleibt, worauf es innerhalb weniger Stunden unter stärkeren Störungen des Allgemeinbefindens zu einem Leukozytensturz kommt. Im Serum und Plasma des Patienten findet sich eine Substanz, die sowohl eigene als auch fremde Leukozyten agglutiniert. Sie ist aber nur so lange nachweisbar, als das Arzneimittel im Körper kreist. Wenn man das Serum des Ueberempfindlichen noch zu diesem Zeitpunkt auf gesunde, gruppengleiche Versuchspersonen überträgt, dann stellt sich bei ihnen gleichfalls ein Absinken der Leukozytenwerte ein, während im Remissionsstadium der Versuch negativ ausfällt. Als Erklärung wurde angenommen, daß es zunächst zu einer Sensibilisierung mit Bildung von Antikörpern gegen das durch Körpereiweiß zum Vollantigen ergänzte Präparat kommt, die bei einer neuerlichen Einverleibung des Allergens infolge der Antigen-Antikörperreaktion und ihren Auswirkungen zur Zerstörung der Leukozyten führt.

Medikament + Leukozyten → Vollantigen → Sensibilisierung mit Antikörperbildung.

Medikament + (Leukozyten + Antikörper) → Leukozytenagglutination, periphere Leukozytolyse und Schädigung der Vorstufen im Knochenmark.

Die Antikörper sind dabei chemospezifisch dem Vollantigen angepaßt. Die Dosis des Medikamentes ist, oberhalb des minimalen Schwellenwertes, bedeutungslos.

Genauso wurde die medikamentös ausgelöste Thrombopenie als die Auswirkung einer Sensibilisierung durch das zum Vollantigen ergänzte exogene Allergen mit Bildung von Antikörpern erklärt.

Versuche mit heterologem Serum als Antigen ergaben nun, daß auch andere Antigen-Antikörperreaktionen zu einer Schädigung der Leukozyten führen, da die löslichen Antigen-Antikörperkomplexe auf der Oberfläche der Leukozyten fixiert werden und dadurch eine Agglutination zustande kommt. Der Vorgang entspricht der passiven Hämagglutination, bei der ebenfalls der Erythrozyt durch eine Antigen-Antikörperreaktion geschädigt wird, ohne daß der Zelle dabei eine antigene Funktion zukommen würde. Auch auf Grund anderer Ueberlegungen ist bei den medikamentös bedingten Agranulozytosen nicht ein Vorgang anzunehmen, bei dem leukozytäre Antikörper eine Rolle spielen, sondern die Zellschädigung ist als sekundäre Folge einer Antigen-Antikörperreaktion aufzufassen (Miescher). In diesem Zusammenhang ist darauf hinzuweisen, daß die Häufigkeit der Medikamentenüberempfindlichkeit regionär überaus wechselt. So wird bei der Bevölkerung Amerikas und der nordischen Länder die Pyramidonagranulozytose unverhältnismäßig öfter gefunden als in unseren Gegenden, was sicherlich nicht nur mit

4

einem stärkeren Medikamentenabusus zu erklären ist. Wie
bereits erwähnt, spielen für die Auslösung einer Pyramidonagranulozytose nicht spezielle leukozytäre Antikörper die
ausschlaggebende Rolle, sondern es werden sichtlich besonders
empfängliche Leukozyten im Rahmen von Antigen-Antikörperreaktionen durch das Niederschlagen löslicher Globulin-
komplexe auf der Leukozytenoberfläche in Mitleidenschaft
gezogen. Wäre kein solcher Leukozyten- bzw. Thrombozytenfaktor für die Auswirkungen mitverantwortlich, müßten die
Arzneimittelagranulozytosen bzw. -thrombopenien viel häufiger zur Beobachtung gelangen. Für die Auslösung der Reaktion wäre demnach neben einem Plasmafaktor oder
mehreren Plasmafaktoren und der Droge noch ein eigener
Leukozyten- bzw. Thrombozytenfaktor notwendig. Bei unseren
Fällen mit Chinidinthrombopenien ließ sich wohl beim Ver-
setzen des Patientenplasmas mit Patiententhrombozyten nach
Chinidinzusatz eine Thrombozytolyse nachweisen, nicht aber,
wenn Plättchen einer gesunden blutgruppengleichen Person
Verwendung fanden. Die Frage ist aber unbeantwortet, ob
bei den verschiedenen Arzneimittelagranulozytosen, von denen
nur die Pyramidonschädigung als Beispiel herausgegriffen
wurde, ein eigener Antikörper vorliegt, denn im Intervall ist
keine eigene Serum- oder Plasmafraktion nachweisbar, der
eine zellschädigende Wirkung zukommt, sondern erst nach
der Verabfolgung von Drogen kommt es zur Bildung toxischer Produkte. Stork, Bigliardi, Brenn und Hoigné
berichten überdies, daß sich bei verschiedenen Arzneimittelallergien die Plättchen im Blute der Patienten nach Verab-
folgen kleiner Mengen des Präparates, gegen das die Ueberempfindlichkeit erworben wurde, innerhalb von 1¹/₂ Stunden
um 15 bis 40% vermindern und selbst Nichtsensibilisierte auf
eine Reihe von Medikamenten mit einem obligaten, allerdings
geringen Thrombozytensturz reagieren.

Vielleicht dürfen die Medikamentenschädigungen mit
klinisch ähnlich verlaufenden Reaktionen im Bereiche der
Erythropoese in Parallele gebracht werden. Es gibt Personen,
bei denen es nach der Einnahme verschiedener Präparate
sowie nach dem Genusse von Saubohnen zu einem plötzlich
einsetzenden Blutzerfall unter dem Bilde einer hämolytischen
Krise kommt. Man war zunächst geneigt, dafür eine Ueberempfindlichkeit gegenüber diesen Substanzen anzunehmen.
Nunmehr konnte nachgewiesen werden, daß ein hereditärer
Fermentdefekt der Erythrozyten mit Mangel an Glukose-6-
Phosphatdehydrogenase und Isozitronensäuredehydrogenase,
mit Verminderung des reduzierten Blutglutathions sowie des
intraerythrozytären Kaliumgehalt besteht und bei solchen
Enzymerythropathien bereits geringgradige schädigende Ein-
wirkungen den Zerfall der Erythrozyten bedingen können.

Die Aehnlichkeit des klinischen Bildes mit dem schlagartig einsetzenden Leukozytenzerfall bei einer Pyramidonagranulozytose legt die Annahme einer Minderwertigkeit der Leukozyten nahe, noch dazu, wo eine familiäre Neigung zu Krankheiten auf Grund einer Funktionsschwäche des myeloischen Systems bekannt ist (Witte).

Erworbene hämolytische Anämien, Immunogranulozytopenien und -thrombopenien werden auf die Wirkung von Autoantikörpern zurückgeführt, die unter dem stimulierenden Einfluß von Autoantigenen auf das RES entstehen sollen.

Es ist verständlich, daß weder normale Zell- und Gewebsbestände, noch ein weitgehend verändertes oder denaturiertes Autoantigen die Bildung von Autoantikörpern, die auch gegen normales Gewebe gerichtet sind, auslösen können. Man nimmt daher an, daß es durch infektiöse, toxische oder traumatische Einwirkungen zu begrenzten und nicht zu tief reichenden Abweichungen der Antigenstruktur entsprechender Gewebsbestandteile kommt, wodurch die Produktion von Autoantikörpern angeregt wird, die gegen das veränderte Substrat, infolge der Antigenverwandtschaft aber auch gegen das normale Gewebe wirksam sind und damit eine pathogene Wirkung entfalten. Für die Bildung erworbener Autoantigene ist eine primäre Schädigung erforderlich; es sind organspezifische Substanzen, die unter normalen Bedingungen nicht entstehen. Als angeborene Autoantigene kommen Gewebe in Frage, die im Embryonalleben nicht mit dem antikörperproduzierenden System in Kontakt treten und daher später als fremd empfunden werden. Wenn etwa Linsen- oder Spermagewebe unter unphysiologischen Bedingungen nach der Geburt auf das antikörperproduzierende System treffen, dann regen sie die Bildung zirkulierender Autoantikörper an und führen zur entsprechenden Gewebsschädigung unter dem Bilde der sympathischen Ophthalmie bzw. Infertilität.

So wurde auch die Bildung der erythrozytären Autoantikörper erklärt: Durch geringfügige Veränderungen der Oberflächenstruktur von Erythrozyten infolge Auflagerung eines Virus, von Bakterienspaltprodukten oder Paraproteinen werden die antikörperproduzierenden Zellverbände zur Abgabe bestimmter Immunglobuline angeregt, die gegen die veränderten roten Blutkörperchen, der Antigenverwandtschaft wegen aber auch gegen die normalen Erythrozyten eine zerstörende Wirkung entfalten. Die inkompletten Wärmeantikörper, denen in der Klinik die größte Bedeutung zukommt, sind überwiegend unspezifisch, nur in etwa einem Viertel der Fälle lassen sie eine spezifische, meist gegen einen Faktor des Rh.-Systems gerichtete Wirkung erkennen. Es sind primär pathologische Proteine, die elektrophoretisch in der

γ-Globulinfraktion anzutreffen sind. Mit Rücksicht auf ihr
unspezifisches Verhalten wurde von verschiedenen Untersuchern schon immer angenommen, daß sie nicht unter dem
Einfluß eines speziellen Autoantigens entstehen, sondern vor
allem die Möglichkeit in Betracht gezogen, daß Antikörper
gegen körperfremde Substanzen gebildet werden, die zufällig
mit bestimmten Blutkörperchenrezeptoren reagieren, es sich
demnach um heterogenetische Antikörper handeln würde, die
eine autoaggressive Wirkung entfalten. Als Beispiel könnte das
Drüsenfieber herangezogen werden, bei dem heterogenetische
Körper gegen Schaferythrozyten gebildet werden.

Gegenwärtig werden die Autoaggressionskrankheiten des
Blutes vorwiegend nach der Klon-Selektionstheorie
von Burnet erklärt. Unter einem Klon (engl. Clone = Zweig)
versteht man eine Reinkultur genetisch einheitlich determi-
nierter Zellen, die von einer Mutterzelle abstammen und deren
Eigenschaften bis ins kleinste übereinstimmen. In der
Embryonalzeit entstehen also Klone von Muskel-, Leber-,
Nierengewebe usw. Auch die Antikörper produzierenden
Zellen bilden eine Unzahl von Klonen, die aus einer einheitlichen Zellgruppe durch Mutation entstehen und Antikörper
gegen alle auf sie einwirkenden Antigene bilden. Während
aber beim Erwachsenen die in den immunologisch tätigen
Zellen gebildeten Antikörper in die Blutbahn abgegeben werden, bleibt im Fötalleben diese Aktivität auf das Zellinnere
beschränkt, so daß keine Antikörperglobuline nach außen
gelangen. Wenn ein homologes Antigen mit den immunologisch kompetenten Klonen in Kontakt kommt, gehen diese
bei der sich intrazellulär abspielenden Antigen-Antikörper-
reaktion zugrunde. Es überleben demnach nur Klone, deren
Zellprodukte gegen körperfremde Zellen gerichtet sind. Vom
Zeitpunkte der Geburt an werden die Antikörper in die Blutbahn abgegeben und nunmehr wirken sie auf die Antigene ein
und trachten sie zu vernichten und auszuschalten, während im
Fötalleben umgekehrt die Antigene die Antikörper und damit
die sie enthaltenden Zellen zum Untergang bringen. Die
Klonentheorie bereitet zunächst dem Verständnis insofern
Schwierigkeiten, als man annehmen muß, daß bei der Geburt
Klone bereitstehen, die gegen jedes im späteren Leben auftretende Antigen Antikörper vorgebildet enthalten. Burnet
erklärt dies damit, daß alle körperfremden Antigene einigen
10.000 chemischen Konstitutionstypen angehören, auf die je
eine Zellart passen müßte, was bei der hohen Mutationsrate
(10^6 pro Tag) ohne weiteres vorstellbar sei.

Die Anklänge an die Seitenkettentheorie sind nicht
zu verkennen. Ehrlich nahm in jedem funktionierenden
Protoplasma einen Kern mit angefügten Seitenketten an.
Wenn ein Toxin (Antigen) mit seinem Atomkomplex an eine

spezifische Seitenkette herankommt, dann wird es fest an das Protoplasma verankert und kann seine Giftwirkung entfalten. Durch Bindung wird die Seitenkette dauernd ausgeschaltet und muß durch Neubildung ersetzt werden. Im Laufe der Immunisierung wird die Zelle trainiert, die Seitenkette in immer stärkerem Maße zu bilden. Die im Uebermaß gebildeten und abgestoßenen Seitenketten sind die Antikörper. Behring formulierte die Seitenkettentheorie kurz: Dieselbe Substanz im lebenden Körper, welche, in der Zelle gelegen, Voraussetzung und Bedingung einer Vergiftung ist, wird Ursache der Heilung, wenn sie sich in der Blutflüssigkeit befindet. Wir brauchen also nur zu ergänzen, daß während des Fötallebens die Bildung der Seitenketten noch mangelhaft ist und sich die Reaktion innerhalb der Zelle abspielt, womit die Voraussetzung für eine Vergiftung und den Zelluntergang (Auslöschen der Antikörper produzierenden Klone) gegeben ist. Mit der Heranreifung der Frucht können dann so viele Seitenketten gebildet werden, daß sie in die Blutbahn abgegeben werden und nunmehr das Toxin (Antigen) schädigen und vernichten.

Die grundlegenden Arbeiten von Medavar sind bekannt. Es gelang ihm, Säugetiere künstlich immuntolerant zu machen, also eine lebenslängliche Reaktionslosigkeit gegenüber transplantiertem Gewebe von einem anderen Tier zu erzeugen, indem er dem Empfängertier noch intrauterin die Zellen eines Tieres der gleichen Art einverleibte. Die Einwirkung eines Antigens, das beim Erwachsenen die Bildung spezifischer Antikörper zur Folge hat, stimmt während der Fötalzeit den ganzen Organismus um. Es ist zunächst verständlich, daß der Fötus keine immunologische Wirkung gegen mütterliche Antigene entfalten darf, also nicht zwischen fremd und körpereigen unterscheidet. Fremde Antigene werden in dieser Zeit wie körpereigene Zellbestandteile empfunden. Dies ändert sich mit der Geburt, nach der aus dem immuntoleranten Fötus ein immunabwehrbereiter Organismus wird. Antigene, die intrauterin verabreicht werden, hinterlassen dagegen eine lebenslängliche spezifische Wehrlosigkeit.

Hier ergeben sich auch Zusammenhänge mit der Runt-Disease (Kümmerwuchskrankheit). Sie entwickelt sich, wenn man einem Tier immunologisch aktive Zellen eines homologen Spenders (gleiche Spezies, aber genetisch andere Struktur) implantiert. Wird das übertragene Gewebe toleriert, dann erkrankt das Tier, es bleibt im Gewicht zurück, zeigt Haarausfall, Dermatitis, Hypothermie und Splenomegalie. Außerdem werden eine hämolytische Anämie, ein positiver Antiglobulintest, eine Leuko-Thrombopenie und ein abnormes Bild der Plasmaelektrophorese beobachtet. Die Erkrankung wird

8

auf eine Transplantat-gegen-Wirt-Reaktion zurückgeführt. In unserem Zusammenhang ist es interessant, daß die Runt-Krankheit zu Veränderungen am blutbildenden Gewebe und an den lymphatischen Elementen führt, und umgekehrt kann sie vor allem durch Inokulation von Lymphknotengewebe oder Milz ausgelöst werden.

Nach der Klonentheorie würden wir das Entstehen von Hämautoantikörpern nicht auf ein femdes Antigen, das die normalen Antikörper produzierenden Zellen stimuliert, sondern auf eine Neumutation mit Bildung abnormaler Antikörper produzierender Zellen (Klone) zurückführen. Die verbotenen Klone könnten auch aus schlummernden Zellverbänden entstehen, die von der Mutter herstammen, genetisch abnormal sind und durch verschiedene Einwirkungen (Virus, chemische Substanzen, ionisierende Strahlen) aktiviert werden, so daß sie die Produktion von abnormalen Globulinen aufnehmen. Normale Erythrozytenantigene spielen für die Aktivierung pathologischer Klone keine Rolle. Die dauernde Erhaltung dieser Paraproteinproduktion wird aber darauf zurückgeführt, daß bei ihrer Reaktion mit den normalen Erythrozyten Antigene entstehen, die als anhaltender Reiz wirken. Wenn den pathologischen Globulinfraktionen überhaupt eine pathogenetische Bedeutung zukommt, ist ihre Wirkung sicherlich weitgehend unspezifisch und durchaus den durch andere Substanzen, wie Metallionen, Kieselsäure und pflanzliche Produkte bedingten serologischen Phänomenen, vergleichbar. Die zum Nachweis der univalenten Antikörper häufig herangezogenen Andauungsversuche mit Trypsin und Papain besagen nur, daß es bei einer alterierten Erythrozytenoberfläche zur Absorption von Serumproteinen kommt.

Beim Großteil der erworbenen hämolytischen Anämien sind pathologische Eiweißkörper im Serum nachzuweisen. Bezweifelt wird aber, ob ausschließlich diese für die kürzere Lebensdauer der Erythrozyten verantwortlich oder sogar als spezifische Autoantikörper aufzufassen sind. In den Kälteagglutininen, die beim Auftreten in stärkerer Konzentration das Krankheitsbild der Kälteagglutininkrankheit bedingen können, haben wir blutgruppenunspezifische und schon physiologisch vorkommende Proteine vor uns, die bereits bei Virusinfekten ansteigen. Es ist anzunehmen, daß unter dem stimulierenden Einfluß des Virus oder auch anderer Faktoren die schon normal vorhandene Plasmafraktion vermehrt gebildet wird, so daß es beim Ansteigen der Wärmeamplitude zur vermehrten Hämolyse kommt.

Die univalenten Wärmeautoantikörper im Rahmen erworbener hämolytischer Anämien treten idiopathisch, ohne faßbare auslösende Ursache oder symptomatisch bei Wucherungen des lymphoretikulären Gewebes, also bei Lymphomatosen, Retikulosen, Lymphogranulomen u. a. in Erscheinung. Es handelt sich dabei um γ-Globuline mit einer Affinität zu den Erythrozyten, an deren Oberfläche sie nachzuweisen sind. Für die Diagnose ist der nach Coombs benannte Antiglobulintest heranzuziehen. Ihre pathogenetische Bedeutung für die Auslösung hämolytischer Anämien wird zwar immer angeführt, ist aber noch nie überzeugend bewiesen worden. Die Schwere der Hämolyse geht keineswegs der Menge der Autoantikörper parallel. Coons und Mitarbeiter konnten mit Hilfe immunofluoreszenztechnischer Untersuchungen nachweisen, daß Zellen, die auf einen antigenen Reiz proliferieren, einen Eiweißkörper von Globulineigenschaft enthalten, den sie dann ins Blut als neues Globulin abgeben. Dabei ist aber in Betracht zu ziehen, daß Lymphozyten die Paraproteine nur enthalten können, in die Blutbahn bringen, während die Bildung in den Reaktionszentren vor sich geht.

Als gesicherte Tatsachen können wir zunächst nur feststellen, daß scheinbar musterhafte Erythrozyten vom Knochenmark gebildet werden, die dann einer rascheren Zerstörung anheimfallen, wobei häufig, aber nicht immer pathologische Globulinfraktionen im Plasma. nachweisbar werden. Die Milz ist meistens vergrößert. Sie wird für die Zerstörung der mit den Autoantikörpern beladenen Erythrozyten verantwortlich gemacht und als Hauptsitz der Antikörper produzierenden Elemente angesehen. Eine gewisse, keineswegs aber ausschlaggebende Bedeutung kommt ihr zu, denn durch ihre Entfernung lassen sich etwa 50% der erworbenen hämolytischen Anämien überzeugend, mitunter allerdings nur vorübergehend beeinflussen. Der Autoantikörperspiegel wird durch die Splenektomie geringfügig vermindert oder ändert sich überhaupt nicht. Seine Beeinflussung ist für den klinischen Ablauf bedeutungslos.

Bringen wir die drei Hauptsymptome, verkürzte Erythrozytenlebensdauer, Bildung pathologischer Globulinfraktionen und Milztumor auf einen Nenner, dann besteht noch die Möglichkeit, daß sich der aktivierende Einfluß auf immunologisch potente Zellverbände vornehmlich an der Milz auswirkt und damit zur Hypersplenie führt, die dann hauptsächlich, aber nicht ausschließlich, für die Bildung der pathologischen Globulinfraktionen verantwortlich zeichnet und auch die in ihrem Stoffwechsel durch unspezifische Milieuveränderungen beeinträchtigten Erythrozyten in gesteigertem Maße zerstört. Wir würden demnach die Bildung der pathologischen Globuline und die verkürzte Lebensdauer der Erythrozyten als voneinander unabhängige Symptome auffassen und dem sogenannten Autoantikörper nur eine sekundäre, die Hämolyse mitunter verstärkende Wirkung zuerkennen.

Im Rahmen der Klonentheorie könnten schließlich Leukosen und alle Neoplasien als immunologisches Phänomen gesehen werden. Wir haben bei diesen Erkrankungen eine neue Zellrasse, die durch Mutation entsteht, vor uns. Dabei wäre anzunehmen, daß es schon intrauterin zum Befall der Zellen mit der virusspezifischen Nukleinsäure kommt und nunmehr im Fötalleben eine immunologische Toleranz gegen diese in ihrer genetischen Struktur abweichenden Elemente erworben wird, so daß der Körper das ganze weitere Leben hindurch keine Antikörper gegen sie zu entwickeln vermag. Kommt es dann später durch aktivierende Einflüsse, ionisierende Strahlen, alkylierende Substanzen, Virusinfekte oder auch durch völlig unspezifische Einflüsse zur Wucherung der Tumor- oder Leukosezellen, dann ist der Organismus demgegenüber immunologisch vollkommen machtlos, die Leukosezellen können sich ubiquitär in allen Organen, ohne auf Abwehr zu stoßen, ansiedeln. Auf die schädigende Wirkung der Tumorzellen gegen den Wirtsorganismus durch Bildung von Eiweißkörpern ist der kachektisierende Einfluß zurückzuführen. Der Vorgang wird zur Runt-Krankheit in Parallele gesetzt, also als Schädigung des Wirtes durch die Tätigkeit immunologisch kompetenten, genetisch abweichenden, aber tolerierten Gewebes aufgefaßt. Eine bei diesen Neoplasien wirksame Therapie müßte demnach trachten, die immunologische Toleranz für das Tumorgewebe zu durchbrechen, so daß es für den Wirtsorganismus als fremd empfunden wird und durch die Antikörper vernichtet werden könnte. Dadurch würden sich gewisse Erfolge mit einer unspezifischen Reizkörpertherapie und vielleicht auch die durch Folsäure- oder Purinantagonisten erreichten Besserungen erklären lassen. Wenn auch nicht bestritten werden soll, daß es durch Einführen von Antimetaboliten in den Zellstoffwechsel durch Beeinträchtigung der Nukleoproteinsynthese zu Schädigungen der Leukosezellen kommt, so werden doch damit auch Zellen, die solche Substanzen einbauen, soweit verändert, daß sie vom Körper als fremd empfunden nicht mehr immunologisch toleriert und somit für die normale Abwehr angreifbar werden.

Zusammenfassung

Die Auswirkungen wohldefinierter Antikörper gegen Erythrozyten führen zu bekannten Symptomen, so daß sie von der Erörterung ausgeschieden wurden. Kurz umrissen wird nur die Bedeutung von leukozytären Isoantikörpern, weil sie gelegentlich für Reaktionen bei häufigen Bluttransfusionen verantwortlich sein können.

Die medikamentös bedingten Schädigungen der Leukozyten entstehen als Folge toxischer Einwirkungen von Substanzen, die sich beim Vorliegen anfälliger Leukozyten im Sinne der Agranulozytose äußern. Spezielle leukozytäre Antikörper spielen dabei keine Rolle, es ist auch nicht erwiesen, ob die schädigende Wirkung überhaupt als Folge einer Antigen-Antikörperreaktion zustande kommt. Die erworbenen hämolytischen Anämien, Immunogranulozyto- und -thrombopenien wurden auf das Entstehen von spezifischen Autoantikörpern zurückgeführt, die unter dem Einfluß von Autoantigenen entstehen sollten. Neuerdings wird auf Grund der Klonentheorie angenommen, daß genetisch abweichende, schlummernde Klone, die möglicherweise von der Mutter übertragen wurden, durch verschiedene Einwirkungen auf den Organismus aktiviert werden und nunmehr pathologische Globuline in das Plasma abgeben, die gegen die normalen Blutkörperchen eine schädigende Wirkung entfalten. Dabei wäre es auch vorstellbar, daß es erst durch die exogenen Einwirkungen zu einer Neumutation im Bereiche des immunologisch potenten Gewebes käme.

Wenn auch darüber kein Zweifel besteht, daß bei den als Autoaggressionskrankheiten des Blutes bezeichneten Syndromen pathologische Globulinfraktionen häufig nachgewiesen werden können, so ist deren pathogenetische Bedeutung nicht erwiesen worden.

Schließlich wird noch erwähnt, daß wir auf Grund der Klonentheorie auch die Leukosen und alle Neoplasien unter dem Blickwinkel eines immunologischen Phänomens als eine Art von Runt-Disease betrachten können. Wir hätten in ihnen die schädigenden Auswirkungen des tolerierten, genetisch abweichenden, immunologisch potenten Gewebes auf den Wirt vor uns. Eine gegen Neoplasien wirksame Therapie müßte darauf hinauslaufen, die immunologische Toleranz des Wirtsorganismus gegenüber dem Tumorgewebe durch eine Aenderung der Antigenstruktur der neoplastischen Zellen zu durchbrechen, so daß es dem Körper möglich wäre, seine natürliche Abwehr einzusetzen.

Aus der I. Medizinischen Universitätsklinik in Wien
(Vorstand: Prof. Dr. E. L a u d a)

Ist der viszerale Lupus erythematodes eine durch Autoantikörper hervorgerufene Erkrankung?

Von G. Geyer

Meine Ausführungen werden sich auf das Krankheitsbild des viszeral generalisierten Lupus erythematodes beziehen, auf jene Form der schweren Allgemeinerkrankung also, die seit ihrer Beschreibung durch K a p o s i 1872[1] zunächst vorwiegend den Dermatologen bei Fällen von kutanem Erythematodes bekannt war. Erst 1924 haben L i b m a n und S a c k s als anatomisches Substrat bei solchen Kranken eine charakteristische Form der Endokarditis beobachtet. In den letzten Jahrzehnten hat man sich besonders in Nordamerika mit der Erkrankung beschäftigt, offenbar deshalb, weil sie dort nicht selten vorkommt. Es war wohl vorwiegend die Kenntnis eines einzigen neuen serologischen Befundes, die das Interesse an ihr auch in Europa wieder wachgerufen hat, und der viszerale Lupus erythematodes wird heute — sicher mit Berechtigung — öfter in diagnostische Erwägungen einbezogen, als dies früher der Fall war.

Ganz allgemein kann eine Antwort auf die Frage, ob für eine Erkrankung eine Antigen-Antikörperreaktion als pathogenetisches Prinzip in Betracht kommt, von verschiedenen Gesichtspunkten her gesucht werden. Zunächst kann dies an Hand anamnestischer Angaben erfolgen. Beim Erythematodes fehlt nun jeder Hinweis dafür, daß vorausgegangene Infekte — wie das bei dem klinisch in mancher Hinsicht ähnlichen rheumatischen Fieber der Fall ist — oder die wiederholte Exposition an äußere chemische Einflüsse für seine Entstehung eine Rolle spielen könnten. Die Feststellung, daß das häufigere Auftreten der Erkrankung zeitlich mit einer Periode des gewaltigen Ansteigens des Arzneimittelkonsums, insbesondere in den USA, zusammenfällt, sowie die an diese Koinzidenz geknüpfte Vermutung eines Kausalzusammenhanges läßt sich im Einzelfall zumeist nicht erhärten. Wenn im allgemeinen also festzustellen ist, daß eine exogene Ursache beim Lupus erythematodes nicht eruiert werden kann, so trifft dies für eine kleine Gruppe solcher Fälle nicht zu, denn für sie ist der Zusammenhang mit Arzneimitteleinnahmen sehr augenfällig: Krankheitsbilder, die klinisch, serologisch und anatomisch dem viszeralen Lupus erythematodes völlig gleichen, sind vereinzelt nach längerem Gebrauch des Hypertoniemittels Hydrazophtalazin[2, 3] und von Antiepileptika (Hydantoinkörpern)[4] beobachtet worden. Die meisten dieser Fälle haben auf das Absetzen dieser Arzneimittel mit einer vollen Remission reagiert, jedoch noch lange Zeit bestimmte serologische Charakteristika der Erkrankung behalten. Es gibt also offenbar ein vom spontanen Lupus erythematodes nicht unterscheidbares Krankheitsbild, für dessen Entstehung Arzneimittel eine sehr deutliche kausale oder wenigstens auslösende Rolle spielen.

Allgemein kann auf Grund pathologisch-anatomischer Befunde zwar unter Umständen die Vermutung ausgesprochen werden, daß vorliegende Veränderungen als Folge einer Antigen-Antikörperreaktion entstanden sein könnten, ein solcher Zusammenhang kann aber aus dem morphologischen Befund allein nie bewiesen werden[57]. Für den Fall des viszeralen Lupus erythematodes kommt als eine weitere Schwierigkeit, die dem Morphologen eine Stellungnahme zu unserer Frage erschwert, hinzu, daß die anatomischen Befunde bei dieser Erkrankung in ihrer Intensität sehr variieren können. Zwar ist ein charakteristisches Syndrom typischer morphologischer Befunde bei dieser Erkrankung bekannt, es können jedoch offenbar wesentliche dieser Charakteristika — unter Umständen sogar fast alle — auch dort fehlen. wo intra vitam das klinische Bild völlig typisch schien. Da jedoch auch die klinische Symptomatik unter Umständen mehrdeutig ist, sind Fälle, in denen der Pathologe an Hand seines Befundes die diagnostischen Schwierigkeiten des Klinikers nicht befriedigend zu lösen vermag, hier nicht allzu selten.

Um die charakteristischen pathologisch-anatomischen Befunde beim viszeralen Lupus erythematodes zu erwähnen, ist zu sagen, daß sich bei etwa 40% der viszeralen Lupus-erythematodes-Fälle Veränderungen des Endokards in Form der „atypischen abakteriellen verrukösen Endokarditis" nach Libman und Sacks[5] finden, deren Wärzchen nach Größe und Lokalisation von denen bei rheumatischen und bei Lenta-Endokarditiden unterschieden werden können. Typische Veränderungen können auch die Glomerula der Nieren betreffen, sie sind durch hyaline Verdickung der Basalmembranen der Schlingen und durch die Bildung hyaliner Thromben charakterisiert; weil sie an Drahtschlingen erinnern, wurden sie als „wire loops" bezeichnet. Muehrke[6] hat diese immer wieder als spezifisch herausgestellten Veränderungen jedoch bei einem größeren Nierenbiopsiematerial von Lupus-erythematodes-Patienten immer vermißt und nur Bilder gesehen, die einer Glomerulonephritis glichen; er hält das Bestehen von „wire loops" deshalb für ein vorübergehendes Stadium der Nierenerkrankung beim viszeralen Lupus erythematodes. Veränderungen können beim Lupus erythematodes auch an den Gefäßen und dem Bindegewebe der verschiedensten Organe gefunden werden; sie sind besonders durch fibrinoide Verquellung der Gefäßwand, Fibroblastenproliferation und Nekrose charakterisiert. Zu besonders typischen Veränderungen führt die periarterielle Fibrose an den Arterien der Milz. Das häufige Vorkommen von Fibrinoid beim Erythematodes, dem rheumatischen Fieber, der Sklerodermie und der Polyarteriitis hat Klemperer seinerzeit bewogen, für diese Erkrankung einen gemeinsamen Nenner und einen gemeinsamen Namen zu suchen[7]: Sie wurden Kollagenerkrankungen genannt, um diese Veränderung des kollagenen Bindegewebes herauszustellen. Inzwischen ist erkannt worden, daß eine primäre Störung des Kollagens bei allen diesen Erkrankungen sicher nicht vorliegt und man hat sie deshalb in „Bindegewebserkrankungen" umgetauft, was aber daran nichts ändert, daß die fibrinoide Verquellung des Bindegewebes sehr wahrscheinlich nur die Folge einer vaskulären Wandschädigung ist, durch die ein Uebertreten von Proteinen aus dem Blutstrom in das Bindegewebe ermöglicht wird[8]. Für diese Auslegung spricht, daß das Vorkommen von Fibrin und Globulinen im Fibrinoid mit immunhistologischer Methodik demonstriert werden konnte[11]. Die Annahme, daß das Fibrinoid beim Lupus erythematodes hauptsächlich aus aufgelöstem Kernmaterial besteht[9, 10], wird dagegen in Zweifel gezogen[12].

Ein feingewebliches Charakteristikum des viszeralen Lupus erythematodes von hoher Dignität sind die sogenannten „Hämatoxylinkörperchen", die als amorphe Ablagerung im Herzen, den Lymphknoten, dem Pankreas und anderen Organen gefunden werden. Auch diese Bildungen wurden histochemisch verschieden gedeutet: sie wurden von manchen — ebenso wie vorübergehend das Fibrin — für gelöstes Kernmaterial gehalten[10], während andererseits ihr Gehalt an Plasmaproteinen sichergestellt[13] ist und eine Bildung ähnlich dem Amyloid oder Paramyloid angenommen wurde[12]. Der

4

Histochemie all dieser Veränderungen ist deshalb so viel Aufmerksamkeit gewidmet worden, weil man gehofft hatte, aus der resultierenden Kenntnis auf die Pathogenese der viszeralen Veränderungen beim Lupus erythematodes schließen oder sie mit einem der erhobenen Antikörperbefunde korrelieren zu können.

Ein dritter Weg, auf dem Aufschlüsse über die Antikörpergenese der Erkrankung erwartet werden durften, war der des Antikörpernachweises. Schon lange war das Vorkommen falsch positiver Luesreaktionen beim viszeralen Lupus erythematodes bekannt gewesen[14, 53]. Sie kommen auch bei anderen Erkrankungen, die mit einer abundanten Bildung von Immunkörpern und γ-Globulinen einhergehen, vor (wie etwa bei der infektiösen Mononukleose oder der Endocarditis lenta) und sind sowohl pathogenetisch für den viszeralen Lupus erythematodes als auch für seine klinische Symptomatik sicher bedeutungslos.

Man kann beim Lupus erythematodes aber auch eine ganze Reihe anderer Immunkörper finden, die mit körpereigenen Substraten reagieren und somit viel eher den Charakter von Autoantikörpern tragen könnten. So wurden Antikörper nachgewiesen, die gegen den plasmatischen Anteil der Leukozyten gerichtet sind[15, 17, 18], sie könnten für die Granulozytopenie verantwortlich sein, die beim viszeralen Lupus erythematodes häufig beobachtet wird. Auch Antikörper gegen Thrombozyten[15, 16] und solche gegen Gerinnungsfaktoren[19-22] — im Sinne einer Hemmkörperhämophilie — sind bei Fällen von viszeralem Lupus erythematodes beobachtet worden; ihnen kann symptomatische Bedeutung dadurch zukommen, daß sie Anlaß zu einer hämorrhagischen Diathese geben. Die Bereitschaft von Lupus-erythematodes-Kranken, Antikörper gegen transfundierte Erythrozyten zu bilden, kann zu Transfusionszwischenfällen führen[14]. Inkomplette Antikörper gegen die eigenen Erythrozyten rufen bei Lupus-erythematodes-Patienten nicht selten einen positiven Ausfall des Coombs-Testes[24] hervor. Daß derartige Antikörper zu einer den Lupus erythematodes komplizierenden hämolytischen Anämie führen können, ist bekannt[23].

Die bisher angeführten Antikörper können zum Teil für Partialsymptome des Lupus erythematodes und für manche seiner komplizierenden oder Folgekrankheiten ursächlich sein, können aber mit der Entstehung der angio-mesenchymalen Läsionen, die das eigentliche Substrat der Erkrankung sind, wohl nichts zu tun haben.

Mit verschiedenen Methoden sind beim Lupus erythematodes nun aber auch Antikörper gegen Nierengewebe[27], glomeruläre Basalmembran[25, 26] und Leberproteine[29] nachgewiesen worden. Solche Befunde sind jedoch nicht für den Lupus erythematodes spezifisch (d. h. sie werden auch bei anderen Erkrankungen dieser Organe beobachtet), und einige dieser Antikörper finden ihr Antigen nicht in normalem, sondern erst in bereits pathologisch verändertem Organgewebe. Die Entstehung dieser Antikörper dürfte mithin eher eine Folge der Erkrankung als deren Ursache sein.

Eine auch beim viszeralen Lupus erythematodes nicht selten positiv ausfallende Laboratoriumsuntersuchung ist jene auf das Vorhandensein des sogenannten Rheumafaktors[30], eines Makroglobulins von Anti-γ-Charakter. S v a r t z und S c h l o s s m a n n[28] haben gezeigt, daß beim Erythematodes dieser abnorme Antikörper nicht mit jenem identisch ist, der bei Patienten mit chronischer rheumatischer Polyarthritis vorkommt; er reagiert jedoch mit den routinemäßig ausgeführten einschlägigen Laboratoriumsproben in gleicher Weise wie dieser. Auch für diesen Antikörper ist eine pathogenetische Bedeutung kaum vorstellbar.

Ein Serumfaktor mit Antikörpercharakter, der bei der überwiegenden Mehrzahl der Fälle von viszeralem Lupus erythematodes auftritt, ist der von H a r g r a v e s[54] sowie H a s e r i k und Mitarbeitern[55, 56] beschriebene LE-Faktor. Er wurde auf Grund morphologischer Veränderungen entdeckt, die er an Leukozyten hervorruft und die H a r g r a v e s 1948[31] erstmalig beobachtet hatte. Die Tatsache, daß dieser Faktor bei fast allen Fällen von viszeralem Erythematodes vorkommt und daß er methodisch ziemlich einfach nachgewiesen werden kann, haben den sogenannten LE-Zelltest zu einer diagnostischen Routinemethode werden lassen. Es handelt sich dabei um die Feststellung einer Veränderung der Leukozytenkerne, die in vitro vor sich geht. Da es sich um eine Reaktion mit Kernmaterial handelt, wird dieser LE-Faktor als antinukleärer Antikörper angesprochen. Eigenartigerweise scheint er weitgehend unspezifisch zu sein, d. h. er reagiert mit Kernmaterial nicht nur der Leukozyten, sondern auch aller anderen Organe und anderer Tierspezies. Von der Arbeitsgruppe um K u n k e l konnte später gezeigt werden, daß es sich dabei um eine Mehrzahl von Antikörpern gegen verschiedene Bestandteile des Kernes handelt[32], wovon der eigentliche LE-Faktor mit der Desoxyribonukleinsäure des Nukleoproteins reagiert. Das Vorkommen des LE-Faktors ist nicht krankheitsspezifisch, denn er kann auch bei chronischer rheumatischer Polyarthritis, Polyarteriitis, Sklerodermie, Leberzirrhose und akuter Arzneimittelallergie auftreten. Seine Feststellung kann deshalb immer nur unter gleichzeitiger Wertung des klinischen Bildes von diagnostischer Bedeutung sein.

Eine pathogenetische Bedeutung antinukleärer Antikörper für den viszeralen Lupus erythematodes ist aus mehreren Gründen nicht wahrscheinlich. Dagegen spricht schon die Tatsache, daß dieser Serumfaktor bei einer Reihe von Erkrankungen auftritt, deren anatomisches Substrat von dem des Lupus erythematodes sehr verschieden ist. Auch liegen eine Reihe von Beobachtungen vor, die zeigen, daß das Zirkulieren des LE-Faktors im Blut nicht mit Krankheit verbunden sein muß. So wurde eine diaplazentare Uebertragung des LE-Faktors von der kranken Mutter auf den Fötus mehrfach beobachtet, ohne daß es dabei zu einer Erkrankung beim Kind gekommen wäre[33-35]. Daß der LE-Faktor allein nicht als krankmachendes Agens wirkt, wurde auch durch Versuche demonstriert, in denen Plasma von LE-Patienten übertragen wurde: Die Empfänger sind dabei gesund geblieben, obwohl mit ihrem Serum das LE-Phänomen massiv auslösbar war[51, 52]. Auch in Tierversuchen ist es gelungen, durch Immunisierung mit Kernmaterial antinukleäre Antikörper zu produzieren[36]; diese Tiere sind gleichfalls gesund geblieben, was für die „Apathogenität" des LE-Faktors spricht.

Schließlich erscheint es überhaupt zweifelhaft, ob der LE-Faktor mit vitalen Zellen zu reagieren vermag; sein Nachweis im Zelltest setzt nämlich voraus, daß das Zellsubstrat einer Form von metabolischem, osmotischem oder mechanischem Trauma — also unphysiologischen Bedingungen — ausgesetzt wird. Es ist fraglich, ob solche Bedingungen im Gewebe gegeben sein können. Wenn eine Reaktion antinukleärer Faktoren mit Kernmaterial von Organgewebe diskutabel erscheint, so kann der Gesichtspunkt, daß diese Antikörper als pathogenes Agens die Gefäß- und Nierenveränderungen hervorrufen, sicher nicht gut vertreten werden. Mit manchen Argumenten wird jedoch der Standpunkt verfochten, daß sie für die Entstehung jenes Materials verantwortlich seien, das im Bindegewebe verschiedener Organe beim viszeralen Lupus erythematodes als „Hämatoxylinkörperchen" nachweisbar ist.

K l e m p e r e r und Mitarbeiter[37] konnten zeigen, daß diese Hämatoxylinkörperchen Desoxyribonukleinsäure enthalten, also aus Kernmaterial entstanden sein müssen. Die Ansicht, daß es sich um eine Form der Lyse der Nukleoproteine mit Depolymerisierung handelt[38], mußte später revidiert werden; verschiedene ihrer histochemischen Eigenschaften sind als eine Folge des Hinzutretens von Proteinen erkannt worden[39]. Ob das Kernsubstrat, aus dem die Hämatoxylinkörperchen entstehen, aus dem Gewebe selbst stammt, oder aus Nukleoproteinen, die aus der Blutbahn in das Gewebe eintreten, erscheint ungeklärt. In beiden Fällen sollen sie aber chemisch äquivalente Bildungen zu den Einschlußkörpern der Leukozyten beim Lupus-erythematodes-Phänomen darstellen. Die Bedeutung der antinukleären Antikörper für die Bildung der Hämatoxylinkörperchen ist allerdings (im Gegensatz zu ihrer Bedeutung für die Bildung der LE-Zelleinschlußkörper) nicht erwiesen. Daß die histochemischen Reaktionen der Hämatoxylinkörperchen auch anders interpretiert wurden[12], sei erwähnt. Die Annahme, daß auch das Fibrinoid beim Lupus erythematodes prinzipiell gleicher Genese wie das Material der Hämatoxylinkörperchen sei[9], wurde mehrfach abgelehnt[12, 8] und wird in letzter Zeit nicht mehr diskutiert.

Wenn man sich den umrissenen Standpunkt zu eigen macht, so kann gefolgert werden, daß die antinukleären Antikörper für eine Modifizierung oder „Verformung" des anatomischen Substrates beim viszeralen Lupus erythematodes eine Rolle spielen mögen, nicht aber für sein primäres Zustandekommen.

Ueberblickt man die Befunde, die über das Vorkommen zirkulierender Antikörper bei Lupus erythematodes erhoben wurden, so bleibt zwar die Frage nach dem Nachweis eines für die prinzipielle Läsion dieser Erkrankung ursächlichen Antikörpers unbeantwortet, es wird aber ein Spektrum abnormer Antikörper offenbar, wie es bei keiner anderen Erkrankung bekannt ist. Es erscheint daher berechtigt, festzustellen, daß der viszerale Lupus erythematodes mit einer tiefgreifenden Störung der Immunkörperbildung einhergeht, deren ursächliche Bedeutung allerdings noch nicht präzisiert werden kann. In neuerer Zeit sind Befunde erhoben worden, die annehmen lassen, daß sich diese Störung beim Lupus erythematodes nicht nur auf die Bildung zirkulierender Antikörper erstreckt, sondern auch auf die zelluläre „Allergie vom verzögerten Typ". Es wurde bei solchen Patienten eine Hypersensitivität gegen Leukozytenkerne auch auf Basis dieses letztgenannten Mechanismus (die nichts mit der Kernreaktion des LE-Faktors zu tun hat!) beobachtet[40, 41]. Die Möglichkeit, daß eine solche zellständige Allergie als krankmachendes Agens wirkt, ist tierexperimentell zwar wohl fundiert, ihr feingewebliches Substrat weist allerdings ein Bild auf, an welches die viszeralen Erythematodes-Läsionen keinerlei Anklänge zeigen.

Sehr wesentliche und neue Ausblicke haben Untersuchungen eröffnet, die Leonhardt aus der Waldenströmschen Klinik vor Jahren begonnen hat, und die inzwischen an mehreren anderen Stellen wiederholt und in ihrem Ergebnis bestätigt wurden. Ausgehend von den — allerdings nicht häufigen — Beobachtungen eines familiären Vorkommens von viszeralem Lupus erythematodes[42-44] wurde die Feststellung gemacht, daß unter den Blutverwandten von Lupus-erythematodes-Patienten rheumatische Erkrankungen gehäuft vorkommen und daß viele klinisch völlig gesunde Verwandte Träger abnormer Serumeiweißkörper sind. Bei diesen Personen wurde eine Hyper-γ-Globulinämie, Antikörper vom Typus des Rheumafaktors, Coombs-Antikörper und antinukleäre Antikörper mit positivem LE-Zelltest gefunden[45-50]. Auch bei manchen jener Fälle, die nach Gebrauch der oben genannten Arzneimittel einen Lupus erythematodes entwickelt hatten, war schon vor diesem Ereignis das Bestehen einer Hyperglobulinämie aufgefallen. Diese Befunde lassen annehmen, daß eine genetisch determinierte Störung der Immunkörperbildung die Voraussetzung für die Bildung von irregulären Antikörpern beim viszeralen Lupus erythematodes abgibt. Eine ererbte Disposition würde auch die alte Erfahrung, daß die Erkrankung vorwiegend das weibliche Geschlecht betrifft, verständlicher erscheinen lassen.

Zusammenfassend kann gegenwärtiger Kenntnis nach festgestellt werden, daß bei Erythematodes-Kranken das Prinzip der immunologischen Toleranz für körpereigene Antigene infolge des Bestehens eines genetischen Defektes der Immunkörpersynthese durchbrochen werden kann. Die Annahme, daß das pathogene Prinzip dieser Erkrankung unter den Antikörpern zu suchen ist — und mithin auch die Ansicht, daß der viszerale Lupus erythematodes zu den Autoaggressionskrankheiten gehört —, beruht aber einstweilen nur auf einem Analogieschluß.

Literatur: [1] Kaposi, M. K.: Arch. Derm., Berlin, 4 (1872), S. 36. — [2] Dustan, H. P., Taylor, R. D., Corcoran, A. C. und Page, J. H.: J. Amer. med. Assoc., 154 (1954), S. 23. — [3] Perry, M. H. und Schroeder, H. A.: J. Amer. med. Assoc., 154 (1954), S. 670. — [4] Ruppli, H. und Vossen, R.: Schweiz. med. Wschr., 87 (1957), S. 1555. — [5] Libman, E. und Sacks, B.: Arch. int. Med., 33 (1924), S. 701. — [6] Muehrke, R. C., Kark, R. M., Pivani, C. L., Pollak, V. E. und Steck, I. E.: Ann. rheum. Dis., 14 (1955), S. 371. — [7] Klemperer, P., Pollack, A. D. und Baehr, G.: J. Amer. med. Assoc., 119 (1942), S. 331. — [8] Letterer, E.: Verh. dtsch. Ges. inn. Med., 65 (1959), S. 9. — [9] Klemperer, P.: Wien. klin. Wschr., 65 (1953), S. 713. — [10] Gueft, B. und Laufer, Al.: Arch. Path., 57 (1954), S. 201. — [11] Gitlin, D., Craig, J. M. und Janeway, Ch. A.: Amer. J. Path., 33 (1957), S. 55. — [12] Teilum, G. und Hemming, E. P.: Arch. Path., 64 (1957), S. 414. — [13] Godman, G. C., Deitch, A. D. und Klemperer, P.: Amer. J. Path., 34 (1958), S. 1. — [14] Harvey, A., Shulman, L. E., Tumulty, P. A., Conley, C. L. und Schoenreich, E. H.: Medicine, 33 (1954), S. 291. — [15] Muller, W. und Radojicic, B.: Klin. Wschr., 34 (1956), S. 577. — [16] Seligman, M.: Rev. franç. Et. clin. biol., 3 (1958), S. 558. — [17] Van Loghem, J. J., van der Hart, M., Hijmans, W. und Schuit, H. R. E.: Vox Sang., 3 (1958), S. 203. — [18] Seligman, M.: Vox Sang., 2 (1957), S. 270. — [19] Frick, P. G.: Blood, 10 (1955), S. 691. — [20] Lee, S. L. und Sanders, M.: J. clin. Invest., 34 (1955), S. 1814. — [21] Ramot, B. und Singer, K.: Acta haemat., 16 (1956), S. 158. — [22] Medal, L. S. und Lisker, R.:

Brit. J. Haemat., 5 (1959), S. 284. — 23 Dubois, E. L.: Amer. J. Med., 12 (1952), S. 197. — 24 Michael, S. R., Vural, I. L., Bassen, F. A. und Schaefer, L.: Blood, 6 (1951), S. 1059. — 25 Mellors, R. C., Ortega, L. G. und Holman, H. R.: J. exper. Med., 106 (1957), S. 191. — 26 Vasquez, J. J. und Dixon, E. J.: Lab. Invest., 6 (1957), S. 205. — 27 Vorlaender, K. O. und Ross, J.: Klin. Wschr., 39 (1961), S. 605. — 28 Svartz, N. und Schlossman, K.: Ann. rheum. Dis., 16 (1957), S. 73. — 29 Gadjusek, C.: Nature, 179 (1957), S. 666. — 30 Braunsteiner, H., Egghart, F., Reinhardt, F. und Wiedermann, G.: Dtsch. med. Wschr., 83 (1958), S. 2168. — 31 Hargraves, M. M., Richmond, H. und Morton, R.: Proc. Staff. Meet., Mayo Clin., 23 (1948), S. 25. — 32 Deicher, H.: Klin. Wschr., 38 (1960), S. 104. — 33 Bridge, R. G. und Foley, Fl. E.: Amer. J. med. Sci., 227 (1954), S. 1. — 34 Berlyne, G. M., Short, I. A. und Vickers, C. F. H.: Lancet, II (1957), S. 15. — 35 Burman, D. und Oliver, R.: J. clin. Path., 11 (1958), S. 43. — 36 Deicher, H.: Verh. dtsch. Ges. inn. Med., 68 (1962). (Im Druck.) — 37 Klemperer P., Gueft, B., Lee, S., Leuchtenberger, C. und Pollister, A. W.: Arch. Path., 49 (1950), S. 503. — 38 Kunick, N. B.: Arch. int. Med., 97 (1956), S. 562. — 39 Godman, G. C.: In: Systemic Lupus Erythematosus, ed. by G. Baehr and P. Klemperer. New York: Verlag Grune and Stratton. 1959. — 40 Friedman, E. A., Bardawil, W. A., Merill, J. P. und Hanau, C.: New Engld. J. Med., 262 (1960), S. 435. — 41 Bennet, J. C. und Holley, H. L.: Arthritis and Rheumatism, 4 (1961), S. 64. — 42 Agranat, A. L., Bersohn, I. und Lewis, S. M.: S. afr. med. J., 31 (1957), S. 258. — 43 Glagov, S. und Gechman, E.: New Engld. J. Med., 255 (1956), S. 936. — 44 Marlow, A. A., Peabody, H. D. und Nickel, W. R.: J. Amer. med. Assoc., 173 (1960), S. 1641. — 45 Leonhardt, T.: Lancet, II (1957), S. 1200. — 46 Larsson, O. und Leonhardt, T.: Acta med. scand., 165 (1959), S. 371. — 47 Dieselben: Acta med. scand., 165 (1959), S. 395. — 48 Pollak, V. E., Mandema, E. und Kark, R. M.: Lancet, II (1960), S. 1063. — 49 Holman, H. und Deicher, H. R.: Arthritis and Rheumatism, 3 (1960), S. 244. — 50 Lee, S. L. und Zingale, S. B.: In: Inflammation and Diseases of Connective Tissue, ed. by L. C. Mills and J. H. Moyer. Philadelphia und London: Verlag W. B. Saunders. 1961. — 51 Bencze, G.: Ann. rheum. Dis., 17 (1953), S. 426. — 52 Marmont, A.: Persönliche Mitteilung. — 53 Gennerich, H.: Arch. Derm., Berlin, 138 (1922), S. 403. — 54 Hargraves, M. M.: Proc. Staff. Meet. Mayo Clin., 24 (1949), S. 234. — 55 Haserik, J. R. und Bortz, D. W.: J. invest. Derm., 13 (1949), S. 47. — 56 Haserik, J. R.: J. Amer. med. Assoc., 146 (1951), S. 16. — 57 Zischka-Konorsa, W.: Die pathologische Morphologie der Allergie. Vortrag beim 16. Oesterreichischen Aerztekongreß, Van Swieten-Tagung, Wien 1962.

Aus der Hautabteilung des Wilhelminenspitals, Wien
(Vorstand: Prof. Dr. W. L i n d e m a y r)

Medikamentenallergie

Von W. Lindemayr

Unerwünschte Folgen einer Behandlung mit Arzneimitteln können auf verschiedene Art entstehen. Im Rahmen
dieses Vortrages kann ich nur auf die Erkrankungen eingehen, die als Folge einer allergischen Reaktion gegen Medikamente auftreten. Ich möchte aber andere Möglichkeiten
kurz erwähnen:

1. Eine Ursache medikamentöser Schäden ist die U e b e r-
d o s i e r u n g eines Medikaments durch eine zu hohe Einzel-
dosis oder durch Kumulation des Medikaments im Organismus. Diese t o x i s c h e n Schäden sind durch die pharmakologischen Eigenschaften des verordneten Medikaments bestimmt und treten bei allen Behandelten auf, wenn eine gewisse Dosis überschritten wird.

a) Es gibt allerdings auch eine r e l a t i v e Ueberdosie-
r u n g, deren Kenntnis wichtig ist. So können bei bestimmten
Erkrankungen oder Funktionsstörungen einzelner Organe
auch im pharmakologischen Sinn nichttoxische Dosen In-
toxikationen hervorrufen, so z. B. bei Störungen der Nieren-
funktion.

b) Eine andere Art von relativer Ueberdosierung ist bei
angeborenen Fermentstörungen zu beobachten.

Als Beispiel möchte ich erwähnen, daß bei etwa 10%
von Negern, die wegen Malaria mit Primaquin behandelt
werden, Hämolysen auftreten (die bei Weißen nicht beobachtet werden). Die Ursache dieser Schädigung — die auf
eine nicht zu hohe Medikamentendosis eintritt — ist das

Fehlen eines bestimmten Enzyms (nämlich der Glukose-6-Phosphat-Dehydrogenase).

2. Die sogenannten „Nebenwirkungen", die auf pharmakologische Eigenschaften des verwendeten Medikaments zurückzuführen sind und nicht auf Ueberdosis beruhen, müssen ebenfalls erwähnt werden. Als Beispiel möchte ich den schlafmachenden Effekt vieler Antihistaminpräparate anführen. Auch dieser Effekt ist nicht erwünscht, beruht aber weder auf Ueberdosierung noch auf Allergie.

3. Eine weitere Gruppe unerwünschter Reaktionen kann dadurch entstehen, daß im Verlauf einer medikamentösen Therapie das biologische Gleichgewicht gestört werden kann. So können etwa während einer Antibiotikabehandlung mykotische Infektionen aufflammen, oder bakterielle Erkrankungen, die auf Keime zurückgeführt werden müssen, welche durch das betreffende Antibiotikum nicht betroffen werden.

4. Auch im Verlauf einer Behandlung eintretende Herxheimersche

5. oder Sanarellische Reaktionen sind nicht im Rahmen der echten Arzneiallergie zu verstehen.

6. Im Zusammenhang mit den Schädigungen durch Arzneimittel muß allerdings auch eine Frage kurz angeschnitten werden: Manche Reaktionen, welche von den Patienten auf Medikamente zurückgeführt werden, sind in Wahrheit psychische Effekte. Von vielen Patienten werden unerwünschte Reaktionen mitgeteilt, obwohl nur eine Placebotherapie verabreicht wird. Die Liste der dabei angegebenen Symptome ist äußerst umfangreich: Beecher fand in einer Studie z. B. 35 verschiedene Krankheitsbilder, welche die Patienten nach Behandlung mit Placebos auf das Medikament zurückführten. Manche dieser Symptome sind durchaus nicht nur subjektive Beschwerden, sondern auch objektive Krankheitszeichen, wie man sie auch bei allergischen Erkrankungen finden kann. So werden z. B. Urticaria und Quinckeödem, 10 Minuten nach Einnahme eines Placebos, beschrieben.

Allergische Reaktionen auf Arzneimittel können sich an verschiedenen Organen abspielen. Man findet Erkrankungen des Gefäßsystems, des Bindegewebes, des Kollagensystems (wie etwa die Periarteriitis nodosa), des blutbildenden Systems in Form hämolytischer Anämien, Leukozytopenien, Thrombozytopenien, des Respirationstraktes (Asthma bronchiale) usw.; an Allgemeinreaktionen finden wir Fieber, schockartige Symptome (den anaphylaktischen Schock). Das Organ, das aber am häufigsten, zumindest am leichtesten faßlich, allergische Symptome entwickelt, ist die Haut. Sowohl an der Epidermis als auch an der Cutis und an den Hautanhangsgebilden können allergische Reaktionen ablaufen. Die durch Arzneimittel verursachten Hautsymptome können eine ganze Reihe von Hautkrankheiten imitieren. Es ist heute so, daß die Rolle der Syphilis als großer Imitator verschiedenster Hautkrankheiten von den Arzneiallergien übernommen wurde. Die Symptomatik ist äußerst vielgestaltig.

Klinische Typen der Arzneiexantheme: Wohl die häufigste Erscheinungsform von innen her ausgelöster Arzneimittelallergien ist die akute Urtikaria. Mehr als die Hälfte aller Fälle von akuter Urtikaria ist auf Arzneiallergie zurückzuführen. Die Liste der verantwortlichen Arzneiallergene ist sehr lang. Sie wird in allen neueren Statistiken von Penicillin angeführt. Aber auch Salicylate, Barbiturate, Sulfonamide, Atropin, Jodide, Alkaloide und viele andere könnten hier erwähnt werden. Die Hauptsymptome treten üblicherweise schon wenige Minuten bis Stunden nach Zufuhr des Allergens auf und verschwinden wieder nach Elimination des Allergens; nur ganz selten ist ein Uebergang in eine chronische Verlaufsform festzustellen, vor allem bei der Penicillinallergie, besonders dann, wenn Depotpräparate verwendet wurden. Mit dieser Ausnahme spielt aber die Arzneiallergie für die chronische Urtikaria im allgemeinen eine unbedeutende Rolle.

Eine Sonderform der urtikariellen Reaktionen sind die Typen, die unter dem Bild des Quinckeschen Oedems oftmals kombiniert mit gewöhnlicher Urtikaria auftreten. Auch für diese Reaktionsform sind nicht selten Medikamente verantwortlich zu machen, vor allem Salicyl- und Barbitursäurederivate. Auch die Arzneireaktionen, die unter dem Bild der Serumkrankheit verlaufen, sind morphologisch meist durch urtikarielle Hautsymptome charakterisiert. Der grundsätzliche Unterschied zur gewöhnlichen Urtikaria liegt darin, daß sich die Symptome erst etwa 7 bis 10 Tage nach der Injektion entwickeln. Wir finden diese Form allergischer Hautreaktionen nach Anwendung von Sera und von Medikamenten, die eine langdauernde Depotwirkung haben; vor allem nach Depotpenicillin. Bei dieser Reaktionsform tritt mit der ersten Injektion des Medikaments oder Serums die Antikörperbildung ein; um den siebenten bis zehnten Tag sind genug Antikörper vorhanden, um eine Reaktion mit den noch im Organismus verbliebenen Antigenresten zu ermöglichen. Wegen der ungewöhnlich langen Latenz zwischen der Verabreichung des Medikaments und dem Auftreten der Symptome wird diese Reaktionsform sehr oft verkannt und nicht diagnostiziert. Da die Indikation zur Penicillinverabreichung sehr oft eine fieberhafte Erkrankung war und das serumkrankheitsähnliche Pencillinexanthem ebenfalls mit einer oft recht beträchtlichen Temperatursteigerung einhergeht, wird dann oft in der Annahme eines Rezidivs neuerlich

4

Penicillin verabreicht, was zu schwersten Allgemeinreaktionen führen kann. Zur Wiederanwendbarkeit von Medikamenten, die urtikarielle Reaktionen verursacht haben, ist im allgemeinen zu sagen, daß nicht unbedingt ein Rezidiv folgen muß. Trotzdem soll ein Medikament strikt vermieden werden, das einmal urtikarielle Reaktionen hervorgerufen hat, da die Gefahr anaphylaktischer Reaktionen bis zum Schocktod immer besteht.

Auch die Reaktionen, die unter dem Bild der Morbilli, Scarlatina oder der Rubeoli verlaufen, sind im überwiegenden Teil der Fälle auf Arzneimittelallergie zurückzuführen, ebenso wie makulöse, papulöse Exantheme und Mischformen. Diese Reaktionen haben den Zeitpunkt ihres Auftretens etwa um den neunten Tag nach Einleitung einer medikamentösen Therapie gemeinsam. Sie gehen fast immer mit höherer Temperatursteigerung und allgemeinen Krankheitssymptomen einher. Wegen des Zeitpunktes ihres Auftretens werden sie auch als 9-Tage-Reaktionen oder -Exantheme zusammengefaßt. Sie verursachen weniger Juckreiz als Brennen und Hitzegefühl. Die dafür verantwortlichen Medikamente sind am häufigsten Sulfonamide, Hydantoinderivate, Arsenderivate, Atebrin, Streptomycin, Barbitursäurederivate, Phenothiazine. Auch für diese Reaktionen gilt, daß die Wiederanwendung nach Abklingen des Exanthems durchaus nicht immer von einem Rezidiv gefolgt sein muß, daß aber relativ häufig Rezidive auftreten und deshalb die neuerliche Applikation des Präparates vermieden werden sollte. Bei unbeabsichtigter Wiederanwendung treten — im schon sensibilisierten Organismus — die Symptome viel rascher, etwa am ersten bis zweiten Tag, auf. Sie können sich dann wesentlich intensiver manifestieren, ausbreiten, konfluieren und zum Bild der exfoliativen Dermatitis bis zur Erythrodermie führen, wie es uns ja aus der Aera der Salvarsandermatitiden bekannt war. Nicht selten, besonders bei Hydantoinkörpern, treten dann auch generalisierte Lymphknotenschwellungen hinzu, manchmal auch Reaktionen am Knochenmark (Leukopenie, Thrombopenie, Agranulozytose, Panmyelopathie). Es ist auffällig, daß viele der genannten Präparate, die 9-Tage-Erytheme auslösen können, auch eine erhöhte Lichtempfindlichkeit verursachen, bzw. daß die Exantheme an belichteten Hautstellen wesentlich deutlicher hervortreten. In manchen Fällen führt erst die Kombination Arzneimittel und Sonnenbestrahlung zur Manifestation der Hautsymptome. Das gilt vor allem für die Sulfonamide, für die Phenothiazine, aber auch für Antihistaminpräparate, Hydantoine und manche Antibiotika, z. B. Dimethylchlortetracyclin.

Nicht so häufig wie die bisher genannten Krankheitsbilder werden Reaktionen unter dem Bild des Erythema

exsudativum multiforme und des Erythema nodosum durch Arzneimittel hervorgerufen. (Nach Heijer,
Nilzen und Skog aber doch in 33% bzw. 11'8% aller
Fälle.) In ihrer Morphologie unterscheiden sie sich nicht von
den Formen, die aus anderer Ursache entstanden sind, abgesehen davon, daß sie über die schon von Hebra klassisch
beschriebenen Prädilektionsstellen hinausgehen können. Die
verantwortlichen Medikamente sind nach der Häufigkeit gereiht: Pyramidon, Salicylate, Barbiturate und andere Schlaf-
mittel, Sulfonamide, Penicillin. Auch bei dieser Reaktion gibt
es äußerst schwere Verlaufsformen bis zum Exitus, besonders
nach Wiederanwendung eines Präparates, das schon einmal
nicht vertragen wurde. Allerdings muß auch in diesen Fällen
eine neuerliche Exposition nicht unbedingt zum Rezidiv
führen. Unter den Medikamenten, die ein Erythema nodosum
auslösen, ist besonders das Sulfathiazol (Cibazol) zu erwähnen. Dabei ist ein recht interessantes Phänomen zu beobachten: Erythema nodosum nach Sulfathiazol tritt besonders häufig dann auf, wenn Erkrankungen behandelt
werden, die schon spontan Erythema nodosum als Komplikation entwickeln können; so z. B. Tuberkulose, Strepto-
kokkenanginen, Lymphogranuloma inguinale und andere Erkrankungen. In diesen Fällen scheint das Sulfathiazol wie
ein „Agent provocateur" gewirkt zu haben.

Auch für Purpuraformen müssen Medikamente nicht
selten verantwortlich gemacht werden. (Heijer, Nilzen und
Skog: in 5% der Fälle.) Sowohl Formen der vaskulären als
auch der hämatogenen Purpura (vorwiegend thrombopenische
Purpura) können durch Arzneimittel hervorgerufen werden.
Am besten studiert ist der Entstehungsmechanismus der
Purpura auf Sedormid. Ackroyd fand, daß sich Sedormid
im Blut Allergischer mit den Thrombozyten zu einem Antigen
verbindet. Bei Reaktion mit dem Antikörper werden die an
das medikamentöse Hapten gebundenen Thrombozyten auf-
gelöst. Ein ähnlicher Vorgang spielt sich an den Kapillar-
endothelien ab. Die am häufigsten verantwortlichen Medikamente sind außer dem Sedormid Jodide, organische Arsen-
präparate, Barbiturate, Sulfonamide, Chinin, Salicylate, Iso-
nikotinsäure-Hydrazid.

Auch die Gefäßwände größerer Gefäße reagieren nicht
selten im Rahmen einer Arzneiallergie und verursachen dann
Erkrankungen, die der Arteriolitis allergica oder dem
Gougerotschen Trisymptom entsprechen. Für diese Reaktionen werden nach den Untersuchungen von Rich hauptsächlich Sulfonamide verantwortlich gemacht.

Fixe Exantheme: Es handelt sich um eine relativ
gutartige Reaktionsform, die fast ausschließlich durch Arzneimittel hervorgerufen wird. Unter ihnen sind besonders zu

erwähnen: Antipyrin und andere Analgetika, Sulfonamide und Phenolphthalein. Diese Reaktionen verlaufen in der Regel streng spezifisch und sind bei jeder neuen Anwendung des Medikaments prompt auslösbar.

Für Hautreaktionen unter dem Bild des Lichen ruber planus sind ebenfalls in allerdings seltenen Fällen Arzneimittel verantwortlich, vor allem Gold, andere Schwermetalle und Atebrinderivate. Ob diese Hautveränderungen tatsächlich auf der Basis eines allergischen Pathomechanismus entstehen, ist noch unklar. Dasselbe gilt für den gesicherten Zusammenhang zwischen akneiformen und tuberösen Reaktionen und der Verabreichung von Halogenen, für die Auslösung von Schüben einer Dermatitis herpetiformis Duhring durch Jod.

Erythrodermie: Zu den schwersten und oftmals tödlichen Formen der Arzneiallergie gehören die erythrodermatischen Reaktionen, wie wir sie nach Arsen, Schwermetallen, manchmal auch nach Penicillin, Streptomycin und anderen Medikamenten beobachten müssen. Die Erythrodermien sind ein klassisches Beispiel für Arzneiallergien, bei denen die Wiederanwendung des Medikaments — auch in kleinster Dosis — mit an Sicherheit grenzender Wahrscheinlichkeit zu schwersten Rezidiven führt.

Fast unübersehbar ist die Zahl der Medikamente, die bei äußerlichem Kontakt Kontaktekzeme hervorrufen können. Die wichtigsten unter den medikamentösen Kontaktallergenen sind: Sulfonamide, Streptomycin, Penicillin, Lokalanästhetika, Antihistaminika, Quecksilberpräparate. Es kann nicht oft genug unterstrichen werden, daß die genannten Medikamente niemals extern verwendet werden sollten. Sie sind sehr starke Sensibilisatoren und verursachen sehr häufig schwere Kontaktreaktionen.

Wird eine Substanz, die ein Kontaktekzem verursacht hat, später intern angewendet, dann können einerseits alte Ekzemstellen wieder aufflammen, anderseits auch Exantheme und allergische Reaktionen an anderen Organen entstehen. Aeußerliche Wiederanwendung führt mit an Sicherheit grenzender Wahrscheinlichkeit zum Rezidiv des Kontaktekzems. (Deshalb ist diese Allergieform mit dem Läppchentest besonders leicht nachweisbar).

Mit der Aufzählung der häufigsten Krankheitsbilder ist die Liste der an der Haut sich abspielenden arzneibedingten Allergien durchaus nicht vollständig. Pruritus, Pityriasis rosea-ähnliche Exantheme, pustulöse, bullöse Exantheme usw. könnten noch erwähnt werden.

Prophylaxe: Die erste Forderung heißt Einschränkung des Mißbrauches von Medikamenten; die zweite: keine Lokaltherapie mit Arzneimitteln, welche häufig sensibilisieren.

3. sollte man möglichst die Applikationsart wählen, welche bei gleicher Wirkung hinsichtlich Häufigkeit und Schwere der möglichen allergischen Reaktionen das geringste Risiko einschließt; z. B. perorale Applikation statt Injektion. 4. sollten Medikamente, die bei dem Patienten schon einmal Allergien verursacht haben, oder chemisch verwandte Medikamente nicht wieder angewendet werden, und schließlich ist darauf hinzuweisen, daß eine exakte Anamnese in jedem Fall einer medikamentösen Therapie erhoben werden soll. Dabei ist zu berücksichtigen, daß sich die Allergie häufig gegen eine Gruppe chemisch verwandter Präparate richten kann (Gruppenallergie), z. B. gegen „Paragruppensubstanzen": Lokalanästhetika, Sulfonamide, PAS u. a. 5. Vor einer vorgesehenen Behandlung Hauttests durchzuführen, kann nicht generell empfohlen werden, da die Beweiskraft negativer Reaktionen gering ist, anderseits auch der Test in der Hand des nicht speziell Erfahrenen nicht ungefährlich ist. Bei einzelnen Allergieformen und bei einzelnen Medikamenten kann das Risiko durch Hautproben vermindert werden.

Therapie: Die Elimination des als Allergen erkannten Medikamentes genügt meist schon, um die leichteren Reaktionen rasch zum Verschwinden zu bringen. Akute oder schwere Symptome benötigen eine zusätzliche symptomatische Behandlung, wobei heute wohl insbesondere die Corticosteroide verwendet werden. Anaphylaktische Schockreaktionen sollen aber zunächst mit Adrenalin (oder Hypertensin: Schuppli) behandelt werden, da selbst intravenös verabreichte Cortisonpräparate nicht rasch genug wirken. Neben diesen Medikamenten haben auch Antihistaminika, Kalzium und die symptomatischen lokalen Behandlungsmethoden ihren Platz. Aetiologische Therapiemethoden außer dem Absetzen des Allergens stehen uns nur in wenigen Fällen zur Verfügung: etwa mit BAL bei Schwermetalldermatitis, mit Penicillinase bei Penicillinurticaria (nicht im Schock, da die Wirkung zu spät eintritt!).

Die Kenntnis der erwähnten, zahlreichen Schädigungsmöglichkeiten, welche eine Therapie mit stark wirksamen Medikamenten mit sich bringt, soll uns aber nicht ängstlich, sondern nur vorsichtig machen: Wir sollen und müssen Medikamente dort, wo es notwendig ist, anwenden. Es muß aber auch immer unsere Aufgabe sein, die Gefahr der Erkrankung und die Gefahr der Behandlung gegeneinander abzuwägen.

Aus der I. Universitäts-Hautklinik Wien
(Vorstand: Prof. Dr. J. Tappeiner)

Die Histaminopexie in Forschung und Klinik auf Grund eigener Untersuchungen

Von J. Tappeiner und P. Wodniansky

Die Erforschung der sogenannten Serumhistaminopexie und der damit verbundenen Probleme wurde erst im Laufe des letzten Jahrzehntes begonnen. Es ist daher verständlich, daß die einschlägigen Fragenkomplexe noch keineswegs restlos abgeklärt sind. Die verschiedenartigen Arbeitshypothesen und theoretischen Deutungen, die auf Grund einzelner Beobachtungen entwickelt wurden, bedürfen vielfach weiterer experimenteller Untermauerung und signifikanter Beweisführung. Eine kurze zusammenfassende Darstellung der bisherigen Erkenntnisse auf dem Gebiet erscheint angebracht, weil das Phänomen der Serumhistaminopexie nicht nur theoretische Bedeutung für das Verständnis physiologischer Vorgänge und pharmakologischer Mechanismen hat, sondern auch von großem praktischem Interesse für die innere Medizin und für die Allergologie ist. Ueberdies hat man von dieser Grundlage ausgehend neuartige therapeutische Versuche zur Behandlung allergischer Erkrankungen unternommen, die bereits von der pharmazeutischen Industrie aufgegriffen wurden und zur serienmäßigen Produktion entsprechender Präparate geführt haben.

Die französischen Physiologen Parrot und Laborde stellten vor etwa 15 Jahren fest, daß das Serum gesunder Menschen die Fähigkeit besitzt, Histamin zu inaktivieren. Sie bezeichneten diese offenbar physiologische Eigenschaft als das histaminopektische Vermögen, die Histaminopexie, oder als das Captant des Serums. Die Beobachtung Parrots muß durchaus als Neuentdeckung angesehen werden. Man wußte ja vorher noch nicht, daß auch die Wirkung des Histamins durch Serum reduziert wird. Im übrigen hat aber der bekannte niederländische Pharmakologe Storm van Leuwen schon vor 40 Jahren nachgewiesen, daß sich die pharmakologische Aktivität von Acetylcholin und auch von Pilocarpin im Tierversuch verringert, wenn man den Lösungen menschliches Serum zusetzt.

All diese Phänomene sind wohl in die Gruppe der sogenannten Serumvehikelfunktionen einzuordnen. Es ist bekannt, daß zahlreiche und sehr verschiedenartige Substanzen im Organismus ausschließlich oder doch vorwiegend in Anlagerung an Eiweißmoleküle transportiert werden. Als bekanntere Beispiele wären etwa Fette und Lipoide, Kalzium oder auch Eisen zu erwähnen, die sich im Serum in freier und in proteingebundener Form nachweisen lassen. Derartige mehr oder minder labile Anlagerungen kommen wahrscheinlich durch eine sogenannte Austauschadsorption im Bereiche der elektrochemischen Doppelschichte an der Oberfläche der großmolekularen Eiweißstrukturen zustande. Es handelt sich dabei nicht um eine echte chemische Verbindung, sondern um eine lockere und dementsprechend reversible Adsorption, die eben durch elektrostatische Kräfte gehalten wird und dementsprechend meist in einem Gleichgewichtsverhältnis erfolgt.

Die Ergebnisse, die man bei der biochemischen Untersuchung des Histaminopexiephänomens erhalten hat, deuten durchaus darauf hin, daß auch diesem Histamininaktivierungsvermögen ein derartiger Mechanismus zugrunde liegt. Die Forschungen Parrots zeigten, daß die Träger des histaminopektischen Vermögens γ-Globuline sind. Man kann sie zwar nicht elektrophoretisch erfassen, weil die Fraktion zu klein ist, man kann sie aber in der Ultrazentrifuge oder auch durch entsprechende Fällungen isolieren. Schließlich kann ihre Funktion im Tierversuch am Meerschweinchendarm experimentell nachgewiesen werden. In dieser Weise erfolgt auch die routinemäßige Bestimmung des histaminopektischen Vermögens im Labor. Auf die Details dieses komplizierten Verfahrens soll hier nicht näher eingegangen werden, doch scheint eine Feststellung erwähnenswert, die erst vor kurzem beim Histaminsymposium in Warschau erarbeitet wurde. Obwohl die Histaminopexiebestimmungsmethode schon an zahlreichen Stellen mit denselben Resultaten serienmäßig angewendet wurde und wird, ist eine Untersuchung, die das Verfahren selbst in statistisch signifikanter Weise untermauert, noch ausständig.

Die biologische Bedeutung des Histaminopexiephänomens wird verständlich, wenn man bedenkt, daß auch unter normalen Stoffwechselverhältnissen im Organismus laufend Histamin in geringer Quantität anfällt. Unter pathologischen Bedingungen, vor allem im Zuge ablaufender Antigen-Antikörperreaktionen erreicht die Freisetzung wesentlich höhere Werte. Da der chemische Abbau dieser biologisch hochaktiven Substanz verhältnismäßig langsam vor sich geht, würde dem Organismus schon nach kurzer Zeit eine Autointoxikation drohen. Sie wird dadurch abgewehrt, daß das Histamin sofort nach seiner Entstehung an die histaminopektischen Proteine angelagert und auf diese Weise bis zum späteren Abbau inaktiviert wird. Es liegt demnach ein humoraler Schutzmechanismus vor, dessen Ausmaß und Kapazität durch die Messung der Serumhistaminopexie experimentell erfaßt werden kann.

Die praktische Bedeutung des Phänomens ergibt sich aus der Tatsache, daß das histaminopektische Vermögen unter bestimmten pathologischen Verhältnissen reduziert ist oder fehlt. Diese Abweichung wird wahrscheinlich durch eine Störung der normalen Eiweißproduktion hervorgerufen, die verschiedenartige Ursachen haben kann. Die Histaminopexiebestimmung wäre in diesem Sinne als eine außerordentlich empfindliche Probe zur Erfassung einer bestimmten Serumvehikel- bzw. Leberpartialfunktion zu betrachten.

Zunächst ist das histaminopektische Vermögen bei Leberschäden fast immer, bei manchen Entzündungen und Karzinomformen häufig reduziert. Diese Feststellung gründet sich bis dato auf verhältnismäßig wenige Beobachtungen. P a r r o t und L a b o r d e und auch W o d n i a n s k y, B l ü m e l und P i z a führten einschlägige Untersuchungen durch, doch ist die Zahl der Ueberprüfungen und auch die Anordnung der bisherigen in orientierendem Sinne vorgenommenen Arbeiten für eine statistisch signifikante Beweisführung insuffizient. Man kann die vorläufige Hypothese aufstellen, daß die zugrunde liegende Abweichung der Proteinsynthese, durch welche auch die verringerte Histaminaktivierungsfähigkeit hervorgerufen wird, in diesen Fällen durch die Grundkrankheit bedingt ist. Sie läßt sich im allgemeinen auch durch andere Tests zur Ueberprüfung des Bluteiweißbildes bzw. durch sogenannte Leberfunktionsproben erfassen. Es ist naturgemäß noch nicht zu entscheiden, ob sich die Verminderung des histaminopektischen Vermögens im Organismus auf den Ablauf der primären Erkrankung oder auf die Entwicklung sekundärer Veränderungen pathogenetisch auswirkt.

Weiters zeigte sich, daß die Histaminopexie mit großer Regelmäßigkeit bei Personen mangelt, die an einer allergischen Erkrankung leiden oder gelitten haben, im übrigen

4

aber gesund sind. Diese Feststellung Parrots konnte Wodniansky in einer groß angelegten Untersuchungsreihe statistisch signifikant verifizieren: Die Allergiker unterscheiden sich de facto auf Grund des mangelnden histaminopektischen Vermögens von gesunden jungen Männern. Hier dürfte die zugrunde liegende Störung der Eiweißbildung entweder hereditär angeboren sein oder aber aus unbekannter Ursache während des Lebens erworben werden. Sie ist in diesen Fällen offenbar eng umgrenzt, da die übrigen gebräuchlichen Proben zur Ueberprüfung der Serumeiweißkonstellation bei solchen Patienten im Gegensatz zur vorgenannten Gruppe normale Resultate ergeben. Werden dementsprechend andere Ursachen für eine Minderung der Histaminopexie ausgeschlossen, so kann der Mangel des histaminopektischen Vermögens nach dem derzeitigen Stande unseres Wissens geradezu als Symptom des allergischen Terrains betrachtet werden, d. h. also jener konstitutionellen oder konditionell bedingten Situation, auf deren Basis ablaufende Antigen-Antikörper-Reaktionen zur allergischen Erkrankung führen. Es ist nicht abgeklärt, ob die herabgesetzte Histamininaktivierungsfähigkeit des Organismus bei der Entwicklung der allergischen Manifestation eine kausale Rolle spielt. Ein derartiger Zusammenhang wäre aber im Hinblick auf die große Bedeutung, die dem Histamin und den H-Substanzen in diesem Pathomechanismus zukommt, vorstellbar.

Die therapeutischen Maßnahmen, die im Zusammenhang mit dem Histaminopexiephänomen entwickelt wurden, basieren auf der hypothetischen Annahme, daß der Mangel des histaminopektischen Vermögens bei der Manifestation einer allergischen Krankheit tatsächlich pathogenetische Bedeutung hat. Sie gehen von der Beobachtung Parrots aus, daß man die Produktion eines histaminopektischen Prinzips bei Allergikern mit fehlender Histaminopexie durch subkutane Applikation eines Gemisches von humanen γ-Globulinen mit Histamin in nahezu homöopathischer Dosierung künstlich anregen kann. Parrot und Laborde nahmen an, daß in einem derartigen Gemenge der natürliche Anlagerungskomplex zwischen Histamin und histaminopektischen Proteinen entsteht, und daß dieser Komplex nach der subkutanen Injektion als Antigen wirksam wird. Das Histamin spiele dabei die Rolle eines Haptens, so daß die Antikörper, die gegen den ganzen Komplex gebildet werden, später auch zur Reaktion mit Histamin allein befähigt sind. Nach neueren Untersuchungen von Mašlinksi wird diese Hypothese zweifelhaft, da gezeigt werden konnte, daß die wiederholte Applikation von Histamin allein zu einer Erhöhung der Histamintoleranz durch Adaptation führt.

In der Literatur wurde über beachtliche Erfolge mit dieser Histamin-γ-Globulintherapie berichtet. Auch an der

I. Universitäts-Hautklinik unter Prof. Tappeiner in Wien wurde während des letzten Jahres das einschlägige Präparat Histaglobin bei fast 200 Patienten mit allergischen Erkrankungen angewendet. Verschiedene Applikationszyklen wurden erprobt, von denen sich die Verabreichung von jeweils 1 Ampulle Histaglobin zunächst in Abständen von 1 Woche 4- bis 6mal, dann weiter 6- bis 10mal in Intervallen von 14 Tagen am günstigsten erwies. Besserungen stellten sich im allgemeinen nach der zweiten bis sechsten Injektion ein, unerwünschte Nebeneffekte wurden nicht beobachtet.

Die objektive Beurteilung der Wirksamkeit dieser Behandlung ist naturgemäß sehr schwierig. Einerseits ist man fast ausschließlich auf subjektive Besserungsangaben der Patienten angewiesen, anderseits verlaufen gerade die allergischen Erkrankungen in Wellen mit Schüben und spontanen Remissionen. Schließlich war es uns nicht möglich, entsprechende Placeboversuche vorzunehmen. Es steht jedenfalls fest, daß auch diese Therapie nicht die therapia magna der Allergosen ist. Immerhin hatten wir den Eindruck, daß nach oder während der Behandlung mit γ-Globulin-Histamin-Gemischen in manchen Fällen Besserungen eintraten, die mit dieser Maßnahme in Zusammenhang gebracht werden können. Am besten scheint das Asthma bronchiale und die allergische Rhinitis anzusprechen, schwere Urticariaformen klingen erst nach längerer Verabreichung ab. Die Neurodermitis kommt nur nach längerer Behandlungsdauer und meist nur in leichteren Fällen zur Rückbildung. Den von Parrot und von anderen Autoren festgestellten Anstieg des histaminopektischen Vermögens unter Histaglobin konnten wir bei unseren Patienten nur ganz vereinzelt verifizieren.

Abschließend kann gesagt werden, daß naturgemäß auf diesem neuartigen Forschungsgebiet noch viele Fragen unbeantwortet bleiben müssen. Die weitere physiologische und pathophysiologische Abklärung der Phänomene wird wohl erst durch intensive Studien auf verschiedenen Spezialgebieten möglich werden.

Aus dem Neurologischen Institut der Universität Wien
(Vorstand: Prof. Dr. F. Seitelberger)

Die pathologische Anatomie
der allergischen Erkrankungen des Nervensystems

Von F. Seitelberger und K. Jellinger

Mit 2 Abbildungen

Durch klinische Erfahrungen angeregt, wird das Phänomen der Allergie immer wieder bei neurologischen Krankheitsprozessen zur Diskussion gestellt. Die spezielle Betrachtung der Pathomorphologie der sogenannten allergischen Erkrankungen des Nervensystems erfordert zunächst eine kurze Beleuchtung des Begriffes Allergie. Sie ist notwendig, weil es eine allgemein verbindliche Definition desselben nicht gibt und die daraus erwachsenden Schwierigkeiten jede Erörterung über eine allergische Genese peripherer und zentraler Nervenkrankheiten belasten. „Allergie" ist keine Krankheitsursache, nicht Aetiologie, sondern ein pathogenetisches Prinzip. Der Sprachgebrauch hat dazu geführt, die von v. Pirquet[21] als eine veränderte Reaktionsfähigkeit des Organismus verstandene Allergie in erster Linie als eine verstärkte Reaktion und als eine Folge der erworbenen Ueberempfindlichkeit zu betrachten, so daß der Terminus Allergie zumeist mit der Hyperergie synonym angewendet wird. Vom Ursächlichen her gesehen handelt es sich um Antigen-Antikörper-Reaktionen und ihre Folgen. Man schränkt daher zweckmäßig die Definition allergischer Phänomene auf pathogene Antigen-Antikörper-Reaktionen ein, wobei nicht das Antigen als solches, sondern seine Reaktion mit dem zugehörigen Antikörper als pathogen gilt.

Selbst bei Uebertragung dieser klinischen Begrenzung des Allergiebegriffes auf die Morphologie läßt sich noch nicht absehen, wie groß der Kreis der Erkrankungen des Nervensystems ist, denen ein Ueberempfindlichkeitsgeschehen als Ausdruck einer Antigen-Antikörper-Reaktion zugrunde liegt. Was heute über die allergische Genese nervöser Organmanifestationen und Prozeßabläufe vermutet wird, ist vorläufig nur eine Arbeitshypothese, wie etwa die von Pette[20] den Entmarkungs-Encephalomyelitiden als gemeinsames Krankheitsprinzip unterstellte „Neuroallergie", oder geht kaum über Deutungen hinaus.

Das Gewebe ist zu eindrucksvollen Reaktionen allergisch-hyperergischer Natur befähigt, die wir seit Rössle[23] „allergisch-hyperergische Entzündung" nennen. Nach der zeitlichen Art ihrer Entwicklung unterscheidet man zwischen einer anaphylaktischen Sofort- oder Frühreaktion (Arthus-Phänomen), die mehr den Charakter der serös-exsudativen Entzündung hat, und einer hyperergisch-allergischen Spätreaktion (delayed oder Tuberkulintyp) mit dem Bild einer proliferativ-chronischen Entzündung. Morphologisch betrachtet zeigt sich, daß die Früh- und Spätreaktion in Abhängigkeit vom Immunitätsgrad oder der Art des Antigens und des gebildeten Antikörpers stehen können. Die allergisch-hyperergische Entzündung ist nicht die gestaltliche Ausdrucksform der Hyperergie überhaupt, sondern gilt nach Letterer[15] als die höchste Organisationsform einer allergisch-hyperergischen Gewebsreaktion, die ausgelöst wird durch eine Antigen-Antikörper-Reaktion. Die Forderung des Nachweises einer vorausgegangenen Antigen-Antikörper-Reaktion kann der Morphologie aber mangels beweisender gestaltlicher Kriterien nicht ,erfüllen, da die allergisch-hyperergische Entzündung keine gewebsspezifischen Merkmale besitzt. Daraus folgt, daß zur Diagnose allergischer Prozeßabläufe die klinischen und serologischen Charakteristika herangezogen werden müssen.

Diese Einschränkungen der allgemeinen Pathologie gelten in vollem Umfang auch für das spezielle Gebiet der krankhaften Strukturveränderungen des Nervensystems. Mit Jervis und Koprovski[13] ist daher festzuhalten, daß es keine neuropathologischen Befunde gibt, die als spezifisch für allergische Reaktionen gelten dürfen.

Das Problem läge weit einfacher, wenn sich für gewisse Krankheitsgruppen ein direktes Antigen nachweisen ließe, was jedoch bisher nicht möglich gewesen ist. Wir sind daher bei der Erörterung der allergischen Genese neurologischer Syndrome auf folgende Punkte angewiesen: 1. die Bedeutung der klinisch-anamnestischen Daten; 2. die Eigenart des morphologischen Substrates; 3. den Vergleich der humanpathologischen Befunde mit jenen des Tierversuches.

ad 1. Die anamnestischen Daten im Sinne der allergiecharakteristischen Entstehungsbedingungen[4] enthalten in erster Linie den Nachweis der Bildung von Antikörpern gegen ein bestimmtes

Antigen oder Allergen und damit die Notwendigkeit, aufzuzeigen, daß die Entwicklung eines nervösen Prozesses in einem richtigen zeitlichen Zusammenhang mit der Antigen-Antikörper-Reaktion steht. Klinischerweise wird man mit S c h r a d e r[27] „die allergische Genese einer neurologischen Erkrankung ohne weiteres annehmen dürfen, wenn ihre Ausfallserscheinungen nach einer bestimmten Antigenexposition innerhalb eines genormten Intervalls auftreten und sich zeigen läßt, daß der Befall des Nervensystems ein Teilgeschehen im Rahmen einer allgemeinen Ueberempfindlichkeitsreaktion des Organismus darstellt".

ad 2. Zur Frage der allergiespezifischen Gewebssubstrate ist nach dem Gesagten nichts hinzuzufügen, da weder neuroektodermale noch mesodermale Veränderungen bekannt sind, die Beweiskraft für einen allergischen Entstehungsmechanismus einer nervösen Organschädigung haben.

ad 3. Eine wichtige Rolle bei der Entscheidung der Frage, ob bestimmte Nervenkrankheiten als allergisch entstanden gedeutet werden dürfen oder sollen, spielt die seit 3 Jahrzehnten in systematischer Weise durchgeführte tierexperimentelle Encephalitisforschung. Fassen wir ihre vor allem für die pathogenetische Aufklärung der Entmarkungskrankheiten bedeutungsvollen Ergebnisse kurz zusammen.

a) Das tierische Nervensystem kann unter experimentellen Bedingungen als „Schockorgan" fungieren und zeigt anaphylaktische Gewebsveränderungen, die dem Arthus-Phänomen der anderen Organe entsprechen.

b) Durch wiederholte parenterale Verabreichung von homologem oder artfremdem Nervengewebe unter Hinzufügung von sogenannten Adjuvantien läßt sich bei verschiedenen Tierarten gesetzmäßig eine entzündliche Hirn-Rückenmarks-Erkrankung oder Polyneuritis erzeugen, die oft mit Demyelinisierungsvorgängen einhergeht. Diese experimentelle „allergische" Encephalomyelitis (EAE) wird heute mit W a k s - m a n[38, 40] als Folge isoallergischer Prozeßabläufe vom verzögerten Spätreaktions- oder Tuberkulintyp interpretiert, die auf dem Boden eines vermuteten Auto-Antikörper-Mechanismus zu einer organ- oder sogar gewebsspezifischen Reaktion nach Art einer durch den Vorgang elektiver Entmarkung im zentralen und peripheren Nervensystem charakterisierten und nach seiner Auslösung scheinbar eigengesetzlich ablaufenden Entzündungssyndroms führt. Die der EAE zugrunde liegenden spezifischen Sensibilisierungsvorgänge gegen Hirngewebe bzw. eine „aktive" Hirn-Rückenmarks-Fraktion von Antigen- oder Haptencharakter, dem sogenannten encephalitogenen Faktor oder „Myelin-Antigen", das chemisch einem Proteolipoid oder einem lipidfreien Protein entsprechen soll, sind in ihren Einzelheiten noch umstritten. Obwohl die letzten Beweise für die Gültigkeit eines immun-pathologischen

Mechanismus der EAE noch ausstehen, wird man selbst bei kritischer Betrachtung das Tierexperiment als M o d e l l einer allergisch bedingten Encephalomyelitis bzw. Neuritis gelten lassen dürfen.

c) Was das morphologische Substrat anlangt, so ergibt sich aus der Zusammenschau der ebenso zahlreichen wie vielgestaltigen histopathologischen Befunde ein außerordentlich breites Reaktionsspektrum der tierexperimentellen nervösen Prozeßabläufe[1, 24]. Der Methodik und der Reaktionsweise der einzelnen Spezies kommt dabei hinsichtlich der Qualität, Intensität und Ausbreitung der Gewebsläsionen eine ent-

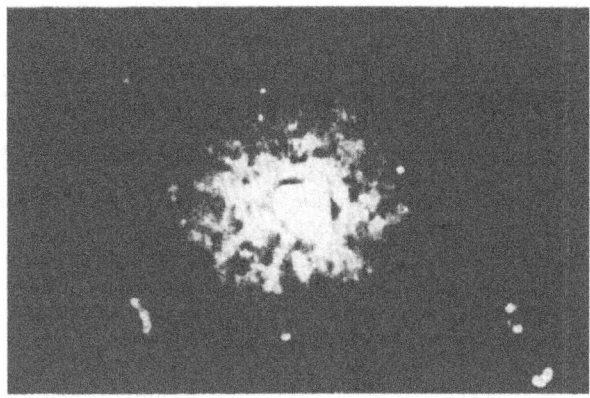

Abb. 1. Macacus rhesus. Marksubstanz. Initialstudium der EAE. Extravaskuläres, fluoreszierendes Serumprotein um kleines Markgefäß. 50mal. Fluoreszenz

scheidende Rolle zu. Die Skala der erzielten Prozeßstrukturen reicht von einfachen hämodynamischen Störungen sowie hämorrhagisch-nekrotisierenden Läsionen nach Art der akuten hämorrhagischen Encephalitis — als Ausdruck eines intrazerebralen Arthus-Phänomens — über diffuse leuko-lymphoplasmo-histiozytäre Reaktionen sowie entzündlich-granulomatöse Syndrome bis zur diffusen oder fokalen perivenösen Encephalomyelitis. Bei den höheren Spezies, insbesondere den Affen, tritt eine Tendenz zur Bildung herdförmiger Entmarkungen hervor, die nach Art und Topik stark an die menschlichen Encephalomyelitiden erinnern. Trotz gewisser Unterschiede in der geweblichen Reaktionsweise läßt sich im großen und ganzen eine gleichartige Prozeßentwicklung konstatieren, und es bleibt damit, wie P e t t e[19] hervorhob, das gemeinsame Grundprinzip der EAE gewahrt.

d) Nicht zuletzt weisen die gefäßabhängigen Gewebsveränderungen des EAE darauf hin, daß Funktionsstörungen
der Blut-Hirn-Schranke für die Prozeßentwicklung und -aus-
breitung entscheidend sind, wie auch im peripheren Nervensystem das Läsionsbild vom Gefäßapparat grundsätzlich mitbestimmt wird. Auf diese wichtige Frage werden wir noch
zurückkommen.

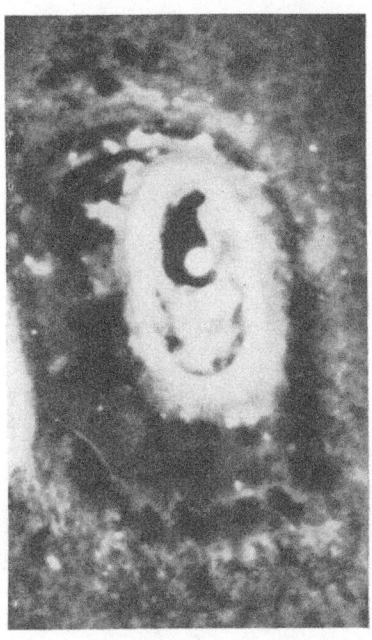

Abb. 2a. Macacus rhesus. Marksubstanz. Frühstadium der EAE.
Verstärkter Austritt von fluoreszierendem Serumprotein in den
erweiterten periadventitiellen Raum. 50mal. Fluoreszenz

Unter Berufung auf die trotz verschiedener Diskrepanzen
unbestreitbaren morphologischen Aehnlichkeiten zwischen
der EAE und den menschlichen Entmarkungs-Encephalomyelitiden wurde das experimentell fundierte Prinzip allergischer Reaktionsmechanismen als Arbeitshypothese auf zahlreiche neurologische Humanprozesse übertragen, doch stehen
schlüssige Beweise für die Gültigkeit der „neuroallergischen"
Konzeption bestimmter peripherer und zentraler Nervenkrankheiten bisher aus.

6

Wir wollen uns auf die Analyse der durch anamnestisch-
klinische Gegebenheiten oder Analogien zu den Ergebnissen
der experimentellen Encephalitisforschung als Folgen immun-
pathologischer Mechanismen gedeuteten Erkrankungen des
ZNS beschränken, ohne auf den Formenkreis der morphologisch gleichartigen Polyneuritiden näher einzugehen.
Bei allergisch-anaphylaktischen Lokal- und Allgemeinreaktionen — bei Serumschäden, Arzneimittelallergie oder

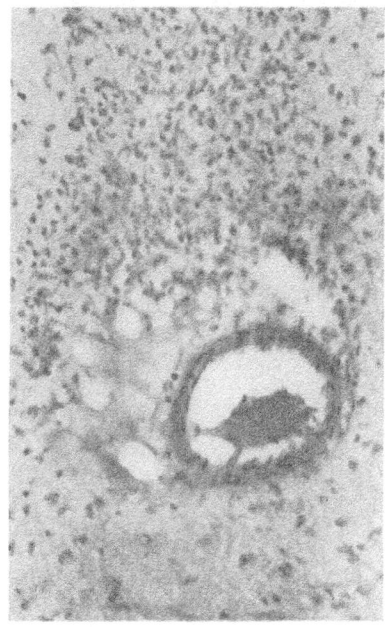

Abb. 2b. Macacus rhesus. Marksubstanz. Frühstadim der EAE.
Austritt von Plasmaseen in den erweiterten Periadventitialraum.
Starke Aktivierung der perivasalen Mikroglia. Amidoschwarz 10 B
50mal

wie bei einer eigenen Beobachtung von letaler aszendierender
Neuroradikulomyelitis nach Insektenstich bei einem Asthmati-
ker[12] — können in allen Abschnitten des Nervensystems, die
vom Arthus-Phänomen bekannten Gestaltsveränderungen auftreten: Stase, Oedem, serös-hämorrhagische Exsudation, leuko-
lymphozytäre Entzündung und gliöse Reaktion sowie Entmarkungen, Blutungen bis zur Gewebsnekrose. Diese Befunde
sind aber keineswegs pathognomisch für allergische Ueber-

empfindlichkeitsreaktionen, sondern auch vielen toxisch-infektiösen Affektionen des Nervensystems gemeinsam.

Morphologisch der EAE am ehesten vergleichbar erscheint die „perivenös-gliöse Encephalomyelitis", die als Prototyp der nach verschiedenen Vakzinationen, Serumapplikation und im Gefolge exanthematischer Infektionskrankheiten auftretenden Hirn-Rückenmarks-Schäden gilt. Im Mittelpunkt ihrer homologen neuropathologischen Prozeßstruktur steht eine perakute Schrankenstörung mit entzündlicher Reaktion des Gefäßmesenchyms und Mikrogliaproliferation sowie ein saumförmiger perivasaler Markscheiden- und Axonzerfall. Das durch kontinuierliche perivenöse Marknekrosen und breitsäumige mikrogliös-histiozytäre Zellreaktion gekennzeichnete Achsensyndrom mit dem Ausbreitungsmuster der diffusen „perivenösen Herdencephalitis" nach S p a t z[35] ist zwar ein sehr häufiger, mithin charakteristischer Befund, ohne jedoch als Schädigungsfolge nach Impfungen und Infektionen die einzige mögliche Pathoreaktion des ZNS darzustellen. Das weite morphologische Spektrum reicht von der blanden „Encephalopathie" mit banalen Permeabilitätsstörungen oder serös-gliöser Reaktion über diffuse lympho-plasmozytäre Encephalitiden bis zur Purpura cerebri und nekrotisierend-encephalitischen Syndromen, die mitunter schwer von „spontanen" Encephalitiden abzugrenzen sind[9]. Im Vordergrund steht dabei immer die primäre Gefäßschrankenstörung, welche die sekundären Veränderungen des nervösen Parenchyms bedingt. Als Beispiel sei der mit Z i s c h i n s k y[30, 41] beobachtete Fall einer letalen Encephalitis nach Drittimpfung mit Salk-Vakzine demonstriert, die bei positivem zerebralem Virusbefund als unikales Zusammentreffen einer spontanen Poliomyelitis mit einer zentralnervösen Impfkomplikation gedeutet wurde. Lag makroskopisch das klassische Bild der perivenösen Encephalitis vor, so entsprachen histologisch die neben einer abortiven Polioencephalitis hervortretenden disseminierten Markläsionen mit partieller Gewebsnekrose sowie schwerer Glia- und Axonschädigung den Folgen einer schweren Schrankenstörung. Der einphasig verlaufenden, fast reaktionslosen Gewebsdestruktion liegt ein akuter Zusammenbruch der Blut-Hirn-Schranke zugrunde, wodurch eine hinsichtlich ihrer Akuität ungewöhnliche Impfkomplikation, vermutlich auf dem Boden einer immun-pathologischen Reaktion, gegeben scheint. Die bei den ganz vereinzelten Todesfällen nach Poliomyelitisvakzination angetroffenen Läsionen entsprachen durchwegs einer Schrankenstörung nach Art der „postvakzinalen Encephalopathien".

Es sei hier erwähnt, daß von den 5 am Neurologischen Institut der Universität Wien in den Jahren 1961/62 zur Untersuchung

8

gelangten Fällen, die nach oraler Kinderlähmungsimpfung unter
zentralnervösen Symptomen verstorben waren, k e i n einziger
histopathologisch als Impfschaden anzusprechen und damit in
Uebereinstimmung mit den klinisch-serologischen Befunden ein
Zusammenhang mit der Schluckimpfung abzulehnen war!
Während sich die einzelnen bekannten Virus-Encephalo-
myelitiden nach Qualität und Topik der Gewebsläsionen voneinander unterscheiden, kann bei den postvakzinalen und
post- bzw. parainfektiösen Encephalitiden selbst bei kritischer
Berücksichtigung ihrer morphologischen Variationsbreite
nicht in Abrede gestellt werden, daß es sich hier um noso-
logisch verwandte Krankheitsgruppen handelt. Ungeachtet der
verschiedenen Ausgangsprozesse und einverleibten Agentien
(Vakzine, Erreger) lassen sie den uniformen perivenösen
Grundtyp erkennen, woraus sich die Annahme eines gemeinsamen ätiogenetischen Prinzips, nämlich einer nach Antigenexposition unter konstitutionellen Bedingungen ablaufenden
immun-pathologischen Reaktion, ableitet.

Von den parainfektiösen Encephalitiden des perivenösen
Typs, etwa der Varizellen- oder Masernencephalitis, klinisch und
morphologisch abzugrenzen sind übrigens seltene zentralnervöse
Frühkomplikationen bei Rubeolen, die histologisch als Polioencephalitis zu klassifizieren sind[18, 33]. Diese akute „Rubeolenencephali-
tis" ist pathogenetisch nicht als Folge allergischer Vorgänge,
sondern durch unmittelbare Aggression der Erreger gegen das
ZNS, d. h. als direkte virale Encephalitis, zu deuten.

Den Anlaß zur „neuroallergischen" Konzeption der postvakzinalen und postinfektiösen Encephalitis gaben die seit
langem bekannten zentralnervösen Komplikationen nach
Lyssaschutzimpfung, deren von B a s s o e und G r i n k e r[3] vermutete morphologische Identität mit der perivenösen Encephalomyelitis durch eine eigene Beobachtung bestätigt werden
kann[31]. Es handelt sich dabei um den bisher einzigen nach
Applikation von inaktiviertem Hempt-Impfstoff bekannt-
gewordenen Fall einer akuten Entmarkungs-Encephalomyelitis
vom perivenösen Typ. Die von U c h i m u r a und S h i r a k i[34, 36]
beschriebenen Zwischenfälle nach Rabiesvakzination lassen
neben analogen Rückenmarksbefunden einen subchronischen
zerebralen Verlaufstyp erkennen, der mit gut demarkierten,
insulären Ventrikelherden neben disseminierten perivasalen
Markläsionen, relativer Axonverschonung und gliöser Ver-
narbungstendenz auffallende Aehnlichkeiten mit der akuten
disseminierten Encephalomyelitis bzw. der akuten multiplen
Sklerose aufweist.
Die in Analogie zur EAE geäußerte Vorstellung, daß
einzig die Annahme eines immun-pathologischen Geschehens
als Grundmechanismus der „rabies postvaccinal encephalomyelitis" einen zwingenden Erklärungswert besitzt, wird unter-

stützt durch die bekannte eigene Beobachtung einer akuten Entmarkungs-Encephalomyelitis nach einer Injektionsserie von lyophilisiertem tierischem Hirngewebe, dessen histologische Prozeßstruktur neben weitgehender Aehnlichkeit mit den japanischen Wutschutzimpfungsfällen als der akuten multiplen Sklerose nahestehend aufgefaßt werden muß[11, 32]. Die großen, zackig begrenzten periventrikulären Herdformationen, die disseminierten Entmarkungsherde mit typischer Abbaureaktion und die gefäßbedingten, spongiösen Initialläsionen stimmen gestaltlich völlig mit akuten MS-Herden überein. Frische Rindenherde liegen vor, während kontinuierliche perivenöse Läsionen nur vereinzelt im Rückenmark auftreten.

Die Hirntrockenzellenbehandlung entspricht — bei gesicherter Sterilität — methodisch völlig dem Wutschutzimpfungsmodus wie den Verfahren der experimentellen Encephalitisforschung bei fehlendem Adjuvanszusatz. Damit stellt dieser bemerkenswerte Fall einer „artefiziellen" humanen Entmarkungsencephalitis gleichsam den intravitalen Modellversuch einer elektiven Entmarkung beim Menschen dar. Hinsichtlich der Bedeutung dieser Befunde für die immunologische Interpretation der humanen Entmarkungskrankheiten einschließlich der multiplen Sklerose sei auf das folgende Referat von Pette verwiesen.

In pathogenetischer Hinsicht ergibt sich jedenfalls für die Wutschutzimpfungs-Encephalitis und die artefiziell induzierte Entmarkungsencephalitis analog der EAE die zwingende Annahme eines gegen Hirngewebe gerichteten spezifischen Sensibilisierungsvorganges, der hingegen bei der postinfektiösen und postvakzinalen Encephalitis, etwa nach Pocken- oder Poliomyelitisimpfung, nicht ohne weiteres als pathogenetischer Faktor ersichtlich ist, woduch diese nicht als Ausdruck eines hinsichtlich der Antigen-Antikörper-Reaktion s p e z i f i s c h e n immun-pathologischen Vorganges aufgefaßt werden können.

Nach 'W a k s m a n[38] ist nur Gewebe, das normalerweise durch eine zelluläre Schranke vom Blutstrom getrennt ist, als hypothetisches Antigen zur Auslösung autoallergischer Reaktionen geeignet. Diese Gewebe wirken im Blutstrom als Fremdkörper und bedingen die Immunisierung. Für die parainfektiösen Encephalitiden könnte zerstörtes Nervenparenchym als Antigen wirken, während dem Virus die Rolle des Adjuvans zukommen soll, doch ist diese Deutung umstritten.

Ohne zu sehr ins Detail zu gehen, sei ein spezieller Punkt des funktionell-gestaltlichen Prozeßablaufes kurz beleuchtet. Durch autoradiographische Untersuchungen[17, 26, 37] ist bekannt, daß die morphologischen Gefäßveränderungen

bei der EAE meist mit erhöhter Permeabilität für protein-
hältige Moleküle einhergehen, ja die Durchlässigkeitsstörung
sogar der Entzündung vorausgehen dürfte, wie bereits
aus Trypanblauversuchen vermutet wurde[2]. Seitelberger[28]
konnte diese Annahme bei der an Rhesusaffen in üblicher
Weise erzeugten EAE unter Verwendung von fluoreszeinmar-
kiertem Albumin nach der Methode von Klatzo und
Miquel[14] bestätigen. Bei Tieren, die nach dem Auftreten
der ersten klinischen Symptome getötet wurden, war um die
Arterien ein vermehrter Austritt von durch grün fluoreszie-
rende perivasale Massen gekennzeichnetem Serumprotein
nachweisbar, die jedoch nicht an die Anwesenheit von Ent-
zündungszellen gebunden waren (Abb. 1). Die Exsudate beschränkten sich in der weißen Hirnsubstanz auf den intra-
adventitiellen Raum und gingen mit einer Aktivierung der
Mikroglia einher (Abb. 2 a, b). Neben einer erhöhten Permeabilität der Plexus fanden sich ausgedehnte, zu unregelmäßigen
Feldern zusammenfließende Exsudate ohne Entzündungsvorgänge in der Marksubstanz ähnlich wie beim experimentellen
Hirnödem[14a], was für eine rasche Ausbreitung der Proteine
in der weißen Substanz spricht. In fortgeschrittenen Stadien
weisen die älteren perivasalen Gewebsläsionen keine Zeichen
von erhöhter Permeabilität für Protein auf, doch bestehen
typische Entmarkungen, Neutralfettanhäufungen, entzündliche Infiltrate und starke Astrogliaproliferation. Aus diesen,
inzwischen von Field[8] bestätigten Befunden ergibt sich, daß
bei der EAE als vermutlich früheste Gewebsreaktion in der
weißen Substanz ein Austritt von Serumprotein erfolgt, der
vielleicht in Beziehung zum Entmarkungsgeschehen steht,
während elektronenoptisch eine Schwellung der perivasalen
Gliamitochondrien die erste feinstrukturelle Veränderung darstellt[16]. Von anderen Untersuchern[38, 39] wurde hingegen als
erster morphologisch faßbarer Befund der EAE ein Austritt
mononukleärer, vermutlich blutzelliger Elemente in das Hirn-
parenchym beschrieben und als unmittelbare Ursache der
Myelinzerstörung aufgefaßt.

Aehnlich den allergisch-hyperergischen Gewebsvorgän-
gen der allgemeinen Pathologie spielt sich das induzierte
Krankheitsgeschehen im Nervensystem prinzipiell zuerst am
Gefäßsystem ab; erst sekundär kommt es zu Veränderungen
am nervösen Parenchym als Folge der abnormen Gefäß-
reaktion. Bei geringer Prozeßintensität erschöpft sich das
pathologische Geschehen auf den Gefäßapparat mit Endothel-
schwellung, Permeabilitäts- und Zirkulationsstörungen ohne
Parenchymschädigung, oder als Gegenstück kommt es zu
schweren Gewebsläsionen mit Blutungen und Nekrosen bei
akutestem Verlauf. In der Mitte liegt der perivenöse Re-
aktionstyp mit saumförmigen Entmarkungen.

Der als eine durch die Gewebsdisposition bedingte Standardreaktion des ZNS[6] interpretierte perivenöse Typ, der auch im Rahmen oder im Verlauf der EAE und der humanen Entmarkungskrankheiten angetroffen werden kann, stellt gewissermaßen ein morphologisches Indiz für das postulierte immunologische Geschehen dar. Primär durch eine Permeabilitätsstörung der Blut-Hirn-Schranke bedingt, stellt er für den Formenkreis der perivenös-gliösen Encephalitis das morphologische Achsensyndrom dar, während er bei den organspezifischen tierexperimentellen und humanen Entmarkungsprozessen als eine vaskuläre Abortivreaktion oder ein Durchgangsstadium des Prozesses zu deuten ist. Damit wäre an dem grundlegenden morphologischen Unterschied zwischen perivenöser Encephalitis und den sogenannten Entmarkungskrankheiten im engeren Sinn weiter festzuhalten, dem auch pathogenetisch unterschiedliche Konstellation bzw. abweichende immunologische Mechanismen zugrunde liegen dürften.

Der Anfang des postulierten allergischen Geschehens liegt im Funktionellen und baut sich auf der primären Affektion der Zellen und Gewebe auf. Antikörper können in allen Zellen, also auch im Parenchym, gebildet werden und sind nach Untersuchungen mittels der Coons-Methode auch an der Markscheide möglich[5]. Während die „unspezifische" immun-pathologische Reaktion beim perivenösen Syndrom primär und ausschließlich am Gefäßmesenchym abläuft und durch konsekutive Zirkulationsstörungen zur reaktiven, d. h. fakultativen Markschädigung führt, dürfte bei den artefiziellen und spontanen Entmarkungskrankheiten die Myelinscheide selbst in den spezifischen immunologischen Mechanismus einbezogen sein, d. h. die vermutete Antigen-Antikörper-Reaktion läuft offenbar intim mit der Markscheidenstruktur verhaftet ab. Sie hat als physiko-chemisches Ereignis einen Aufbruch der Markscheide, d. h. eine elektive Markschädigung zur Folge[29]. Die Entmarkung selbst ist eine unspezifische Reaktion, die mit typischen Abbauvorgängen einhergeht. Das Auftreten perivenöser Läsionen nach Wutschutzimpfung und bei seltenen „Mischfällen" von akuter disseminierter Encephalomyelitis sowie die jüngste Beobachtung einer akuten Entmarkungs-Encephalomyelitis nach Penicillintherapie[25] sprechen unseres Erachtens nicht gegen diese morphologisch fundierte Grenzziehung der als Folgen immun-pathologischer Vorgänge gedeuteten Entmarkungsprozesse.

Abschließend noch ein Wort zu den neurologischen Syndromen im Rahmen des rheumatischen Formenkreises, die als spezielle Organmanifestationen einer zugrunde liegenden allergisch-hyperergischen Mesenchymaffektion angesprochen werden, obwohl auch hier schlüssige Beweise für die Gültig-

12

keit des allergischen Prinzips ausstehen. Die Primärbeteiligung des Nervensystems ist von symptomatischen Spätkomplikationen abzugrenzen[7].

Die Chorea minor als rheumatische Encephalitis ist geradezu das Modell für eine zerebrale Primärbeteiligung im Sinne einer vorwiegend die Stammganglien betreffenden subakut entzündlichen Affektion des gefäßführenden Bindegewebes mit sekundärer Schädigung nervöser Strukturen. Die endangiitische Natur der rheumatischen Frühmanifestationen im ZNS bedingt ihre schwierige Abgrenzung gegenüber zerebralen Spätschäden bei rheumatischen Herzerkrankungen.

Von den Kollagenkrankheiten im engeren Sinn führt die Panarteriitis nodosa als generalisiertes Gefäßleiden nicht selten zu einer Beteiligung des Nervensystems mit Bevorzugung der nervösen Peripherie. Der schubförmig verlaufende entzündliche Gefäßprozeß führt vom exsudativen Stadium der fibrinoiden Nekrose über ein produktives zum narbigen Endstadium. Er bewirkt vaskulär-ischämische Schäden des nervösen Gewebes, und wir konnten erst kürzlich auf den zwar relativ seltenen Befall der Spinalgefäße als Ursache von chronischen Myelopathien hinweisen[10].

Bei der oft schwer abzugrenzenden Endangiitis obliterans liegt der Schwerpunkt der neurologischen Manifestationen dagegen im Gehirn und findet morphologischen Ausdruck in der typischen „granulären Rindenatrophie" als Folge umschriebener Ernährungsstörungen des Parenchyms.

Aehnliches gilt für die als eine der letzten schweren Organmanifestationen des Lupus erythematodes visceralis geltende Lupusencephalopathie, die durch einen fortschreitenden Befall der kleinen Hirngefäße im Sinne der Lupusangiopathie von Pollak[22] bedingt ist, doch kommen auch vaskuläre Neuritiden als Frühmanifestation vor.

Gleichartige entzündlich-nekrotisierende Wandläsionen und Zirkulationsstörungen der kleinen Zerebralgefäße sind bei der Henoch-Schönleinschen Krankheit bekannt, während die als anaphylaktische Reaktion aufgefaßten Immunthrombopenien und andere Infekt- oder Arzneimittelallergien mit massiven Schrankenstörungen und letaler Hirnpurpura einhergehen können.

Aus dieser kurzen und daher nur bruchstückhaften Darstellung dürfte klargeworden sein, daß das morphologische Substrat der sogenannten allergischen Erkrankungen des Nervensystems keineswegs uniform und streng mesenchymgebunden ist, wie es von der allergisch-hyperergischen Entzündung der allgemeinen Pathologie gefordert wird, sondern im Gegenteil über eine große Variationsbreite des

Ausdrucks verfügt, die auch den charakteristischen Parenchymschaden nicht vermissen läßt. Schon die summarische Betrachtung der Hypothesen und Widersprüche über die Bedeutung allergischer Phänomene für die Pathogenese der Entmarkungskrankheiten und der rheumatischen Syndrome gibt zu erkennen, wie sehr die Konzeption allergischer Prozeßabläufe am Nervensystem noch in Fluß ist. Es kann kein Zweifel daran bestehen, daß im Zusammenhang mit der Diskussion über die Genese bestimmter nervöser Erkrankungen mit dem Begriff der Allergie ein Mißbrauch getrieben wird, der zur Kritik herausfordert. In diesem Sinne sollten unsere Ausführungen verstanden werden.

Die aktuelle Aufgabe der Neuropathologie auf diesem komplexen und kaum noch überschaubaren Gebiet der modernen Medizin besteht darin, 1. aus der Gestaltänderung nervöser Strukturen jene Glieder der pathogenetischen Kette erfassen zu helfen, welche mit den vermuteten allergischen Reaktionsmechanismen einhergehen oder diese markieren, und damit an der kausalen Aufklärung dieser Krankheitsprozesse mitzuwirken sowie 2. die therapeutischen Handlungen hinsichtlich der Verhütung oder günstigen Beeinflussung der ihnen anhaftenden pathologischen Strukturänderungen im Nervensystem zu kontrollieren und der Klinik bei der Einführung neuer prophylaktischer und kurativer Verfahren beratend zur Seite zu stehen. Damit sind der morphologischen Hirnforschung wichtige Funktionen bei der Lösung eines der umstrittensten medizinischen Gegenwartsprobleme erwachsen.

Zusammenfassung: Das morphologische Substrat der als Folgen allergischer Reaktionsmechanismen gedeuteten Erkrankungen des zentralen und peripheren Nervensystems besitzt eine außerordentlich große Variationsbreite, die auch den charakteristischen Parenchymschaden nicht vermissen läßt. Die als Arbeitshypothese deklarierte Unterstellung allergischer Phänomene für die Pathogenese sowohl der entzündlichen Entmarkungskrankheiten als auch der mit nervöser Beteiligung einhergehenden Affektionen des rheumatischen Formenkreises ermangelt bisher schlüssiger wissenschaftlicher Beweise. Die Anwendbarkeit des durch die Ergebnisse der experimentellen Encephalitisforschung fundierten Prinzips allergischer Prozeßabläufe auf die menschlichen Entmarkungskrankheiten wird vom morphologischen Standpunkt kritisch beleuchtet. Abschließend wird auf die nervösen Organmanifestationen bei den sogenannten Kollagenkrankheiten kurz eingegangen.

Literatur: [1] Alvord, E. C.: In „Allergic" Encephalomyelitis. Ed. by M. W. Kies und E. C. Alvord. Springfield: Ch. C. Thomas. 1959. — [2] Barlow, C. F.: J. Neuropath. exper.

14

Neur., 15 (1956), S. 196. — ³ Bassoe, P. und Grinker, R. R.: Arch. Neur. (Am.), 23 (1930), S. 1138. — ⁴ Berger, W.: Verh. dtsch. path. Ges., 30 (1937), S. 5. — ⁵ Beutner, E., Witebski, E., Rose, N. R. und Gerbasi, J. R.: Proc. Soc. exper. Biol. и. Med., 97 (1958), S. 712. — ⁶ Bogaert, L. van: J. Neuropath. exper. Neur., 9 (1950), S. 219. — ⁷ Erbslöh, F.: Internist, 2 (1961), S. 201. — ⁸ Field, E. J.: Exper. Neurol., 4 (1961), S. 233; Abstr. IV. Int. Congr. Neuropath. Stuttgart: G. Thieme. (1961), S. 88. — ⁹ Jacob, H.: Fschr. Neur., 24 (1956), S. 651; Arch. Psychiat. Z. Neur., 197 (1958), S. 507. — ¹⁰ Jellinger, K.: Rev. neurol., 106 (1962), S. 664. Wien. klin. Wschr., 74 (1962), S. 721. — ¹¹ Jellinger, K. und Seitelberger, F.: Klin. Wschr., 36 (1958), S. 437. — ¹² Jellinger, K. und Spunda, Ch.: Wien. klin. Wschr., 73 (1962), S. 81. — ¹³ Jervis, G. A. und Koprowski, H.: J. Neuropath. exper. Neur., 7 (1948), S. 309. — ¹⁴ Klatzo, I. und Miquel, J.: J. Neuropath. exper. Neur., 19 (1960), S. 475. — ¹⁴ᵃ Klatzo, I., Miquel, J. und Otenasek, R.: Proc. IV. Int. Congr. Neuropath. Stuttgart: G. Thieme, 2 (1962), S. 231. — ¹⁵ Letterer, E.: In: Handbuch der allgemeinen Pathologie. Bd. VII/1, S. 497. Berlin-Göttingen-Heidelberg: Springer-Verlag. 1956; Jb. ärztl. Fortbild., 8 (1960), S. 353. — ¹⁶ Luse, S. A. und McDougal, D. B.: J. exp. Med. (Am.), 112 (1960), S. 735. — ¹⁷ Olszewski, J.: In „Allergic" Encephalomyelitis. Springfield: Ch. C. Thomas. (1959), S. 172. — ¹⁸ Peiffer, J.: Arch. Psychiat. Z. Neur., 193 (1955), S. 337. — ¹⁹ Pette, E. und Pette, H.: Klin. Wschr., 34 (1956), S. 713. — ²⁰ Pette, H.: Die akut entzündlichen Erkrankungen des Nervensystems. Leipzig: G. Thieme. 1942; World Neurol., 1 (1960), S. 491. — ²¹ Pirquet, Cl. v.: Münch. med. Wschr. (1906), S. 1457. — ²² Pollack, A. D.: In Systemic Lupus Erythemathosus, ed. by G. Baehr und P. Klemperer. New York und London: Grune & Stratton. 1959. — ²³ Rössle, R.: Verh. dtsch. path. Ges., 19 (1923), S. 18; Klin. Wschr. (1933), S. 575. — ²⁴ Roizin, L. und Kolb, L. C.: Proc. III. Int. Congr. Neuropath. (1957), S. 57; In: „Allergic" Encephalomyelitis. Springfield: Ch. C. Thomas. (1959), S. 5. — ²⁵ Routsonis, K. G.: Dtsch. Z. Nervenhk., 183 (1962), S. 449. — ²⁶ Rozdilsky, B. und Olszewski, J.: Neurology, 7 (1957), S. 270. — ²⁷ Schrader, A.: In: Miescher, P. und Vorlaender, K. O.: Immunpathologie in Klinik und Praxis. II. Aufl., S 564. Stuttgart: G. Thieme. 1961. — ²⁸ Seitelberger, F.: Tgg. dtsch. Neuropath. Zürich 1960. — ²⁹ Derselbe: In: Modern Scientific Aspects of Neurology. Ed. by J. N. Cumings. London: Ed. Arnold. 1960. — ³⁰ Seitelberger, F. und Jellinger, K.: Zbl. Neur., 161 (1961), S. 175. — ³¹ Dieselben: Dtsch. Z. Nervenhk., 184 (1963), S. 508. — ³² Seitelberger, F., Jellinger, K. und Tschabitscher, H.: Wien. klin. Wschr., 70 (1959), S. 453. — ³³ Seitelberger, F. und Zischinsky, H.: Münch. med. Wschr., 104 (1962), S. 1681. — ³⁴ Shiraki, H.: Clin. Neurol., 1 (1961), S. 107. — ³⁵ Spatz, H.: Encephalitis. In: Bumkes Handbuch der Geisteskrankheiten, Bd. 11, spez. Teil VII.

S. 157. Berlin: Springer. 1931. — [36] Uchimura, I. und Shiraki, H.: J. Neuropath. exper. Neur., 16 (1957), S. 136. — [37] Vulpe, M., Hawkins, A. und Rozdilsky, B.: Neurology, 10 (1960), S. 171. — [38] Waksman, B. M.: Experimental allergic encephalomyelitis and the „autoallergic" diseases. Int. Arch. Allergy appl. Immunology, 14 (1959). — [39] Waksman, B. H. und Adams, R. D.: Amer. J. Path., 41 (1962), S. 135. — [40] Waksman, B. M. und Morrison, L. R.; J. Immunol. (Am.), 66 (1951), S. 421. — [41] Zischinsky, H., Pendl, O., Kunz, Ch. und Jellinger, K.: Klin. Wschr., 39 (1961), S. 638.

Aus den Laboratorien
der Stiftung zur Erforschung der spinalen Kinderlähmung
und der multiplen Sklerose
Universitätskrankenhaus Hamburg-Eppendorf

Die Multiple Sklerose —
ein immunologisches Problem*

Von E. und H. Pette

Wenn mir die ehrenvolle Aufgabe zuteil wurde, im Rahmen der Van Swieten-Tagung ein Referat „Die Multiple Sklerose — ein immunologisches Problem" zu erstatten, so möchte ich zunächst zweier Wiener Neurologen aus früherer Zeit gedenken, die sich besonders intensiv mit der Problematik der Multiplen Sklerose (MS) befaßt haben. Es sind O. Marburg und E. Redlich. Ihre Namen strahlen weithin in die verschiedenen Gebiete der Neurologie.

Wie kaum eine andere Erkrankung des Zentralnervensystems (ZNS) ist die MS, insbesondere ihre Aetiologie und Pathogenese, bis zum heutigen Tage Gegenstand lebhafter Diskussionen geblieben. Die Zahl der Arbeiten, die ein Bild vom Wandel der Anschauungen im Laufe der Zeit vermitteln, ist kaum noch übersehbar. Es ist Tschabitschers großes Verdienst, daß er jüngst die klinische und experimentelle Forschung in historischer Sicht aufgezeigt und kritisch ausgewertet hat.

Bevor ich mich der Problematik der Aetiopathogenese der MS als meiner eigentlichen Aufgabe zuwende, scheinen mir zum besseren Verständnis einige Bemerkungen zur Geschichte, Klinik und pathologischen Anatomie der MS erforderlich.

---

* Herrn Prof. Dr. F. Georgi zum 70. Geburtstag gewidmet.

Es muß überraschen, daß die MS, die C r u v e i l h i e r bereits 1835 anatomisch-pathologisch als eine Einheit erkannt hatte, bis heute ätiologisch ungeklärt geblieben ist. Immerhin aber dürfen wir sagen, daß in den beiden letzten Jahrzehnten Erkenntnisse gewonnen wurden, die uns den Weg nicht nur für die Aufschlüsselung von Aetiologie und Pathogenese, sondern wie ich glauben möchte, auch für eventuelle therapeutische Maßnahmen aufzuzeigen vermögen.

Die MS ist in unseren Breitengraden nicht nur die häufigste, sondern auch die gefürchtetste organische Erkrankung des Nervensystems. Ihre Häufigkeit beträgt für die mittleren Breitengrade des europäischen und nordamerikanischen Kontinents etwa 1:1000 bis 2000. Diese Zahl ist für Deutschland von S c h a l t e n b r a n d, für England von M c A l p i n e und für die Schweiz von G e o r g i errechnet worden. Die Konstanz der Zahlenverhältnisse ist auffallend und wie wir später sehen werden, für pathogenetische Fragen nicht ohne Bedeutung.

Wenn gelegentlich behauptet wird, daß die MS in den letzten Jahren häufiger geworden sei, so ist diese Ansicht statistisch nicht gesichert. G e o r g i konnte für die Schweiz zeigen, daß während der letzten 30 Jahre die Verhältnisse prozentual ungefähr gleich geblieben sind. Jedenfalls sind aus dem vorliegenden Zahlenmaterial der internationalen geomedizinischen Forschung irgendwelche Schlüsse hinsichtlich größerer Ausbreitung nicht zu ziehen, es sei denn hinsichtlich der pathogenetischen Bedeutung von Umweltfaktoren.

Schon bald nach Erscheinen des berühmt gewordenen anatomischen Atlas von C r u v e i l h i e r stellte F r e r i c h s erstmalig klinisch die Diagnose einer MS, die autoptisch bestätigt wurde. Wenige Jahre später (1856) hat sein Schüler V a l e n t i n e r in dem Sammelwerk „Deutsche Klinik" die bis dahin bekannt gewordenen 15 Fälle symptomatologisch ausgewertet und die Klinik der Krankheit in ihren Grundzügen aufzuzeigen versucht. Er erkannte bereits damals im Krankheitsverlauf die Neigung zu Exazerbationen und Remissionen. Die wechselnde Vielfalt der Symptome mag daran schuld gewesen sein, daß einige Jahre später (1863) L e y d e n der Krankheit die ihr von V a l e n t i n e r zuerkannte Bedeutung für die Klinik als Krankheitseinheit absprach. Erst die Arbeiten C h a r c o t s und seiner Schüler (1868 bis 1869) schufen das Fundament für eine exakte klinische Diagnose. Die von ihm aufgestellte bekannte Trias der Symptome (Intentionstremor, Nystagmus, skandierende Sprache) trifft, wie wir heute wissen, nur für einen kleinen Prozentsatz aller Fälle zu, u. zw. nur für die Spätfälle. Durch die Arbeiten der Pariser Schule wurde überall das Interesse für die MS gefördert. Sehr bald erkannte man, daß die meisten Fälle von

sogenannter chronischer Myelitis lediglich eine Sonderform
der MS sind. Ungeklärt blieb noch lange Zeit die Genese
der von Astroglia gebildeten Plaques in Hirn und Rückenmark. Ed. M ü l l e r kam in seiner Monographie (1904) „Multiple
Sklerose des Gehirns und Rückenmarks" zu keinem klaren
Ergebnis, ob es eine degenerative oder entzündliche Krankheit sei. Sein Lehrer S t r ü m p e l l schrieb im Vorwort dieses
Buches „In der Regel tritt die MS scheinbar ohne alle Ursache ‚ganz von selbst' auf. Ich glaube überhaupt nicht, daß
sie in bestimmten äußeren Schädlichkeiten gefunden werden
kann." Im ganzen aber entschied man sich für einen degene-
rativen Charakter der Krankheit. So 1904!

Eine Wende in der Geschichte der MS brachte M a r -
b u r g 1906 mit einer großangelegten Studie, in der er nach-
wies, daß die MS im ersten Stadium eine echte, akut entzündliche Erkrankung des ZNS ist. Damit wurde gleichzeitig
die damals umstrittene Frage, in welchem Verhältnis die
disseminierte Encephalomyelitis (EM) zur MS steht, beantwortet, u. zw. in dem Sinne, daß die akute disseminierte EM
das akute Stadium der MS ist.

1942 habe ich in meiner Monographie „Die akut entzündlichen Erkrankungen des Nervensystems" ausgeführt, daß
jede Form der MS anatomisch gesehen ein entzündliches
Stadium durchläuft, das meist rezidivierend bzw. im schub-
förmigen Verlauf schließlich in einen chronisch schwelenden
Prozeß überzugehen pflegt.

Ich übergehe das seit 1906 erschienene Schrifttum, in
dem über den großen Formenkreis und die bis dahin kaum
bewerteten Abortivfälle der MS berichtet wird (O p p e n -
h e i m, C u r s c h m a n n, N o n n e, R e d l i c h u. a.). Augenmuskellähmungen und Sehstörungen sind häufig das erste
Symptom einer MS. Während in jugendlichem Alter, etwa
zwischen dem 18. und 40. Lebensjahr, die MS meist schubförmig verläuft, herrscht später der schwelende, ständig fortschreitende Prozeß vor. Das Gesicht der Krankheit kann
außerordentlich variieren. Nach monate- bis jahrelanger Ruhe
und wieder aus scheinbar voller Gesundheit können sich neue
Symptome zeigen.

E i n i g e B e m e r k u n g e n z u r p a t h o l o g i s c h e n A n a -
t o m i e. Ueber Hirn und Rückenmark verstreut, finden sich
graurötliche Herde bevorzugt in der weißen Substanz. Histologisch ist das Hauptkennzeichen die Dissoziation in der
Schädigung des Parenchyms; während die Markscheiden im
Bereich der Herde vollständig oder doch größtenteils zerstört
werden, bleiben die Achsenzylinder und mit ihnen, wenn der
Herd auf die graue Substanz übergreift, die Ganglienzellen
weitgehend verschont. Der Prozeß nimmt seinen Ausgang vom

4

venösen Gefäßsystem; kleine perivenöse Herde fließen zu
einem meist scharf begrenzten Herd, dem sogenannten Plaque,
zusammen. Es kommt zu einer Proliferation von Mikro- und
Oligodendroglia und alsbald auch der faserbildenden Astroglia, die später wallartig den Herd umschließt. Die Gefäßwände sind mehr oder weniger dicht lympho- und plasmo-
zytär infiltriert. Dem Entmarkungsvorgang entsprechend
spricht man nach S p a t z von einer Entmarkungsencephalo-
myelitis (EEM). In diesen übergeordneten Krankheitsbegriff
sind die postvakzinalen und parainfektiösen Encephalomyelitiden, die aber heute nicht von mir behandelt werden, mit
einzubeziehen.
    Z u r A e t i o l o g i e : Bei der Annahme einer exogenen
Bedingtheit der MS hat die Infektionstheorie lange Zeit voran gestanden. S t e i n e r hatte 1928 durch den Nachweis von
Spirochäten in Plaques die MS als eine Spirochätenkrank-
heit deklariert; an dieser Auffassung hält er auch heute
noch fest. Die von ihm 4 Jahrzehnte lang unbeirrt auf die
Spirochätenätiologie ausgerichtete Forschung würde zweifellos höchste Anerkennung verdienen, wenn seine Befunde von
sachverständigen Autoren hätten bestätigt werden können.
Dies ist nicht der Fall.
    Es war wohl zeitgeistig bedingt, daß in den zwanziger
Jahren von vielen Autoren, uns eingeschlossen, ein Virus
ätiologisch vermutet wurde, eine Ansicht, die auch heute noch
von einigen Autoren vertreten wird, allerdings handelt es
sich um Forscher, die nicht mit der virologischen Problematik
vertraut sind und nicht über Kenntnisse virologischer
Methoden, der Struktur, der Biochemie und der Kinetik der
Viren verfügen. Wiederholt, zuletzt auf dem IV. Internatio-
nalen Neurologenkongreß in Rom, haben wir in einem
Referat „Virologische Aspekte bei der MS" zu dieser Frage
Stellung genommen. Unsere im Hamburger Institut seit
Jahren durchgeführten Untersuchungen hinsichtlich Nach-
weis von Viren aus Blut, Liquor, Rachenschleim und Hirn-
Rückenmarks-Gewebe zahlreicher MS-Fälle unter Anwendung
moderner virologischer und serologischer Methoden haben
stets ein negatives Ergebnis gezeitigt. Das von M a r g u l i s ,
S o l o v i e v und S h u b l a d s e aus Fällen von disseminierter
EM isolierte Virus konnten wir wie D i c k (Belfast) bei
Nachprüfung an zahlreichen Tieren, besonders Affen, als
ein zur Lyssavirus-Gruppe gehöriges Agens identifizieren;
das von S i g u r d s s o n aus Hirn von gelähmten Schafen
isolierte Visnavirus, das als Erreger der MS vermutet wurde,
erwies sich als ein mesenchymotropes Virus mit zoonotischen
Eigenschaften, das bei Schafen eine Granulomencephalitis
erzeugt. Es ist nach seiner Größe und seinen Eigenschaften
am ehesten in die Gruppe der Tumorviren einzureihen,

War es also bisher nicht möglich, ein Virus als
auslösendes Agens für die MS nachzuweisen, so gibt
es doch noch andere Momente, die gegen eine Virusätiologie,
jedenfalls in unmittelbarer Auswirkung eines sich in einer
Körperzelle vermehrenden Virus sprechen.

Klinisch sind bestimmte neurovirale, insbesondere entero-
virale und Arborvirus-Infektionen durch Krankheitsbeginn
und Krankheitsverlauf in charakteristischer Weise gekennzeichnet: Auf ein grippales Vorstadium (Virämie), das sich
klinisch als eine minor illness darstellt, folgt das Stadium
des Organbefalles (ZNS); solche Infektionen verlaufen bi-
phasisch und fieberhaft, ganz anders Krankheitsbeginn und
Krankheitsverlauf bei der MS. Die Schübe treten in der Regel
akut ohne Vorerscheinungen und Temperaturerhöhung auf;
innerhalb weniger Stunden kann es zu schweren neurologischen Ausfallerscheinungen (Augenmuskellähmungen, Sehstörungen, Hemi-Paraparesen u. a.) kommen, bei der Erst-
erkrankung meist mit einer Tendenz zu schneller Rückbildung. Grundverschieden ist das histologische Substrat einer
neuroviralen Infektion von dem einer akuten MS; hier ein
entzündlicher Prozeß vorwiegend in der grauen, bei der MS
in der weißen Substanz, in der sich, wie wir heute wissen, bevorzugt immunologische Vorgänge abspielen.

Der Fortschritt in der mikrobiologischen
Grundlagenforschung, der durch Einbeziehung neuer
virologischer und serologischer Methoden, insbesondere durch Ausbau der Gewebekultur und ferner
der Elektronenmikroskopie, begründet ist, vermag
heute auch Probleme der MS weiter aufzuschlüsseln. Durch
die ultrastrukturellen Studien von Geren, Schmitt,
Robertson u. a. sowie auch von unserem Mitarbeiter
Mannweiler kann als gesichert gelten, daß die Markscheide entwicklungsgeschichtlich aus der ein-
gestülpten Zelloberflächenmembran der Oligodendroglia bzw. der Schwannschen Zellen gebildet wird, also Teil dieser Zellmembran ist. Diese Erkenntnis führt zwangsläufig dazu, den für die MS
charakteristischen Entmarkungsvorgang als ein
Membranproblem zu werten. Damit aber sind wir vor
die Aufgabe gestellt, die der Markscheide zukommenden Mem-
braneigenschaften und die Art ihrer Schädigung im Sinne der
Demyelinisation experimentell zu erforschen.

Können denn überhaupt Markscheidenmembranen, die
primär und selektiv bei der MS erkranken, Substrat für eine
Virusvermehrung sein? Diese Frage muß heute auf Grund
elektronenoptischer Erkenntnisse verneint werden.

1942 haben wir die Arbeitshypothese aufgestellt,
daß die MS als Sonderform der Entmarkungsencephalomyeli-

tiden (EEM) pathogenetisch ein immunpathologisches Geschehen beinhaltet; wir haben dafür den Begriff
Neuroallergie geprägt und damals schon die Auswirkung
einer Antigen-Antikörper-Reaktion bei bestehender Sensibilisierung des ZNS, das zum Schockorgan wird, für die Entstehung einer MS verantwortlich gemacht.

2 Momente hatten unsere Ueberlegungen gestützt:

1. Im Schrifttum lagen bereits Mitteilungen über ätiologisch ungeklärte neurologische Komplikationen in Form
einer diffusen EM nach Lyssaschutzimpfung vor.

2. Rivers und Schwentker war es 1935 gelungen, bei
Affen nach Verabreichung zahlreicher Injektionen einer
Emulsion von heterologem Hirngewebe unter Zugabe von
Schweineserum eine diffuse EM zu erzeugen; über gleiche
Ergebnisse hatten 1940 Ferraro und Jervis berichtet.

In den Jahren nach 1946 sind gleiche oder ähnliche
experimentelle Studien an verschiedenen Tierspezies, vor allem an Affen, unter Benutzung des Freund-
schen Adjuvans in großem Ausmaß durchgeführt worden
[I. M. Morgan (1946), Kabat, Wolf und Bezer (1947),
Koprowski (1948), Alvord (1949), Good (1950), Lumsden
(1951), Folch (1955) u. a.]. Auch im Hamburger Institut
wurden zahlreiche Versuche angestellt, an denen sich vor
allem G. Kersting, E. Pette und K. Mannweiler beteiligt
haben. Klinisch sind bei den experimentell erzeugten EEM
weitgehende Analogien mit der akuten MS gegeben. Affen
zeigten Sehstörungen bis zur Erblindung, Blicklähmungen,
Mono-, Hemi- und Paraparesen, Ataxie und Tremor; histologisch war der encephalomyelitische Prozeß beim Meerschweinchen diffus, hingegen bestand beim Affen bei einem
erheblichen Pleomorphismus der entzündlichen Vorgänge oft
auch eine Neigung zu Herdbildungen mit allerdings un-
scharfer Begrenzung, jedoch nie in so ausgesprochener Form
wie bei einer menschlichen MS. Dies ist eine wichtige Feststellung, da noch niemals bei Tieren eine MS in klassischer
Form beobachtet worden ist. Immerhin haben Kabat, Wolf
und Bezer sowie Ferraro, Gazullo und Roizin über
Herdbildungen nach Art von Plaques bei Affen, die mehr
als 3 Jahre nach den Inokulationen gelebt hatten, berichtet.
Außerdem sahen sie Exazerbationen und Remissionen
während des Krankheitsverlaufes.

1952 haben wir auf Grund der experimentellen Ergebnisse formuliert: Die experimentell erzeugte EEM kommt der
akuten MS um so näher, je höher das Tier in der Tierreihe
steht. Die MS ist eine Spezies-spezifische Erkrankung, die ausschließlich beim Menschen vorkommt. So gesehen ist dem Tierversuch auch nur

die Bedeutung eines Modellversuches beizu-
messen. Unsere Annahme, daß bei der Entstehung der akuten
MS immunologische Mechanismen beteiligt seien, die denen
der experimentellen EEM entsprechen, hat unerwartet in Befunden von Uchimura, Shiraki und Haruhara eine
Stütze erhalten: Sie berichteten 1956 über 9 tödlich ver-
laufene Fälle von EEM, die sich im Anschluß an eine Serie
von Tollwutschutzimpfungen entwickelt hatten. Der neuro-
pathologische Prozeß dieser Fälle ist histologisch von dem
einer akuten MS nicht zu unterscheiden. Gleiches gilt für
den von Jellinger und Seitelberger mitgeteilten Fall
eines 51jährigen Mannes, der wegen eines Parkinsonismus
7mal eine Injektion von Kalbshirnemulsion intramuskulär als
Frischzellentherapie erhalten hatte und 3 Wochen später akut
encephalitisch erkrankt war; auch hier fand sich histologisch
das charakteristische Bild einer MS.

Letztlich sei daran erinnert, daß auch schon Glanzmann (1927) und van Bogaert (1931) die postvakzinale und
parainfektiöse EEM als Ausdruck einer anaphylaktischen Reaktion gewertet hatten.

Die Fälle von Uchimura und Mitarbeitern,
gewissermaßen Experimente am Menschen, bilden
eine Brücke in der Pathogenese zwischen der experimentellen EEM und der akuten MS; sie stützen
die Annahme, daß auch bei der MS immunpathologische
Mechanismen im Sinne einer Neuroallergie für die Entstehung
der MS maßgebend sind, in bester Weise. Bekanntlich ist
die Lyssavakzine nach Pasteur das Gemisch einer Emulsion
von Hunde- oder Schafrückenmark und abgeschwächtem
Lyssavirus. Es ist bis jetzt nicht möglich gewesen, die zur
Entmarkung führenden Faktoren biochemisch zu analysieren.
Wir sprechen schlechthin von einem encephalitogenen
Antigen, das an das Vorhandensein von Myelin gebunden
ist. Es ist bis heute auch nicht erwiesen, ob es sich um ein
einziges Antigen oder um einen Antigenkomplex handelt,
weiter, ob ein solcher Komplex aus Proteinen oder aus
Proteolipiden oder aus Glykolipiden besteht, wie unsere
jüngsten Untersuchungen mit dem Ouchterlony-Test ver-
muten lassen.

Wenn eine Sensibilisierung des Organismus,
wie schon 1942 von uns angenommen, Voraussetzung für das
Entstehen einer EEM ist, so müssen wir fragen, wie diese
zustande kommt. Zweifellos ist sie multigenetisch, zu denken
ist an die sensibilisierende Wirkung bestimmter Viren, auch
an Schutzimpfungen verschiedener Art, an Bakterien, Proteine und Toxine. Als provokatorische Faktoren sind akute

und chronische Infektionen, klimatische Einwirkungen, hormonale Krisen u. a. m. anzusehen.

Eine weitere Voraussetzung für die Entstehung dieser encephalomyelitischen Prozesse beim Menschen ist neben der Organsensibilisierung die D i s p o s i t i o n z u r E r k r a n k u n g, möglicherweise spielen auch genetische Faktoren eine Rolle. Dafür könnte sprechen, daß die Zahl der Menschen, die an einer MS erkranken, verhältnismäßig klein und konstant ist (1:1000 bis 2000 in unseren Breitengraden), ferner das überdurchschnittlich häufige Auftreten von MS in einer Sippe.

Ein wichtiges Beweisstück für die Auffassung, daß die MS Folge einer immunpathologischen Reaktion ist, ist das Auftreten von Schüben und daß nicht nur der erste, sondern auch weitere Schübe relativ häufig im Gefolge katarrhalischer bzw. andersartiger viraler Infektionen in Erscheinung treten, ebenso wie die wiederholt gemachte Beobachtung, daß eine Lyssaschutzimpfung den ersten sowie auch einen späteren Schub der MS auflösen kann.

Zur Lehre der immunologischen Bedingtheit der MS haben sich in den letzten Jahren auch H. Hoff und seine Schule bekannt. Hier sind die Liquorstudien von S c h i n k o und T s c h a b i t s c h e r zu erwähnen, die bei Untersuchung von 100 MS-Liquoren in 85% eine γ-Globulinvermehrung nachgewiesen hatten; K a b a t und H. B a u e r hatten früher schon ähnliche Feststellungen gemacht. Wenngleich diese Befunde nicht als für die MS spezifisch anzusprechen sind, da wir sie auch bei anderen entzündlichen Prozessen des ZNS erheben können, so erscheinen sie uns doch deswegen von Bedeutung, weil der Anstieg, wie die Wiener Autoren zeigen konnten, nach Auftreten des ersten Schubes beobachtet wurde und jahrelang bestand, um dann im chronischen Stadium langsam abzufallen.

Ueber diese und ähnliche mehr oder weniger damit zusammenhängende Fragen wird eifrig an vielen Stellen mit serologischen, elektrophoretischen und immunelektrophoretischen Methoden gearbeitet (S t e f f e n und S c h i n k o, R o s s, R i e d e r und R i t z e l, T u r t e l o t t e, N i e d i e c k u. a.). Die Ergebnisse der verschiedenen Arbeitsgruppen waren lange fluktuierend, in letzter Zeit aber fangen sie an, sich zu stabilisieren. Ich kann aus Zeitgründen nicht näher auf sie eingehen.

Bei der Suche nach dem primären Antigen für die Entstehung einer Antigen-Antikörper-Reaktion vermuteten T s c h a b i t s c h e r und Mitarbeiter den Tuberkelbazillus, also ein exogenes Antigen. Röntgenologische Untersuchungen ihrer Patienten ergaben gegenüber einem Kontrollkrankengut in einem auffallend hohen Prozentsatz abgeheilte tuberkulöse

9

Herde in den Lungen. Eine gezielte zytostatische Behandlung mit Rimifon und Neoteben hat aber den neurologischen Prozeß nicht zum Stillstand bringen können.

Zur Diskussion stellen möchten wir heute, inwieweit die besprochenen elektronenoptischen Befunde der Markscheidenentwicklung und die Alterationen der Glia- und Schwann-Zellmembranen bei immunozytologischen Vorgängen richtunggebend sein können für den Ansatz neuer Experimente, bei denen neben dem Tierexperiment Gewebekulturzüchtung von Neurogliagewebe für In-vitro-Versuche sowie biochemische Analysen bestimmter Vorgänge in Seren und Liquor im Mittelpunkt stehen, ganz besonders aber detaillierte Analysen von Komplementfaktoren, denen nach neuesten Erkenntnissen für die Membranolyse, d. h. die Demyelinisation, eine besondere Bedeutung zuzukommen scheint. H. Fischer und J. Haupt haben am Beispiel der Hämolyse gezeigt (1961), daß bei Fixierung von Komplement an Antigen-Antikörper-Komplexe gleichzeitig mit dem Absinken des Komplementtiters ein zytolytischer Stoff entsteht, den sie papierchromatographisch als Lysolezithin identifizieren konnten. Die von ihnen vertretene Ansicht, daß Lysolezithin eine der Substanzen ist, die vermehrt bei anaphylaktischen und allergischen Reaktionen entsteht, hat im Hinblick auf die Demyelinisation eine entscheidende Bedeutung gewonnen. In dieser Sicht erhalten Untersuchungen über Zerstörung von Markscheiden durch Lysolezithin, wie sie von A. Weil (1930), Birkmayer und Neumayer (1957) sowie von Webster (1957) durchgeführt wurden, erneut ein großes Interesse. Diese Autoren beschäftigten sich mit der Frage, inwieweit das Lysolezithin ein spezifisches Markscheidengift sei und als solches die selektive Entmarkung hervorrufen könne, ohne daß sie allerdings Lysolezithin im Nervensystem nachgewiesen haben. Inzwischen wurde von Thompson (1961) Lysolezithin in Hirnhomogenaten und von uns auch im Liquor nachgewiesen (Mester). Das Modell der Hämo- bzw. Erythrozytolyse, mit dem Fischer und Haupt gearbeitet haben, läßt darauf schließen, daß das Lysolezithin in die Lipidhülle der Zellmembran hineingegossen wird, u. zw. fokussiert und konzentriert. Voraussetzung für diese Prozeßdynamik ist aber stets die Antigen-Antikörper-Reaktion an der Zellmembran. Der Beweis für diese Annahme wurde in vitro durch unsere Mitarbeiter Palacios und Mannweiler licht- und elektronenoptisch erbracht. Sie zeigten, daß in Gewebekulturen von Schwannschen Zellen, die mit Anti-Schwann-Zellen-Immunserum unter Zusatz von Komplement beimpft worden waren, Veränderungen an den Zellmembranen sowie an markhaltigen Nervenfasern auftraten. Aus diesen

Befunden ist zu schließen, daß dem Komplement für
die Lyse von Neurogliazellmembranen einschließlich der Markscheiden im Gefolge einer Antigen-
Antikörper-Reaktion eine ausschlaggebende Bedeutung zuzumessen ist. Hier möchten wir auch noch
besonders auf die Arbeiten von Goldberg und Green sowie von Appel und Bornstein aus dem Arbeitskreis von
M. Murray hinweisen.

In letzter Zeit haben wir die Möglichkeit erwogen, daß
auch gewissen Viren eine induzierende Wirkung für den Vorgang der Membranolyse bzw. der Demyelinisation beizu-
messen ist. Untersuchungen nach dieser Richtung sind im
Gange.

Meine Damen und Herren! Sie werden das Ziel unserer
experimentellen Arbeiten erkannt haben, es ist einmal die
Aufschlüsselung der Pathogenese der MS, sodann der Versuch, zu einer kausalen Therapie zu kommen. Durch Verabreichung von Cortison- und ACTH-Präparaten im akuten
Stadium wird ein antikomplementärer Effekt bzw. ein die
Antikörperbildung hemmender Stoff erzeugt. Es muß dahin-
gestellt bleiben, ob nicht andere antikomplementär wirkende
Substanzen diesen Effekt noch verstärken könnten. Hier sei
mir die Bemerkung erlaubt, daß die genannten Präparate nur
im ersten Stadium der Entzündung und nur bei richtiger
Dosierung wirklich nützen können, ob darüber hinaus auch
eine Langzeitbehandlung von Nutzen sein kann, ist noch nicht
entschieden. Nach Abklingen des ersten Schubes wird neben
Verhaltensmaßnahmen, vor allem durch Meiden von Stress-
Faktoren, unser Bemühen darauf gerichtet bleiben müssen,
die immunologische Situation des Organismus zu ändern.
Letztlich ist nicht zu vergessen, daß für die Prozeßentstehung
im Einzelfall die aktuelle Situation, die sogenannte Ausgangslage, die durch eine Verflechtung exogener und endogener, insbesondere hormonaler Einflüsse bei entsprechender
immunologischer Verfassung bestimmt wird, im weitgehenden
Maße mit verantwortlich gemacht werden muß. Daß dies nur
durch eine parenterale Verabreichung bestimmter Substrate
möglich sein wird, dürfte zur Genüge aus meinen Dar-
legungen hervorgehen.

Aus der I. Universitätsklinik
für Ohren-, Nasen- und Kehlkopfkrankheiten in Wien
(Suppl. Leiter: Doz. Dr. K. Burian)

Allergische Erkrankungen
im Hals-Nasen-Ohrenbereich

Von K. Burian

Ganz allgemein haben im Laufe der letzten Dezennien die allergischen Erkrankungen zugenommen, was unter anderem auch im gehäuften Auftreten von Allergien im Bereiche des Respirationstraktes zum Ausdruck kommt. Das Interesse, das wir diesen Erkrankungen im zunehmenden Maße entgegenbringen, hat allerdings auch dazu geführt, daß der Allergiebegriff vom Kliniker oftmals zu weit gefaßt wird. Die Frage, wo Allergie beginnt und wo sie aufhört, inwieweit andere pathogenetische Momente, wie besonders psychische und vegetativ-nervöse Störungen das allergische Geschehen überlagern, ist im Einzelfall nicht immer klar zu entscheiden. Es ist daher keinesfalls erlaubt, mit allzu großer Freizügigkeit von der Symptomatik auf die Aetiologie zu schließen. Die Begriffsbestimmung Allergie sollte eng begrenzt bleiben, wenn sie sich nicht ins Uferlose verlieren soll. Ich möchte mich in diesem Referat daher darauf beschränken, nur jene Erkrankungen etwas ausführlicher zu besprechen, die sich in den engeren Begriff der Allergie einordnen lassen, d. h. Erkrankungen, die den Allergien des Frühtyps (beispielsweise Heuschnupfen) oder dem Spät- oder Tuberkulintyp (beispielsweise Kontaktekzeme des äußeren Gehörganges) entsprechen. Daneben sollen jene Erkrankungen, bei denen zwar der Antigennachweis nicht gelingt, die aber auf Grund

der Anamnese und des Verlaufes als allergiesuspekt aufzufassen sind, nur kurz Erwähnung finden.

In der Literatur wird verschiedentlich die Ansicht vertreten, daß eine große Zahl chronisch-entzündlicher Erkrankungen des lymphatischen Rachenringes, besonders auch der
rezidivierende Pseudocroup bei Kindern, allergisch bedingt
sein könnten. Nur ausnahmsweise gelang dabei ein positiver
Antigennachweis, und es erscheint uns daher nicht angebracht, von diesen Einzelfällen auf die große Gruppe dieser
Erkrankungen rückzuschließen. Wir sind der Ansicht, daß
diese Erkrankungen und besonders auch der Pseudocroup,
von wenigen Ausnahmen abgesehen, auf Grund unserer bisherigen Erfahrungen den Allergien nicht zugeordnet werden
darf, selbst wenn sich eine Cortisontherapie mitunter als
sehr nützlich erweist.

Anders liegen die Verhältnisse beim Quinckeschen
Oedem. Obwohl dieses überall im Organismus auftreten kann,
ist seine Lokalisation im Kehlkopf infolge der mitunter
dramatischen Symptomatik besonders hervorzuheben. Häufig
ergibt bereits die Anamnese Hinweise auf ein oder mehrere
schuldtragende Allergene, wobei es sich meistens um nutritive Allergene oder Arzneimittel handelt. Allergenteste sollten
bei diesen Patienten jedenfalls vorgenommen werden.

Klinisch handelt es sich um äußerst rasch, in einer
völlig blanden Umgebung aufschießende Oedeme, die sich
vorwiegend im Bereiche der Epiglottis und der Aryfalten
etablieren und ein glasig-transparentes Aussehen haben. Die
Beschwerden sind vorwiegend mechanischer Natur, wobei die
zunehmende Verengung der Epiglottis mitunter in kurzer
Zeit zu hochgradiger Atemnot führen kann. Typisch ist die
Organgebundenheit bei den häufig auftretenden Rezidiven.

Therapeutisch ist man während des akuten Anfalles auf
symptomatische Maßnahmen angewiesen, wobei sich die intravenöse Applikation von Glukocorticoiden und Kalzium am
besten bewähren. Die relativ kurze Dauer dieser Oedeme erlaubt es auch, hohe Prednisolondosen zu verabreichen (je
nach Bedarf 50 bis 250 mg Prednisolon in 24 Stunden). Im
übrigen ist eine genaue Beobachtung des Patienten erforderlich, um im Notfalle rechtzeitig eine Tracheotomie oder
Conicotomie vornehmen zu können. Intubationen an Stelle
der Tracheotomie sollten nach Möglichkeit vermieden werden,
weil die mechanische Irritation durch den Tubus die Oedeme
verstärkt. Kausale Maßnahmen im Intervall bestehen am
besten in der Allergenkarenz, wenn diese nicht durchführbar
ist, in der Desensibilisierung, von der infolge der häufig vorliegenden polivalenten Allergie nur in etwa 25 bis 30⁰/o der
Fälle ein Erfolg zu erwarten ist.

Im Bereiche des Gehörorgans finden sich eindeutige Allergien, am häufigsten am äußeren Ohr. Es handelt sich dabei eigentlich um dermatologische Erkrankungen, die sich an jeder anderen Hautstelle auch entwickeln können, allerdings bietet der enge äußere Gehörgang besonders günstige Voraussetzungen dafür. Der Sammelbegriff Otitis externa umfaßt auch die allergischen Gehörgangserkrankungen, wobei diese entweder als Kontaktdermatitiden oder als allergische Dermatitiden im engeren Sinne mit endogenem Allergenangebot in Erscheinung treten können. Klinisch sind 2 typische Verlaufsformen charakteristisch. Wir finden entweder entzündliche Erscheinungen im Bereiche des äußeren Ohres und Gehörganges mit Rötung, Schwellung und Bläschenbildung bei gleichzeitig starkem Juckreiz und Brennen im affizierten Hautbereich, oder es fehlen die entzündlichen Erscheinungen und es besteht bei relativ unauffälliger Haut nur ein starkes Brennen und Jucken. Besonders bei den nässenden Dermatitiden kommt es frühzeitig zu Superinfektionen, und somit wird der Verlauf dieser Erkrankungen nicht nur vom Allergenangebot, sondern in fast gleichem Maße von bakteriell-entzündlichen Vorgängen bestimmt. Nicht selten können bereits bestehende chronische Erkrankungen des Mittelohres den allergischen Prozeß prädisponieren bzw. unterhalten. In diesem Zusammenhang möchten wir auf die genuinen Kuppelraumcholesteatome hinweisen, die vielfach sehr symptomenarm verlaufen können. Die dafür typischen kleinen Perforationen im Bereiche der Shrapnellschen Membran sind leicht zu übersehen, und auch die meistens nur geringe Sekretion wird vom Patienten oft nicht bemerkt. Somit ist sowohl bei der Diagnose als auch bei der Behandlung allergischer Gehörgangsentzündungen das gleichzeitige Bestehen chronischer Mittelohraffektionen besonders zu berücksichtigen. Als exogene Allergene kommen vorwiegend Metalle, Kunststoffe, Chemikalien, Kosmetika, Arzneimittel und Berufsallergene in Frage.

Für die Therapie ist es notwendig, gleichgültig, ob es sich um allergische oder nicht allergische Gehörgangsentzündungen handelt, zuerst die Superinfektion und den Juckreiz zu beseitigen. Dazu eignen sich tägliche Spülungen mit isotonischen Lösungen, Kamillenumschläge auf das äußere Ohr und Einbringung von juckreizstillenden Mitteln in den Gehörgang entweder in Form von Puder (z. B. Anästhesinpuder) oder Salben (Pruralgin). Zur Beseitigung der Superinfektion ist eine lokale antibiotische Behandlung zweckmäßig, jedoch soll diese nach entsprechender bakteriologischer Testung gezielt und nicht zu lang durchgeführt werden. Sehr vorteilhaft haben sich für diesen Zweck Kombinationen von Antibiotika mit Glukocorticoiden erwiesen, wie sie von der pharmazeutischen Industrie angeboten werden. Nach Abklingen der akut entzündlichen Erscheinungen hat auf Grund einer exakten Anamnese die Allergentestung zu erfolgen. Dauerhafte Erfolge sind wohl nur durch eine Allergenkarenz zu erzielen, wenngleich diese mitunter auch einen Berufswechsel erforderlich macht. Die Erfolge einer Desensibilisierungsbehandlung sind bei monovalenten Allergien befriedigend, bei polivalenten Allergien hingegen eher unverläßlich. Trotzdem sollte in allen Fällen, in denen eine Allergenkarenz nicht möglich ist, die Desensibilisierung versucht werden. Bei Vorliegen von Mittelohrerkrankungen entzündlicher Natur ist selbstverständlich die Sanierung des Mittelohres Voraussetzung für den Erfolg einer antiallergischen Behandlung.

In Hinblick auf das Mittelohr wird bei Fehlen anderer pathogenetischer Faktoren, wie Nebenhöhlenaffektionen, adenoide Vegetationen usw. auch für chronisch-rezidivierende Mittelohrkatarrhe sowie für die chronischen Schleimhauteiterungen des Mittelohres mit zentraler Perforation des Trommelfelles eine allergische Genese in Betracht gezogen. Ueberblickt man die einschlägige Literatur, so ergibt sich, daß bei den erwähnten Erkrankungen allergische Faktoren beteiligt sein können, ein positiver Antigennachweis aber nicht immer mit Sicherheit gelingt. Vom klinischen Standpunkt kann die Vermutung eines allergischen Geschehens geäußert werden,

1. wenn die rezidivierende Mittelohrentzündung auf die übliche antibakterielle Behandlung nicht anspricht,

2. bei vorwiegend schleimiger Sekretion,

3. wenn mit der Mittelohraffektion gleichzeitig auch andere eindeutig allergische Manifestationen auftreten (beispielsweise Heuschnupfen, Quinckesches Oedem usw.),

4. wenn bei wiederholten Untersuchungen eine Eosinophilie im Mittelohrsekret oder im strömenden Blut nachweisbar ist und

5. wenn bei bestimmten Stoffen oder in bestimmten Situationen eine Exazerbation der Mittelohrsymptome immer wieder erfolgt und durch Vermeidung dieser Faktoren Besserung bzw. Beschwerdefreiheit erzielt werden kann. Diese Punkte sind bei der Anamnese besonders zu berücksichtigen.

Als Allergene kommen in erster Linie Berufsallergene, Medikamente und Nahrungsmittel in Frage. Therapeutisch ist eine Allergenkarenz anzustreben oder eine Desensibilisierung zu versuchen. Erst wenn erstere nicht möglich ist und letztere nicht gelingt, kommen symptomatische Maßnahmen in Frage, wie Antihistamine und Glukocorticoide, die entweder oral, vorwiegend aber örtlich, transmeatal oder transtubar in die

Paukenhöhle eingebracht werden. Im Gegensatz zu den unspezifischen Otitiden hat bei den allergischen Mittelohrkatarrhen die Adenotomie und die Röntgen- oder Radiumbestrahlung des Nasen-Rachen-Raumes nur wenig Aussicht auf dauernden Erfolg, wenn nicht gleichzeitig die Allergie behandelt wird.

Allergische Reaktionen im Innenohr können zu sehr typischen Störungen führen, die sich hauptsächlich als anfallsartige und fluktuierende Schwerhörigkeit, Schwindelattacken und Ohrensausen bemerkbar machen. Diese Symptome können einzeln oder wie beim Menièreschen Symptomenkomplex kombiniert auftreten. Wenngleich unter einer Vielzahl von ätiologischen Faktoren die Allergie als Ursache für die genannten Beschwerden eine wahrscheinlich nur geringe Rolle spielt, so sollte man dennoch immer an diese Möglichkeit denken und sie besonders bei der Aufnahme der Anamnese berücksichtigen. Die Symptomatik dieser Störung ist für den Patienten so eindrucksvoll, daß er aus einem natürlichen Kausalitätsbedürfnis mitunter selbst das oder die schuldtragenden Allergene ermittelt hat. Entsprechende Expositionsversuche können die Richtigkeit dieser Vermutung bestätigen. Am häufigsten handelt es sich dabei um nutritive Allergene, Hausstaub, Baumwollstaub und Pilze.

Hinsichtlich der Therapie steht die Allergenkarenz an erster Stelle. Je früher sie eingehalten wird, desto geringer werden die Dauerschäden am Innenohr sein, die von Anfall zu Anfall an Intensität zunehmen. Die Desensibilisierung sollte, wenngleich meist nicht sehr erfolgversprechend, doch durchgeführt werden. Erwähnt sei weiters die Histamintherapie, wobei Histamin entweder zur Hypo- bzw. Desensibilisierung verwendet und dementsprechend in sehr kleinen und langsam steigernden Dosen subkutan appliziert wird (0˙1 / 1:100.000 — 0˙3 — 0˙4 / 1:10.000). Andere Autoren wenden Histamin- bzw. Nikotinsäurepräparate zum Zwecke der Gefäßerweiterung an und verabreichen dementsprechend höhere Konzentrationen in Form von Dauertropfinfusionen. Bei sicher allergischen Reaktionen bewährt sich im Anfallsstadium die intravenöse Prednisolontherapie sehr gut. Letzten Endes wird aber nur die Allergenkarenz bzw. eine erfolgreiche Desensibilisierung zu dauernder Beschwerdefreiheit führen können.

Häufiger als an allen bisher besprochenen Regionen finden sich allergische Reaktionen im Bereiche der oberen Luftwege. Es sind vorwiegend inhalative, nutritive Allergene und Medikamente sowie bakterielle Allergene, die als Ursache in Frage kommen. Die Häufigkeit allergischer Nasenerkrankungen hat in den letzten Jahren enorm zugenommen. Hansen gibt für den Heuschnupfen für die Jahre

von 1922 bis 1933 eine Zunahme von 1% auf 10% der Gesamt-
bevölkerung an. Diese steigende Tendenz hat auch in den
letzten Jahren angehalten und betrifft nicht nur den Heuschnupfen, sondern auch die saisonungebundenen Formen der
allergischen Rhinitis.

Die Diagnose des Heuschnupfens bietet infolge seiner
strengen Saisongebundenheit und Witterungsabhängigkeit
keine besonderen Schwierigkeiten. Hauptsymptome sind
Niesanfälle, Nasenverstopfung sowie profuse und klare
Rhinorrhoe begleitet von Augen- und Allgemeinsymptomen.
Neben dieser Form der saisongebundenen allergischen Rhinitis
gibt es die saisonungebundenen Formen, die das ganze Jahr
über bestehen. Diese Formen sind durch eine zwar mildere,
jedoch dauernde Symptomatik gleicher Art gekennzeichnet.
Als Ursache sind hauptsächlich Hausstaub, Berufsallergene,
nutritive Allergene, Medikamente und Chemikalien zu nennen.
Etwas kompliziert wird die klare Diagnose der allergischen Nasenerkrankungen dadurch, daß es noch eine große
Gruppe von Nasenschleimhaut-Erkrankungen gibt, die als
vasomotorische Rhinitis bezeichnet werden und die durch
eine gesenkte Reizschwelle gegenüber den verschiedensten
unspezifischen Umwelteinflüssen bedingt sind. Ihnen liegt
demnach keine Antigen-Antikörper-Reaktion zugrunde, jedoch
bieten sie eine fast gleiche Symptomatik wie die allergischen
Rhinitiden. Pathogenetisch liegt ihnen eine Reflexüberreg-
barkeit sowie eine Dysfunktion des vegetativen Nervensystems zugrunde. Die Unterscheidung dieser beiden Formen
von Nasenerkrankungen wäre in Hinblick auf die Therapie
sehr wesentlich, sie ist jedoch nicht immer möglich. In der
Praxis sollte man sich daher so verhalten, daß man für alle
Nasenschleimhaut-Erkrankungen, die mit wässeriger Sekretion, Niesattacken und Nasenverstopfung einhergehen, a priori
eine allergische Aetiologie annimmt und eine dementsprechend
genaue und ausführliche Anamnese erhebt. Bei Allergiever-
dacht sollte eine Testung vorgenommen werden. Erst bei
negativem Ausfall von Anamnese und Testung kann mit
einigermaßen Sicherheit eine unspezifische vasometrische
Rhinitis angenommen werden.

Die Therapie der allergischen Rhinitis und besonders
des Heuschnupfens ist die Desensibilisierung. Testung und
Desensibilisierung benötigen durchschnittlich 6 bis 8 Wochen,
weshalb die Heuschnupfenpatienten bereits ab Februar bis
März dieser Behandlung unterzogen werden sollten. Der Erfolg
der Desensibilisierung ist bei Heuschnupfen befriedigend und
man erreicht bis etwa 75% wesentliche Besserung bzw. Beschwerdefreiheit. In gleicher Weise sollte bei den saisonungebundenen allergischen Rhinitiden verfahren werden. Dabei ist
allerdings nur in etwa 30 bis 40% der Fälle mit einem Erfolg zu

rechnen. Neben diesen kausalen Behandlungsmethoden gibt es eine Reihe symptomatischer, von denen die Antihistamin- und Glukocorticoidtherapie an erster Stelle steht. Besonders hervorgehoben sei die submuköse Injektion von Prednisolon in die untere Nasenmuschel. Mit einer einmaligen Injektion von je 25 mg Prednisolon in jede Nasenmuschel kann man häufig mehrwöchige Besserungen bzw. Beschwerdefreiheit erzielen.

Auf Grund experimenteller Untersuchungen haben wir in den letzten Jahren eine Behandlung angeregt, die wir als Adaptationsbehandlung bezeichnen. Dabei wird durch wiederholte, in ihrer Konzentration langsam steigende Reize eine Gewöhnung bzw. Erhöhung der Reizschwelle der Nasenschleimhaut erzielt. Als Reizsubstanz wird das Natriumsalz der α-Naphthylessigsäure in 8- bis 14%/oiger Konzentration verwendet. Diese Behandlung dauert etwa 3 bis 4 Wochen und kann vom Patienten selbst durchgeführt werden. Wir haben damit nicht nur bei vasomotorischen, sondern auch bei allergischen Rhinitiden gute Erfolge gesehen.

Neben der medikamentösen Therapie der allergischen Rhinitiden seien kleinere chirurgische Eingriffe, wie Abtragung von Schleimhauthyperplasien, von Schleimhautpolypen oder Kaustiken, nur am Rande erwähnt. Derartige Eingriffe sollen äußerst schleimhautschonend und nur vom Rhinologen durchgeführt werden.

Abschließend sei noch auf die sehr häufig zu beobachtenden allergischen Nebenhöhlenaffektionen hingewiesen. Dabei handelt es sich nicht nur um primär exogene Allergien, sondern sehr häufig um infektionsallergische Reaktionen. 70 bis 90% aller chronisch-hyperplastisch-polypösen Nebenhöhlenaffektionen werden heute als allergisch bedingt aufgefaßt. Diese Prozesse können sich entweder im Gefolge akuter bzw. chronisch-allergischer Nasenschleimhauterkrankungen entwickeln oder im Anschluß an primär eitrige Nebenhöhlenentzündungen. Mit Rücksicht auf die Therapie sollte streng zwischen exogen-allergischen, infektionsallergischen und rein infektiösen Sinusitiden unterschieden werden. Am leichtesten ist die rein infektiöse Sinusitis zu erkennen. Sie tritt gewöhnlich im Anschluß an Schnupfen oder grippösen Erkrankungen auf oder ist dentogenen Ursprungs. Meistens befällt sie nur eine Seite. Die Schleimhaut der befallenen Seite ist entzündlich gerötet und verschwollen. Die Nasendurchgängigkeit jedoch nicht wesentlich behindert; es besteht eine eitrige Sekretion. Im Abstrichpräparat des Nasensekrets finden sich massenhaft neutrophile Leukozyten und nur wenige oder keine Eosinophilen. Die Spülbehandlung mit der lokalen und gezielten Applikation von Antibiotika führt meistens rasch zur Besserung oder Heilung.

Die allergischen Sinusitiden betreffen zu Beginn vorwiegend das Siebbeinlabyrinth, und die Schleimhauthyper-
plasie mit Polypenbildung steht im Vordergrund. Demnach
ist das Hauptsymptom dieser Erkrankungen die behinderte
Nasenatmung. Bei längerer Dauer können beide Nasen
komplett mit Polypen erfüllt sein. Die Sekretion ist meistens
schleimig und im Abstrich findet man vorwiegend eosinophile
Zellen. Am häufigsten jedoch finden wir Mischformen dieser
beiden Krankheitsbilder, die entweder von einer allergischen
oder infektiösen Sinusitis eingeleitet werden. Neben dem
Lokalbefund kann besonders die Anamnese zu einer richtigen
Diagnose beitragen.

Für die Therapie der allergisch-hyperplastisch-polypösen
Sinusitis und ihrer Mischformen gibt es radikale Verfechter
eingreifender operativer Maßnahmen sowie Verteidiger kon-
servativer Eingriffe, die hauptsächlich unter den Allergologen
zu finden sind. Der heute vom Großteil der Rhinologen vertretene Standpunkt ist folgender:

1. Die rein allergischen, nicht eitrigen, chronischen
Nebenhöhlenerkrankungen sollen nicht operiert werden, da
eine Operation an der allergischen Schleimhautreaktion nichts
ändert und sich daher meistens nur ungünstig auswirkt. Hier
soll ähnlich wie beim Heuschnupfen nach Austestung der Versuch einer Allergenkarenz bzw. einer Desensibilisierung gemacht werden bzw. mit kleineren, die Durchgängigkeit der
Nase erhaltenden Eingriffen, das Auslangen gefunden werden.

2. Die wahrscheinlichen infektallergisch bedingten chronischen Nebenhöhlenerkrankungen bzw. die allergisch-infekti-
ösen Mischformen sollen zuerst einer intensiven medikamentösen Behandlung des bakteriellen Prozesses zugeführt
werden. Eine antiallergische Behandlung ist nur zweckvoll,
wenn die eitrige Entzündung zum Abklingen gebracht wurde.
Nur in Fällen, in denen dies mit einer sorgfältigen und gezielten Behandlung unmöglich ist, wird eine Radikaloperation der betroffenen Nebenhöhlen angezeigt und trotzdem
eine antiallergische Therapie anzuschließen sein.

3. Bei den eitrigen, nicht allergischen chronischen Nebenhöhlenentzündungen ist die Radikaloperation nach erfolg-
loser medikamentöser Lokalbehandlung immer angezeigt.

Außer diesen größeren Operationen sind kleinere chirurgische Eingriffe, wie Polypenentfernung, Abtragung von
Schleimhauthyperplasien zum Freihalten der Nasendurchgängigkeit, Kaustiken usw., auch bei allergischen Neben-
höhlenprozessen erlaubt und angezeigt.

Zusammenfassend können wir feststellen, daß allergisch
bedingte Störungen im Hals-Nasen-Ohren-Bereich doch häufiger zu beobachten sind, als vielfach angenommen wird. Insbesondere sind es die chronisch rezidivierenden Schleimhaut-

erkrankungen der Nase und Nebenhöhlen, denen häufig allergische Faktoren zugrunde liegen. Ihre Ausheilung bzw. Besserung können wir nur dann erreichen, wenn diese allergischen Faktoren erkannt werden, d. h. wenn wir an die Möglichkeit einer allergischen Aetiologie denken. Leider haften den verschiedenen Testen noch immer sehr viele Fehlerquellen an, so daß eine sorgfältige Anamnese und eine exakte Beobachtung der Erkrankung für den Kliniker das wichtigste Rüstzeug für eine richtige Diagnose und Therapie darstellt. Wichtig wird es weiters sein, den Begriff der Allergie wieder möglichst eng zu fassen und die antiallergische Behandlung auf die eigentlich spezifisch-allergischen Erkrankungen zu beschränken.

Allergie im Kindesalter

Von K. Kundratitz

Mit 5 Abbildungen

Es war kein Zufall, daß gerade ein Kinderarzt, Prof. Pirquet, den Begriff der Allergie geprägt hat und damit einen Grundstein zu einer neuen Epoche der Medizin gelegt hat, erfolgen doch die verschiedensten Allergisierungen vorwiegend im Kindesalter, ja bereits während der Fetalzeit, wie auch im Säuglingsalter. Ihre klinischen Auswirkungen und Manifestationen zeigen sich vielfach und vielfältig gerade während der Kindheit. Wenn auch die ersten Beobachtungen und experimentellen Studien bei Ueberempfindlichkeitserscheinungen und anaphylaktischen Reaktionen als Vorläufer des Allergiebegriffes schon weit zurücklagen, so schuf doch erst Pirquet durch seine vom genialen Forschergeist beseelten, mit unermüdlicher Ausdauer und bewundernswerter Beobachtungsgabe durchgeführten Studien und den daraus exakten Folgerungen die Fundamente und immunbiologischen Gesetze der Allergie. Welche unübersehbare Zahl von Forschungen, Experimenten und Studien z. B. auf immunbiologischem, serologischem, biochemischem, pathophysiologischem, pharmakologischem, pathologisch-anatomischem und experimentellpathologischem, bakteriologischem, pathogenetischem, konstitutionellem und klinischem Gebiete fast aller medizinischen Disziplinen es gibt, wurde Ihnen heute bereits zum Teil vorgetragen. Wie viele offene Fragen und auch Meinungsverschiedenheiten bestehen aber trotzdem noch immer!

Meine Aufgabe heute ist es, Ihnen die Bedeutung der Allergie für das Kindesalter mit seinen vielfachen klinischen

Erscheinungsbildern vorzutragen, die für diesen Lebens-
abschnitt charakteristische Besonderheiten bieten: Ein an und
für sich sehr großes Thema, auf das ich jedoch in der so kurz
bemessenen Zeit nur in gedrängter Form, gleichsam auszugs-
weise, eingehen kann.

Neben Exposition, Eindringen und Einverleibung des
Antigens, sowie den Resorptionsbedingungen, sind gerade im
Kindesalter noch verschiedene andere Faktoren für eine
Allergie mitbestimmend, so vor allem die Vererbung, die in
der Konstitution begründete Bereitschaft zu allergischen
Reaktionen. Dabei können Alter des Kindes, bestimmte
Organdispositionen, endokrine, vegetativ-neurotische, angio-
neurotische, und als bedeutungsvoll psychische wie auch bio-
klimatische Faktoren die allergischen Erscheinungen in ihrem
Entstehen und ihren Ausdrucks- und Verlaufsformen beein-
flussen.

Den Begriff „Allergie der Neugeborenenzeit"
und die Beschreibung verschiedener Krankheitsformen verdanken wir ursprünglich Mayerhofer. Zum allergischen Syndrom des Neugeborenen werden die suprapubischen Oedeme
und Hydrocelen als allergische Exsudation gerechnet. Die
häufigste Manifestation ist das Erythema toxicallergicum
Leiner, das meist am dritten bis sechsten Lebenstag bei einer
großen Zahl von Neugeborenen auftritt. Es ist ein mehr oder
weniger zartes Exanthem von rubeoli- oder morbilliformem
Charakter, erinnert auch manchmal an ein Serumexanthem.
Es wird auch Morbilloid benannt und kann in einer mehr
papulösen, lichenoiden Form auftreten, hält sich meist
mehrere Tage, kann jedoch auch sehr flüchtig sein. Für die
allergische Natur spricht das Blutbild mit einer Eosinophilie
bis zu 20%, auch finden sich in den Effloreszenzen eosinophile
Zellen.

In einer Arbeit „Die hämatologische Situation beim
Neugeborenen" befaßt sich Lehndorff mit Fragen der
Allergie: der akut einsetzenden passageren hämorrhagischen
Diathese, der Anaemia neonatorum transitoria, der Eosino-
philie und der akuten passageren Granulozytopenie.

Hierher gehört auch der Morbus haemolyticus neonatorum: Infolge Blutunverträglichkeit der Eltern im Rh.-System
sensibilisiert der Fetus mit dem von seinem Vater ererbten
rhesuspositiven Antigen seine rhesusnegative Mutter, so daß im
Blute der Mutter Antikörper auftreten, die schon diaplazentar
auf den Fetus übergehen können und als Antigen-Antikörper-
reaktion Agglutination und Hämolyse seiner roten Blutkörperchen bedingen. Diese Antikörperbildung ist auch im ABO-
System möglich, kommt jedoch viel seltener vor. K. Hansen
und G. Schwarz bezeichnen dies als inverse Anaphylaxie.

Als Folgen dieser schweren Schädigung sind zu nennen 1. der Hydrops congenitus, der stets tödlich verläuft, oft schon pränatal oder bald nach der Geburt, 2. der Ikterus gravis mit manchmal schwerer Gehirnschädigung, dem Kernikterus (die einzige Therapie beim Ikterus gravis ist die raschest durchzuführende Austauschtransfusion) und 3. die Anaemia neonatorum.

Eine der Hauptquellen der Allergisierung und der Auslösung allergischer Reaktionen im Kindes- und besonders im Säuglingsalter ist der Intestinaltrakt: Es kommt zur „nutritiven, trophogenen, alimentären Allergie". Zwei Faktoren spielen für die verhältnismäßig häufig auftretenden allergischen Krankheitsäußerungen eine wichtige Rolle: 1. die zum Teil mangelnde Fähigkeit, hochkomplexes Eiweiß vollkommen zu Aminosäuren aufzuspalten; 2. die größere Permeabilität der Schleimhäute, so daß auch unvollkommen abgebautes Eiweiß resorbiert werden kann, vor allem im ersten Lebensjahr. Als ursächliche Faktoren, d. h. Allergene, dominieren Kuhmilch, Eiereiweiß und Eiweißprodukte mit Antigeneigenschaften. Aber auch andere Nahrungsmittel, wie Kohlehydrate, tierische Fette, Obst und Gemüsearten, können als Antigen wirken. Ebenso können vom Darm aus resorbierte Medikamente, Bakterientoxine, Anlaß zu Sensibilisierungen geben.

Diese Sensibilisierungen müssen nicht nur im Darm allein zu Manifestationen bzw. zu Antigen-Antikörperreaktionen führen, sondern auch in anderen Organsystemen, wie z. B. an der Haut und in den Atmungsorganen. Anderseits können sich auch auf anderem Wege in den Körper gelangte Allergene mit den noch zu beschreibenden Symptomen im Magen-Darm-System krankhaft auswirken. Im Säuglingsalter ist es besonders die Kuhmilch, die als sensibilisierender Faktor zu allergischen Reaktionen führt, die wir besonders bei Abstillversuchen beobachten können. Von klinischen Erscheinungen sind vor allem das Erbrechen hervorzuheben, dann vermehrte, dünne, schleimige Stühle, in denen oft eosinophile Zellen nachgewiesen werden können, manchmal mit geringer Blutbeimengung, Meteorismus, Magen-, Pylorus- und Darmspasmen mit kolikartigen Schmerzen, Unruhe, Aufschreien und Schlafstörungen. Dem Arzte kann sich ein akutes bis zur Toxikose und Exsikkose führendes Krankheitsbild bieten, das manchmal einem anaphylaktischen Schock gleicht. Die Darmallergie kann klinisch ähnliche Erscheinungen hervorrufen, wie der Ileus oder eine Invagination. Anderseits gibt es bei Kuhmilchallergie einen fast charakteristischen schleichenden Beginn.

Von den bei der Allergie üblichen Testverfahren, auf die ich hier nicht näher eingehen kann, will ich nur den Röntgen-

4

expositionstest erwähnen: Dem Bariumbrei wird das verdächtige Allergen beigemengt und dann die Magen-Darm-Passage wegen eventueller pathologischer Erscheinungen bei der funktionellen Tätigkeit kontrolliert. In vielen Fällen kann die Mutter mit der sogenannten „Suchkost" selbst das nutritive Agens finden. Es folgt nun das Absetzen dieses betreffenden Nahrungsmittels bis zum Abklingen aller intestinalen oder anderer allergischer Erscheinungen und dann die Exposition als Test, d. h. Wiederverabreichen des verdächtigen Allergens in der Nahrung, das möglicherweise neuerlich zum Auftreten der allergischen Erscheinungen führen kann. Therapeutisch ist deshalb die völlige Eliminierung des betreffenden Nahrungsallergens durch Monate hindurch wichtig und anschließend daran ein Versuch mit kleinsten Mengen zum Zwecke der Desensibilisierung. Bei Kuhmilchallergie z. B. gibt man, wenn es sich um notwendiges Abstillen handelt, zur Frauenmilch tropfenweise steigend Kuhmilch dazu. So gelingt es meistens zu desensibilisieren, so daß die Ueberempfindlichkeit meist in 6 bis 8 Wochen verschwindet. Eine Verkürzung dieser Zeit kann man durch ein Prednison- oder Prednisolonpräparat 2- bis 3mal je 5 mg pro Tag durch einige Tage erreichen. Außerdem verursacht die Hitzedenaturierung der Kuhmilch durch Evaporieren eine Herabsetzung ihrer antigenen Eigenschaft. Diese kann auch durch Quarzlampenbestrahlung in geringem Maß erreicht werden. Wenn während der nötigen Kuhmilchkarenz keine Frauenmilch zur Verfügung steht, kann man als Milchersatz die von Moll angegebene Mandelmilch, oder viel einfacher und praktischer Lactopriv verwenden, ein Präparat der Firma Töpfer.

Wohl viel seltener ist das Vorkommen von Frauenmilchallergie mit den gleichen dyspeptischen Erscheinungen, wie vorher beschrieben.

Ein Teil der sogenannten Nabelkoliken — ein großes praktisches Problem für sich — ist allergischer Natur. In Zweifelsfällen sind Röntgenuntersuchungen des Magen-Darm-Traktes zur Klärung durchzuführen, da dadurch funktionelle und pathologisch-anatomische Ursachen nachgewiesen werden können.

Erwähnen muß ich das schon lange bekannte Krankheitsbild der Coeliakie, früher Herterscher Infantilismus genannt: Mangelhaftes Gedeihen, Gewichtsabnahme bis zur Atrophie, Labilität des Wasserhaushaltes und daher große Gewichtsschwankungen, großer, dicker, schwappender Bauch (Pseudoascites), massige, breiige, schaumige, graue, häufig fettigglänzende, übelriechende Stühle sind die typischen Symptome dieser Krankheit. Die Aetiologie war trotz vielfacher Forschungen unklar. Wohl nahm man vor allem Ferment-

und Resorptionsstörungen, aber auch allergische Ursachen an, bis der Holländer D i c k e 1950 und nach ihm auch zahlreiche Forscher das Allergen im Eiweißmolekül G l u t e n bzw. der alkoholischen Fraktion G l i a d i n im Weizen, Roggen, Hafer und Gerste fanden. Bei gliadinfreier Diät, dazu gehören Reis- und Maismehl, gehen die Erscheinungen zurück und die Kinder gedeihen wieder. Ob auch Fermentstörungen, Mangel an Enzymen zu den Ursachen gehören, steht noch zur Diskussion. Die Krankheit beginnt im Kleinkindesalter.

Neben den im Intestinaltrakt sich abspielenden allergischen Erscheinungen ist es vor allem die H a u t, d i e h ä u f i g a l l e r g i s c h e P h ä n o m e n e zeigt. F a n c o n i bezeichnet die Haut als führendes Schockorgan. Bei den verschiedenen Dermatosen des ersten Trimenons, dem Pemphigus neonatorum, der Dermatitis seborrh., der Erythrodermia desquamat. Leider bestehen keine Beziehungen zur Allergie. Ihr zugehörig aber sind die Urtikaria, auch in Form des Strophulus oder Lichen urticatus, akute Exantheme toxisch-allergischen Charakters und vor allem wohl die häufigste Erkrankung der kindlichen Haut, das E k z e m, das besonders im Kindesalter sein wohlbekanntes eigenes Gepräge hat. Zur Erklärung der Pathogenese und Aetiologie wurden und werden der Erbfaktor, neuroreflektorische Entzündungsvorgänge, konstitutionelle Veranlagung, Konstitutionsanomalien, Stoffwechsel- sowie innersekretorische Störungen wie auch psychische Einflüsse als Ursachen herangezogen. Nicht mehr anzuzweifeln ist dabei die allergische Grundlage des kindlichen Ekzems, für das neben den verschiedensten Kontakt- oder Inhalationsallergenen, vor allem Nahrungsmittel und von diesen besonders Milch und Eier, die Grundursache bilden können, aber auch die Ueberernährung muß dabei erwähnt werden. Ebenso können auch Bakterien als Krankheitsherde verschiedenster Lokalisation (Foci) oder durch lokale Ansiedlung für das allergische Geschehen von Bedeutung sein. Die Prognose hängt zum Teil mit dem Zeitfaktor zusammen: Ein Teil heilt bis zum Ende des ersten und zweiten Lebensjahres ab, ein Teil wird chronisch oder geht in eine Neurodermitis über. Ein nicht geringer Prozentsatz wird früher oder später von einer Asthmaerkrankung abgelöst. Auf die Therapie im Rahmen dieses Vortrages einzugehen, ist unmöglich. Am erfolgreichsten ist sie, wenn es gelingt, das Allergen auszuschalten (Allergenkarenz) oder mit diesem zu desensibilisieren. Hautteste sind im Säuglingsalter unverläßlich, typische allerdings können diese mit Eiklar und Milch sein. Verschiedene Diäten wurden bei Ekzem angegeben, auch damit kann man eventuell Erfolg haben, jedoch nur in einer geringen Zahl der Fälle — wichtig ist eine Normalisierung der Kost entsprechend der Behandlung dicker überfütterter und anderseits magerer Kinder. Routinemäßig wird zur Einschränkung von Milch, Eiweiß und tierischem Fett angeraten.

Eine der wichtigsten Allergosen ist das kindliche Asthma bronchiale. Neben dem Ekzem und den allergischen Reaktionen im Magen-Darmkanal ist es eine der häufigsten allergischen Erkrankungen. Der Beginn liegt häufig vor dem sechsten Lebensjahr, selten im ersten und zweiten Lebensjahr (in diesem Alter mehr die spastische Bronchitis). Vor allem sind es mehr nutritive als inhalative Allergene verschiedenster Art, die im Kindesalter das Asthma bedingen. Hervorheben möchte ich an dieser Stelle den Hausstaub. Einen Teil der anderen Allergene habe ich bei den allergischen Krankheiten schon vorher genannt.

Bei keiner klassischen Allergose gibt es außer dem reinen Allergieablauf, der Antigen-Antikörperreaktion so viele andere Faktoren wie beim Asthma, die auslösend, stimulierend, reizend, mitbestimmend sind, so daß die eigentliche allergische Ursache teilweise in den Hintergrund treten kann und verdeckt wird. Von solchen Faktoren seien die wichtigsten genannt: endogen-konstitutionelle und hormonale Faktoren, Vererbung, Bakterien- und Virusinfekte, Klima- und Witterungseinflüsse verschiedenster Art, körperliche Ueberanstrengung, die neurovegetative Situation und im Kindesalter von besonderer Bedeutung die nervös-psychische Komponente, der Einfluß der Psyche, der Ablauf psychischer Reaktionen, wie z. B. seelische Erregungen, Störung der Mutter-Kind- und Familienbeziehung, Konfliktsituationen, Angst und bei Kindern mit psychischen Schwierigkeiten auch unterdrückte Aggressionslust gegen Eltern und Vorgesetzte.

Sie sehen also, welch komplexes, pathogenetisches, manchmal schwierig zu klärendes Geschehen sich beim kindlichen Asthma abspielen kann! Die pathologischen Vorgänge mit der oft schweren Dyspnoe, dem erschwerten Exspirium, dem starken Reizhusten, der auskultatorischen Symphonie von Giemen, Pfeifen, Rasseln und Blasen ist Ihnen wohl hinlänglich bekannt. Ueber Therapie zu sprechen, ist hier wie beim Ekzem, bei einem zeitlich so begrenztem Vortrag unmöglich. Medikamente werden unzählige angepriesen, zu den wichtigeren gehören adrenalinartig wirkende, souverän Cortison und seine Derivate Prednison und Prednisolon, Euphyllinpräparate, Kalzium und mit mäßiger Wirkung Antihistamine; ferner Vermeidung von Antigeneinströmungen, wie Hansen sich ausdrückt, dann, wenn möglich, eine spezifische und unspezifische Desensibilisierung, wobei ich die Paspatkuren als erfolgreich erwähnen will.

Von besonderer Wichtigkeit ist die Infektvermeidung, die antiinfektiöse Therapie und die Infektprophylaxe. Die Heilung der Infektallergie bedeutet bis zu einem gewissen Grade Vor-

beugung des Asthmas. Vielleicht könnte hier eine Dauer-
rezidivprophylaxe, wie beim Rheumatismus, wirksam sein.
Sicherlich stehen Asthma und Infektion in Wechselwirkung.
Bedeutungsvoll ist sicher in den psychisch-begründeten
Fällen die Einschaltung der Heilpädagogik und die Psychotherapie, in die bei so manchen Fällen auch die Eltern einzubeziehen wären. Zwei bedeutende Pädiater will ich hier

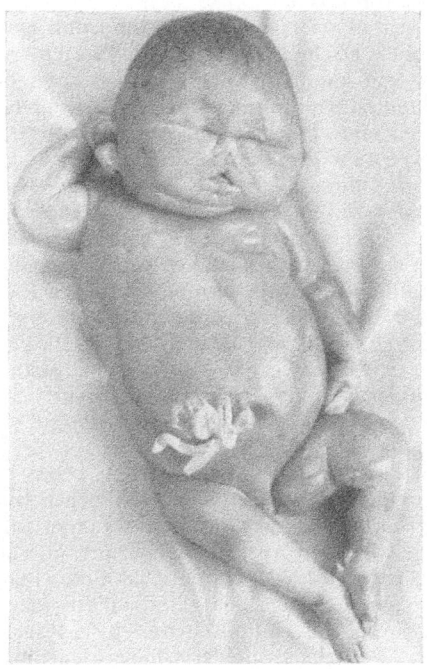

Abb. 1. Hydrops cong. bei Blutunverträglichkeit im Rhesussystem
der Eltern

zitieren: Czerny vertrat die Ansicht, daß der erste Asthma-
anfall im Kindesalter niemals allein durch ein psychisches
Trauma hervorgerufen werde, und Fanconi meint: „Es geht
zu weit, das Asthma als ausschließliche Domäne der Psychotherapie zu betrachten — wohl ist der Einfluß der Psyche auf
das Asthma unbestritten."
Die Prognose des Asthmas hängt von den verschiedenen
ursächlichen, auslösenden und stimulierenden Faktoren ab.
Größere zusammenfassende Statistiken, wie z. B. nach Har-
nack und Panten, ergaben, daß bei Nachuntersuchungen

8

von Kindern im Alter von 16 Jahren ungefähr 40 bis 50% als
geheilt bzw. symptomfrei befunden wurden. Der große
Allergieforscher K. Hansen warnt aber, die Eltern asthmati-
scher Kinder einfach zu trösten mit dem Hinweis, daß die
Krankheit sich im Pubertätsalter „auswachse". Dies trifft
wohl bei einem Teil zu, bei dem anderen Teil entsteht aber
nicht wieder gut zu machender Schaden, wie Lungenemphysem, Bronchiektasien, Thoraxdeformität, Herzschädi-
gung, Infektanfälligkeit.

Im Anschluß sei hier kurz erwähnt, daß manchmal der
sehr bedrohlich erscheinende Pseudokrupp auch allergischer Natur sein kann. In solchen Fällen kann durch intravenöse Behandlung mit injizierbarem Cortison oder Predni-
sonpräparaten eine Tracheotomie vermieden werden.

Seit Pirquets genialer Theorie der Inkubationszeit
wissen wir, daß diese nicht, wie früher angenommen wurde,
die Vermehrungszeit der eingedrungenen Erreger bis zu einem
pathogenen Ueberschwellenwert bedeutet, sondern die
Reifungszeit der erregerspezifischen Antikörper im infizierten
Körper, mit anderen Worten also nicht Ausdruck einer Ueber-
wältigung durch den Angreifer, sondern einer ersten Abwehrreaktion durch den umgestimmten sensibilisierten An-
gegriffenen, wie er schrieb. So wurden seither die Erscheinungsbilder und der Ablauf der Infektionskrankheiten
zunehmend auch vom Blickpunkt der Allergie studiert und
erforscht.

Sensibilisierung und Immunisierung gegen den Erreger
bzw. sein Toxin sind Formen einer spezifischen Umstimmung,
d. h. Allergisierung. Diese allergisch veränderten Reaktionsweisen prägen bei der Auseinandersetzung mit dem spezifischen Erreger das Bild der Infektionskrankheiten, wie z. B.
die Hauterscheinungen bei den exanthematischen Infektionskrankheiten — bei Masern und Varizellen —, ferner das zweite
Kranksein bei Scharlach mit der Glomerulonephritis.

Zu diesem wichtigen und interessanten Problem nimmt
auch der große Allergieforscher H. Schmidt Stellung: „Da
aber alle Infektionen auf dem Eindringen pathogener Mikroorganismen beruhen und letztere Antigene sind, so ist
logischerweise anzunehmen, daß die Möglichkeit der Entstehung von Ueberempfindlichkeit nach Art der Allergie bei
jeder Infektion gegeben ist."

Im Ablauf der Tuberkuloseerkrankung zeigen sich
besonders eindrucksvoll Einfluß und Auswirkung der Allergie.
Nachweisen läßt sich dies vor allem an den pathologisch-anatomischen und klinischen Aeußerungsformen. Diese treten mit
der Bildung der typischen Tuberkel, die von der normergi-
schen in die allergische Gewebsreaktion übergehen, in Erscheinung. Mit Ende der biologischen Inkubationszeit, auch

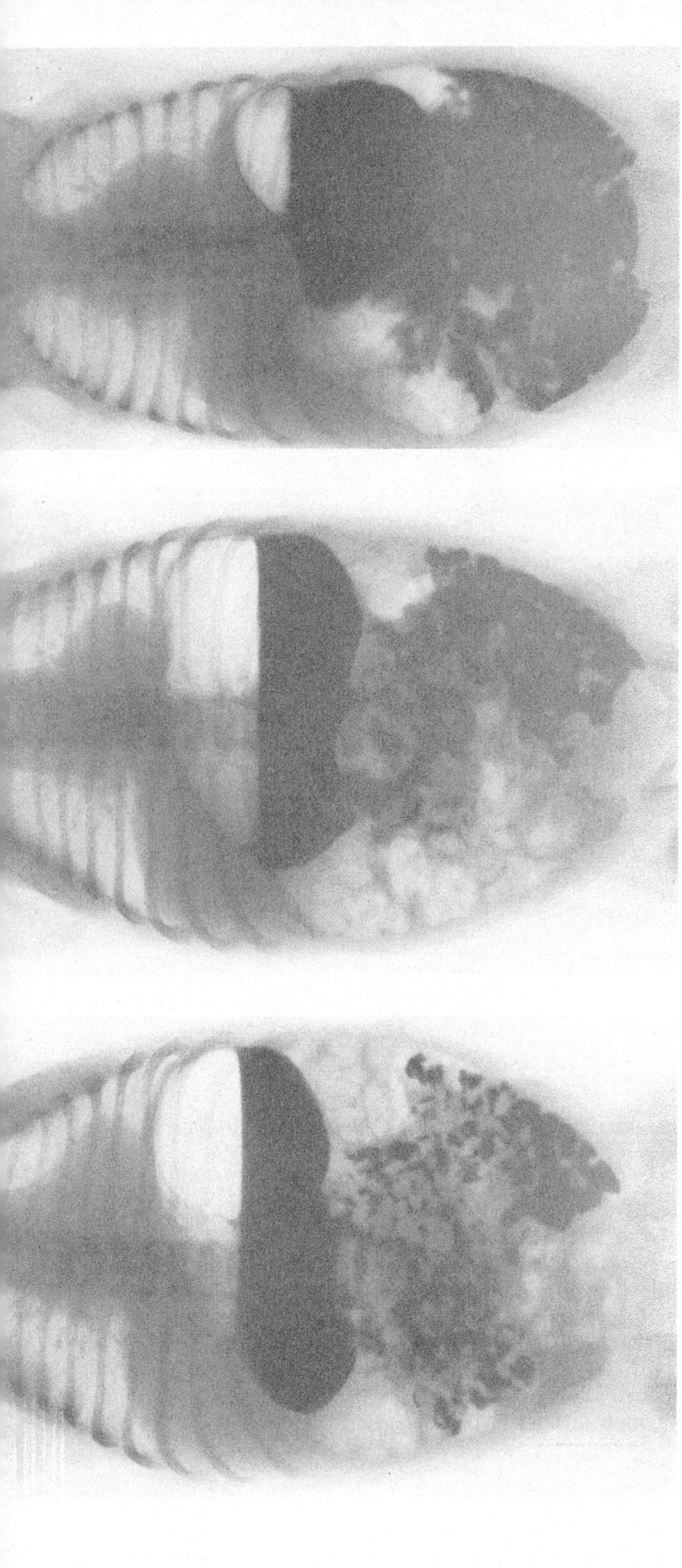

a) Magen-Darm-Passage bei Muttermilch: das typische Allergiebild, das Kontrastmittel erscheint stark unterteilt, zerhackt und unregelmäßig in größerer und kleinster Form, hauptsächlich wohl bedingt durch Spasmen und vermehrtes Darmsekret

b) Bild vom selben Kind bei Brustmilch von einer anderen Frau: Normale Passage

c) Normales Passagebild eines anderen Säuglings bei Brustmilch von der Mutter des allergisch-reagierenden Säuglings

Abb. 2. Röntgenexpositionstest bei Muttermilchallergie. 4 Wochen alter Säugling. Seit dem vierten Lebenstag zahlreiche Stühle, Koliken, Erbrechen, Unruhe, auf Milch anderer Herkunft Ausbleiben dieser Erscheinungen

präallergische Periode genannt, ist die Tuberkulinallergie ausgebildet, 3 bis 6 Wochen nach Eindringen der Tuberkelbazillen.

Die Allergie nimmt nun Anteil an der Formung der
tuberkulösen Gewebsreaktion und als gemeinsames Substrat
von Immunitätsvorgängen wird die allergische Entzündung
angesehen (W. P a g e l). Primärtuberkulose und die weiteren

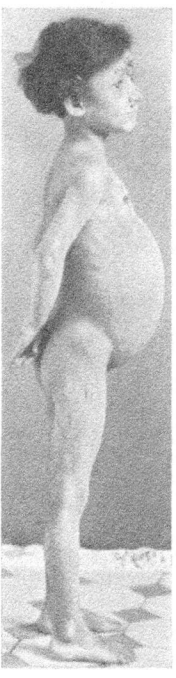

Abb. 3. Charakteristisches Bild einer Cöliakie mit Atrophie und
großem Abdomen (Pseudoaszites)

Stadien der Tuberkuloseinfektion sowie Reinfektion werden
nun vom Grad der Allergie mitbeeinflußt.

Bedeutungsvoll für den klinischen Verlauf der Tuberkulose sind die individuelle Allergisierbarkeit und der erreichte Grad der Allergie, mitbestimmend wohl auch Konstitution, Alter, natürliche Widerstandskraft, Virulenz und
Menge der infizierenden Bazillen und die dadurch entstandene
Immunitätslage. Von all dem hängt das Schicksal eines mit
Tuberkelbazillen infizierten Kindes ab.

Zu den bedeutendsten Forschungen P i r q u e t s, die zur Wesens- und Begriffsbestimmung der Allergie entscheidend beigetragen haben, gehören seine Tuberkulinstudien und die sich daraus ergebenden Tuberkulinproben, die zu bedeutungsvollen und weittragenden und heute noch geltenden Erkenntnissen geführt haben: Nachweis einer Tuberkuloseinfektion bzw. das Freisein von einer solchen Infektion.

Ueber die Tuberkulinreaktion sind im Laufe der Jahre viele Forschungen experimenteller, immunbiologischer, biochemischer und pathologisch-anatomischer Art durchgeführt

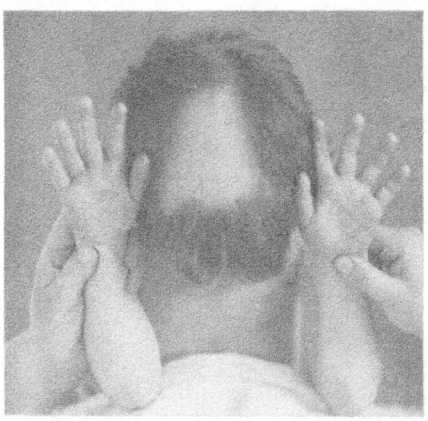

Abb. 4. Haarausfall und Schuppung an den Händen bei der kindlichen Akrodynie (Swift-Feersche Krankheit)

worden mit dem Ergebnis verschiedener Auffassungen und Auslegungen. Dies hat jedoch an den von P i r q u e t aufgestellten Grundprinzipien nichts geändert. Das praktisch wichtigste Resultat steht noch immer fest: In der ganzen Welt werden die Tuberkulinproben von den Kinderärzten in demselben Sinn angewandt, wie P i r q u e t sie angegeben hat.

Interessant sind auch die verschiedenen Anschauungen und Theorien bezüglich des Zusammenhanges von Allergie und Immunität. Näher darauf einzugehen, liegt außerhalb des Rahmens dieses Vortrages. So nimmt man z. B. an, daß Allergie und Immunität über- bzw. untergeordnete Begriffe sind — oder daß beide immunbiologisch zusammengehörige Vorgänge sind — oder daß beide nur eine Parallelität aufweisen —, oder daß sie voneinander unabhängige und getrennte Begriffe ohne Parallelität sind und nichts miteinander

12

zu tun haben. Anführen will ich jedoch die Auffassung
W. Bergers, K. Hansens sowie W. Pagels, nach welcher
Allergie der übergeordnete Begriff ist, der auch die Immunität beinhaltet. R. Dörr erhob Einspruch gegen eine Trennung
von Allergie und Immunität. H. Schmidt wies in diesem
Zusammenhang darauf hin, daß die wirkliche Vernichtung
der Tuberkelbazillen im menschlichen Körper letzten Endes
nur auf immunbiologischem Wege geschieht. Dazu bedarf es

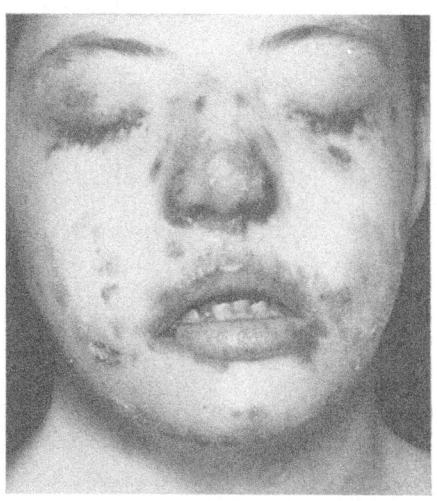

Abb. 5. Pathologische Erscheinungen im Gesicht bei pluriorifi-
zieller Ektodermose, entsprechend der Beschreibung im Text

aber der Bildung von Antikörpern, die ohne gleichzeitige
Allergie vom Organismus nicht geleistet werden kann. Hamburger vertrat vor allem bei der Tuberkulose den Standpunkt, daß Hyperergie und Immunität nur verschiedene
Aeußerungen des grundsätzlich gleichen Zustandes seien, nämlich der Allergie. F. O. Höring meinte, daß „das viel dis-
kutierte Verhältnis von Allergie und Immunität nur so verstanden werden kann, daß beide gesetzmäßig ineinander-
greifende und wesensgleiche Phänomene der Anpassung von
Wirt und Keim aneinander sind". An anderer Stelle im Zusammenhang mit der Serumkrankheit schreibt er, man könne
es wagen zu behaupten, daß doch für jede Allergie eine Immunität existieren muß. Ich schließe mich den Anschauungen
der eben zitierten Forscher an und will dabei auf die praktische Anwendung hinweisen, daß wir bei der BCG-Impfung

die Tuberkulin-Allergieproben als Indikator für die erfolgreiche Impfung, d. h. für die Erreichung eines Immunitätszustandes anwenden. Zu erwähnen sind hier zwei typisch allergische Reaktionen der Haut: „Das Erstexanthem der kindlichen Tuberkuloseinfektion“, das Uffenheimer beschrieben hat. Es kann die erste merkbare Aeußerung einer frischen Tuberkuloseinfektion sein. Nach ungefähr 2 Monaten bei bereits ausgebildeter Tuberkulinempfindlichkeit kann es zu einem morbilli- oder rubeoliformen Exanthem kommen.

Von wohl großer Bedeutung als Hinweis auf eine Tuberkuloseinfektion ist das Erythema nodosum. Es entsteht meist gegen Ende des Primärstadiums oder bei frischen Exazerbationen der Tuberkulose und bedeutet einen aktiven Prozeß. Wohl die meisten Autoren fanden dabei in 90 bis 100% positive Tuberkulinproben. In ganz seltenen Fällen allerdings kann diese allergische Reaktion durch Streptokokken oder durch Sulfonamide ausgelöst sein, wofür die Bezeichnung „Cibazol nodosum“ geprägt wurde. Trotz großer Aehnlichkeit gibt es doch Unterschiede gegenüber dem echten Erythema nodosum, im allgemeinen charakterisiert durch kleinere Effloreszenzen, die etwas erhabener sind, nicht so infiltrativ in die Subcutis reichen, nicht zu großen Knoten konfluieren. Diese Knoten sind von hellerem Rot und machen auch nicht die für das echte Erythema nodosum typische Farbenveränderung bis zu livider und bräunlichgrüner Verfärbung (contusiforme) mit. Ich sah das sogenannte „Cibazol nodosum“ bei reichlicher Erfahrung nur bei tuberkulinpositiven Kindern. Möglicherweise können, wohl in seltenen Fällen, auch nicht tuberkulöse Allergene auslösend wirken (Parallergie). Für das Kindesalter müssen wir aber daran festhalten, daß es in den allermeisten Fällen ein Hinweis und häufig der erste auf eine Tuberkuloseinfektion ist (Tuberkulose-Schulepidemien, auf die man erst durch Erkrankungen an Erythema nodosum aufmerksam wurde, infizierende Lehrpersonen).

Ein Krankheitsgebiet, das in den Rahmen der allergischen Krankheiten ebenfalls hineingehört, sind die rheumatischen Erkrankungen im Kindesalter, die unter der Bezeichnung der juvenilen rheumatischen Arthritis zusammengefaßt werden. Es besteht wohl kein Zweifel, daß die akute Polyarthritis rheumat. und das rheumatische Fieber mit ihren verschiedenen Erscheinungsformen und Komplikationen, wie Gelenkserscheinungen, Endokarditis, Myokarditis Exanthem (Rheumatoid, Erythema anulare), ferner die Noduli rheumatici allergischer und hyperergischer Genese sind, wobei nach den derzeit herrschenden Forschungsergebnissen vor allem β-hämolysierende Streptokokken der Gruppe A der sensibilisierende Faktor sind. Die Chorea ist nach F a n c o n i als rheumatisches Aequivalent der Prototyp einer neuroallergischen Encephalitis.

Im weiteren Sinne gehört auch das Krankheitsbild der Subsepsis allergica (Wissler-Fanconi) hierher, mit flüchtigen Gelenkschwellungen, intermittierendem Fieber, langer Krankheitsdauer, Leukozytose mit Eosinophilie, passagere polymorphe Exantheme, seltener Herzerscheinungen. Wir vertreten auf Grund unserer Beobachtungen an der Klinik den Standpunkt, daß es sich um eine Sensibilisierungskrankheit handelt, d. h. im weiteren Sinn um eine allergische hyperergische Krankheit, bei der nicht in allen Fällen die gleiche Erregergruppe das Allergen bildet. Im Gegensatz zum Rheumatismus ist das Kleinkindesalter bevorzugt.

Bevorzugt zu erwähnen ist die S e r u m k r a n k h e i t, deren Erforschung, Studium und Beschreibung zu den fundamentalsten Erkenntnissen P i r q u e t s gehören und die zur Aufstellung und Begründung der Allergielehre hauptsächlich beigetragen hat. In der Symptomatik der Serumkrankheit spiegeln sich die verschiedenen Allergiekrankheiten wider, womit ihre Allergienatur bewiesen erscheint. Die klinischen Erscheinungen sind ja wohl bekannt; vorangehen können Unruhe, Mattigkeit, Juckreiz und Fieber. Ihre Lokalisation ist vor allem die Haut (Urtikaria und verschiedene Erythemtypen, Schleimhautrötungen und -schwellungen), ferner gehören zu diesem Bilde Oedem, z. B. Glottisödem, seltener sind Erbrechen, Darmspasmen, Diarrhoen, noch seltener Neuritiden, Polyradiculitis, periphere Paresen, letztere auffallenderweise verhältnismäßig häufig nach Tetanusserum. Es wurde aber auch eine neuroallergische Encephalitis beschrieben.

Eine Wiederholung einer Seruminjektion innerhalb der nächsten 5 bis 6 Tage ist ungefährlich; nach einem längeren Intervall kann es zu typischen Erscheinungen einer Sofortreaktion (Schock) oder zu einer beschleunigten Reaktion kommen. Je länger der Zwischenraum zwischen Erst- und Wiederholungsinjektion ist, um so geringer wird die Gefahr einer Sofortreaktion. Es ist aber doch notwendig, mit einer Vorprobe mittels intrakutaner Injektion von 0˙1 ccm des unverdünnten oder eines bis zu 10⁰/o verdünnten Serums zu prüfen, ob eine Ueberempfindlichkeit besteht.

Bei positivem Ausfall, d. h. bei einer Quaddel innerhalb von 15 Minuten, muß dieses betreffende Serum weggelassen werden. In einem solchen Falle kommt Serum einer anderen Tierart in Frage oder mehrmaliges Vorspritzen mit kleinen Serummengen (0˙1, 0˙2, 0˙5 ccm) zur Desensibilisierung in halb- bis einstündigen Intervallen. Erfolgt aber auf die intrakutane Probe keine Reaktion, so kann das Serum verabreicht werden. Schützend wirken auch Mischspritzen mit 10 bis

20 ccm Eigenblut. Dazu gibt man Antihistamine, Ephetonin, Adrenalin, Kalziumpräparate. Bei aufgetretener Serumkrankheit, besonders bei Schock, verabreicht man Cortison und seine Derivate.

Bezüglich der pathogenetischen Bedeutung der Allergie für Erkrankungen des hämatopoetischen Systems im Kindesalter wäre vor allem auf die verschiedenen Purpuraformen hinzuweisen. Im Anschluß an die verschiedensten Infektionskrankheiten, auch der sonst so harmlosen Röteln, ebenso wie nach Einverleibung verschiedener Nahrungsmittel, Toxine und Medikamente, kann es zur Schönlein-Hennochschen Purpuraform kommen, die Glanzmann richtig als anaphylaktische Purpura bezeichnet hat.

Die allergische Antigen-Antikörperreaktion an den Endothelien der Kapillaren schädigt die Gefäße und macht sie für Blut durchlässig. Auch die Begleiterscheinungen bestätigen die allergische Pathogenese: Oedeme, Erytheme, Urtikaria (Purpura urticans erythematosa und Gelenkerscheinungen, wie bei der Serumkrankheit). Dabei können sehr schmerzhafte abdominale Koliken mit blutigen Stühlen auftreten, auch Nierenblutungen sowie, wenn auch nur selten, Gehirnblutungen.

Eine weitere Purpuraform ist die akute passagere Thrombopenie, ebenfalls nach Infektionskrankheiten, Herdinfektionen oder durch Medikamente ausgelöst, als immunoallergische Störung, meist mit plötzlichem Thrombozytensturz. Beim Morbus maculosus Werlhofi, einer chronischen Thrombopenie, wird allgemein angenommen, daß auf dem Wege der Autoimmunisierung Antikörper gegen die eigenen Thrombozyten und ihre Stammzellen, die Megakaryozyten, wirksam werden.

Die Thrombozytopenien treten in 70 bis 80% der Fälle vor dem zwölften Lebensjahr auf.

Eine in der Form ihrer Effloreszenzen an Kokarden erinnernde Purpura hat Seidlmayer als frühinfantile (in den ersten Lebensjahren), postinfektiöse allergische Purpura beschrieben. Die starken Hautblutungen treten hauptsächlich im Gesicht und an den Streckseiten der Extremitäten auf; Gelenksymptome und abdominale Beschwerden fehlen.

Zum Schluß will ich noch kurz auf drei verhältnismäßig seltene, aber sehr interessante Krankheitsbilder zu sprechen kommen. Sie konnten erst durch die Annahme eines allergischen Reaktionsablaufes pathogenetisch geklärt werden.

Als erstes ist die kindliche Akrodynie (Swift-Feersche Krankheit) zu nennen. Obwohl in ihrer Symptomatik vollkommen klar und ausführlich beschrieben, jedoch zweifel-

haft in ihrer Pathogenese, wurde sie als vegetative Neurose
oder als Encephalitis der vegetativen Zentren aufgefaßt.

Krankheitserscheinungen: Langsamer Beginn und Unruhe,
Unlust der Kinder, Schlafstörungen (inverser Typus),
Schmerzäußerungen, Parästhesien, Schweißausbrüche, hoch-
gradige Hypotonie der Muskulatur, polymorphe Exantheme,
hochrote Färbung der Hände und Füße, manchmal auch der
Nase, groblamellöse Schuppung wie bei Scharlach, besonders
an den Händen, trophische Störungen an den Nägeln
(Brüchigkeit) und Haaren, die besonders stark ausfallen.
Ferner Gingivitis, Adynamie, Abschwächung der Reflexe,
Tremor, 180 bis 200 Pulsschläge, Hypertension bis zu 150 Blutdruck. Seit den Arbeiten F a n c o n i s und seiner Mitarbeiter
wird die Akrodynie zu den neuroallergischen Krankheiten
gerechnet, und zwar infolge unspezifischer Noxen. Bei
weiteren Forschungen fand er, daß vor allem Quecksilber in
Form z. B. von Calomel oder seltener von Salbeneinreibung
als verantwortliches Allergen anzusehen ist.

Therapeutisch verabreicht man Vitamine, besonders B_6,
sowie Bellergal, eventuell zur Eliminierung des Quecksilbers
BAL.

Als ein ebenfalls eigenartiges und schweres Krankheitsbild, das auch zu den Allergosen gezählt werden kann, sei die
pluriorifizielle Ektodermose (Ectodermose erosive
pluriorificielle) erwähnt, auch als Dermatostomatitis oder Erythema exsudat. multiforme major bekannt. Andere Autoren
gaben noch weitere Namen für diese Krankheit. Es bietet
sich ein charakteristisches, ziemlich einheitliches Krankheitsbild, das jedoch hinsichtlich Form und Schweregrad Nuancie-
rungen aufweisen kann. Schwerste Stomatitis mit pseudo-
membranösen, diphtherieähnlichen, zum Teil ulzerösen Be-
lägen, die auf Lippen und Umgebung übergreifen können und
blutige Krusten bilden. Konjunktivitis, Oedem der Lider und
ebensolche Beläge, auch blutigseröses Sekret. Die Nase, Vulva,
Glans, Präputium wie auch die perianalen Zonen, können
gleiche Beläge aufweisen. Zum typischen Bild gehört ein meist
starkes Exanthem vom Charakter des Erythema exsudat.
multiforme, aber auch papulöser Art, eventuell auch purpura-
ähnlich. Im Blut Eosinophilie. Es sind hierbei auch Todesfälle
vorgekommen. Als Therapie werden Antibiotika, Bluttransfusionen, Corticoide verwendet.

Als drittes interessantes Krankheitsbild, von dem ich
ebenfalls mehrere Fälle gesehen habe, und das der Literatur
nach nicht so selten ist, will ich noch die D e r m a t o m y o s i t i s
erwähnen: Sie wird in den weiten Begriff der Kollagenkrankheiten eingereiht, bei denen in erster Linie ätiologisch-allergi-
sche Prozesse in Frage kommen. Man nimmt an, daß jede
fibrinoide Degeneration Folge einer Allergie ist.

Der Beginn der Erkrankung ist schleichend, mit allgemeiner Adynamie und Muskelschwäche, so daß fälschlich Poliomyelitis oder Erbsche Muskeldystrophie diagnostiziert wird. Die Haut ist leicht ödematös, besonders an den Extremitäten und fühlt sich eigenartig teigig an, die Muskeln sind mehr oder weniger geschwollen, schmerzhaft, von derber Konsistenz. Die Muskelschwäche tritt besonders an der Schulter, an Extremitäten und am Beckengürtel hervor. In schweren Fällen Dysphagie, sehr selten Atemmuskellähmungen. Die Muskulatur wird nun atrophisch, es kommt zu Osteoporose und weiterhin zu Kontrakturen, Myokardschäden und Tachykardie folgen. Im späteren Stadium kann es zu Kalkablagerungen im subkutanen Gewebe und in den Muskeln kommen. Die Haut, besonders des Gesichtes, hat eine eigenartige Lilafärbung (Glanzmann nannte sie deshalb Lilakrankheit) und weist verschiedene Erythemformen auf, ferner bräunliche Pigmentierung, selten auch Behaarung. Die Krankheit hat eine gewisse Aehnlichkeit mit dem Lupus erythematodes disseminatus. Therapie: Neben allgemeiner symptomatischer und physikalisch-heilgymnastischer Behandlung vorwiegend B- und E-Vitamine, wie auch Corticosteroide, welche Therapie durch lange Zeit fortgesetzt werden kann und muß.

Dieser für das große Gebiet der Allergie des Kindesalters nur auszugsartige Vortrag möge Ihnen doch die Bedeutung der Allergie für die Erkrankungen des Kindesalters vermitteln.

Anschrift des Verfassers: Prof. Dr. K. K u n d r a t i t z. Wien I, Stephansplatz 6, Stiege III.

Aus der Psychiatrisch-Neurologischen Universitätsklinik in Wien
(Vorstand: Prof. Dr. H. Hoff)

Zur Psychosomatik der Allergie

Von E. Ringel

Ein eigenartiger Widerspruch beherrscht die Einstellung
der Medizin zu diesem Thema: Einerseits kennt man seit
langem den Einfluß psychischer Faktoren auf Entstehung und
Verlauf allergischer Erkrankungen, immer wieder wurde also
die Bedeutung der Psyche in diesem Zusammenhang beobachtet; anderseits aber muß man feststellen, daß viele Vertreter der organischen Fächer fast „allergisch" reagieren, wenn
sie das Thema der Allergie von einem psychosomatischen
Standpunkt behandelt sehen. Ist es möglich, die Ursache einer
solchen Diskrepanz aufzudecken? Sie kann nur darin gelegen
sein, daß von bestimmter psychosomatischer Seite dieses Gebiet (wie auch manche andere) allzu theoretisch und spekula-
tiv behandelt worden ist und sich damit vom Boden der
medizinischen Wirklichkeit entfernt hat: Dies mußte
Kritik, ja Skepsis hervorrufen.
Um solche Fehler zu vermeiden, ist es unbedingt nötig,
zu betonen, daß selbstverständlich die psychosomatische Betrachtungsweise nur einen Teilaspekt der Genese allergischer
Reaktionen einschließen kann. Man wird immer dagegen
Stellung nehmen müssen, daß es eine rein psychisch bedingte Allergie gibt. Um eine allergische Reaktion entstehen
zu lassen, müssen offensichtlich viele Faktoren zusammen-
kommen; einer von diesen kann der psychische Faktor sein,
wobei er im einzelnen Krankheitsfall einen größeren oder
kleineren Stellenwert haben kann. Sodann muß man gerade

vom psychosomatischen Standpunkt auf dem Boden der experimentellen Pathologie stehen. Voraussetzung für ein allergisches Krankheitsbild ist eine Antigen-Antikörper-Reaktion. Es ist also zu prüfen, ob und auf welchem Wege eine solche Reaktion durch zentralnervöse Regulationen heraufbeschworen und somit vom Psychischen her gefördert, bzw. verhindert werden kann. Gerade dafür aber sind bereits maßgebliche Beweise erbracht worden. So darf unter anderem auf die Untersuchungen von Enenkel und Mitarbeiter hingewiesen werden, die an Kaninchen nach pharmakologisch erzeugten Sympathicusreizen einen höheren Antitoxintiter auf die Injektionen von Diphtherieimpfstoffen beobachteten als bei vegetativ nicht besonders präparierten Tieren. Offensichtlich ist der Wirkungseffekt eines angreifenden Reizstoffes abhängig davon, ob Sympathicus oder Parasympathicus überwiegen; nur so ist ja auch verständlich, warum nicht jeder neuerliche Allergiekontakt bei demselben Patienten zu gleich starken allergischen Erscheinungen führt. Kleinsorge und Klumbies z. B. haben in einem interessanten klinischen Experiment nachweisen können, daß sich die mit einer Antigen-Antikörper-Reaktion in Zusammenhang stehenden lokalen vasomotorischen Dysregulationen über das ZNS alterieren lassen.

Aus vielen Beispielen läßt sich so ableiten, daß die allergischen Reaktionen wesentlich von der vegetativen Reaktionslage beeinflußt werden. Der Weg allerdings, auf dem dies geschieht, ist noch lange nicht erhellt. Sicher ist nur, daß gerade das vegetative Nervensystem eine besondere Anfälligkeit gegenüber psychischen Reizen aufweist und damit zum entscheidenden Brückenglied psychosomatischer Abläufe wird. Es sind vor allem Emotionen, die das Zwischenhirn und damit das vegetative Nervensystem beeinflussen; der „Druck" solcher Emotionen und damit ihre potentielle pathogene Wirksamkeit wird um so größer sein, je weniger sie zu Bewußtsein kommen und ihnen damit corticale Abreaktionen versagt bleiben. Dies ist ein wichtiger Hinweis darauf, daß wir bei Betrachtung der psychosomatischen Zusammenhänge n i c h t nur bewußte, sondern mehr noch, unbewußte emotionale Faktoren zu berücksichtigen haben.

Um nun auf den psychisch-pathogenen Faktor näher einzugehen: Vor allem muß untersucht werden, ob nicht eine aktuelle schwierige Situation die vegetative Reaktionslage beeinflußt, so daß der Patient dadurch für die Allergie besonders anfällig wird. Es liegen zahlreiche Beobachtungen vor, daß allergische Reaktionen nach psychischen Alterationen auftreten (insbesondere gilt dies für das Asthma bronchiale, die Urtikaria und allergische Exantheme). Deshalb hat sich allmählich der Gedanke durchgesetzt, bei solchen Erkrankungen

auch nach der seelischen Situation des Patienten, bzw. nach
einer eventuellen psychischen Traumatisierung zu fragen. So
wertvoll diese Vorgangsweise im Sinne der „Ganzheits-
medizin" auch sein mag, so ist aber doch oft die bloße Erfassung der aktuell gegebenen psychischen Situation nicht
ausreichend, um den psychogenen Faktor der Pathogenese
ganz zu erfassen. Denn immer wieder muß ja die Frage gestellt werden, wieso ein bestimmtes Ereignis in seinem Stellenwert als so traumatisierend empfunden wird, oder aber, wieso
ein Mensch nicht imstande ist, gerade mit einem bestimmten
Konflikt fertig zu werden. Die Beantwortung dieser Frage
kann nur über die verstehende Persönlichkeiterfassung erfolgen, welche wieder die Aufrollung der Psychodynamik des
gesamten Lebensweges seit der Kindheit (also auch der un-
bewußten Faktoren), zur Voraussetzung hat. Man könnte also
so sagen: Bestimmte psychische Ereignisse beeinflussen die
vegetative Reaktionslage und tragen damit zur Ermöglichung
der allergischen Reaktion bei. Diese aktuellen psychischen
Ereignisse wiederum haben in der Mehrzahl der Fälle eine
chronische psychische Vorentwicklung, durch die allein der
hohe Stellenwert, den sie schließlich für die Persönlichkeit
erreichen, verständlich wird.

Nicht nur für die Auslösung der Erkrankung bleibt
die gegebene psychische Situation des Patienten wichtig,
sondern auch für den weiteren Verlauf der Allergie.
Wir wissen, daß das allergische Geschehen oft einen bedingt-
reflektorischen Charakter annimmt, d. h. unter bestimmten
Bedingungen fast reflexartig neuerlich auftritt. Deswegen
zählen ja gerade die allergischen Erkrankungen leider fast
immer zu den Rezidivkrankheiten. Nun wird in dieses bedingt
reflektorische Geschehen oft gerade der psychische Faktor,
wenn er einmal an der Auslösung beteiligt war, eingebaut, so
daß das Anklingen bestimmter psychischer Empfindungen
oder bestimmter Erinnerungen und Denkinhalte reflexartig
neuerdings die allergische Reaktion herbeiführen kann. Dieser
Zusammenhang zeigt, daß somit auch der Verlauf der allergischen Erkrankung ganz wesentlich beeinflußt werden kann,
wenn es gelingt, die Valenz bestimmter psychischer Erlebnisse
herabzusetzen, bzw. zu entschärfen. An einigen Fällen konnten
wir auf der psychosomatischen Station der Nervenklinik beobachten, wie durch ein solches psychotherapeutisches Vorgehen eine Aenderung der Reaktion des Körpers insofern erreicht werden kann, als zwar die allergischen Tests weiterhin
unverändert positiv ausfallen, es aber dennoch nicht mehr
zum Auftreten allergischer Reaktionen kommt. Schließlich
muß noch in anderem Zusammenhang auf die Bedeutung des
psychischen Faktors für den Verlauf allergischer Krankheiten
hingewiesen werden. Wir dürfen nie vergessen, daß der Träger

der Krankheit, eben die menschliche Persönlichkeit, auf die Tatsache ihres Krankseins immer psychisch reagiert, oft genug mit Angst und tiefer innerer Beunruhigung. Es braucht nicht näher ausgeführt zu werden, daß diese Emotionen die Reaktionslage des Organismus weiter im Sinne einer gesteigerten Allergiebereitschaft verschlechtern und damit ein gefährlicher Circulus vitiosus zu entstehen droht. Neben dem Versuch, den auslösenden psychischen Faktor zusammen mit der gesamten psychischen Vorgeschichte zu erfassen und entsprechend zu behandeln, wird es daher auch unbedingt notwendig sein, jeden Patienten, der an einer allergischen Krankheit leidet, zu entängstigen und zu beruhigen, um sekundäre Verschlechterungen zu verhindern.

Der bisher beschriebene Zusammenhang zwischen Emotion und Auftreten allergischer Erkrankungen ist hinlänglich bewiesen. Eine andere Frage hingegen bleibt, ob auch ein Zusammenhang in dem Sinne gegeben sein mag, als die Ueberempfindlichkeit gegenüber bestimmten Stoffen nichts anderes bedeutet als eine p s y c h i s c h e Ueberempfindlichkeit, weil eben diese Stoffe — oft ohne daß es die Betreffenden ahnen — im Zusammenhang stehen mit psychischen Traumatisierungen, bzw. diese Traumatisierungen symbolisieren. Man sollte solche Gedankengänge nicht völlig von der Hand weisen, weil es offenbar möglich ist, daß bestimmte Dinge so traumatisierend und perhorreszierend wirken, daß ihnen gegenüber schließlich eine Hypersensibilisierung eintritt, die allergischen Reaktionen den Weg bahnt. Auch hier wird man wieder besonders nach Kindheitserlebnissen forschen müssen, weil eben eine solche psychische Ueberempfindlichkeit oft in der Kindheit geprägt, dann aber zumindest partiell verdrängt und somit unbewußt wird. Absolut unstatthaft ist aber der Versuch, bestimmte Gegenstände der Hypersensibilität einfach durch theoretische Gedankenspekulationen als Symbole emotioneller Ablehnungen zu deuten. Es ist besonders verdienstvoll, daß die schon zitierten, K l e i n s o r g e und K l u m b i e s, darauf hingewiesen haben, daß es nicht möglich ist, den Begriff der psychologischen Ueberempfindlichkeit auf rein spekulativem Wege auf die somatische allergische Reaktion zu übertragen. Es waren gerade solche Versuche, die zur „Kritik an der Psychosomatik", ja zu ihrer Ablehnung herausgefordert haben.

Mag in solchen Grenzen die Suche nach einer eventuellen spezifischen psychischen Bedeutung des Allergens immerhin ihre Berechtigung haben, so hat sich ein dritter Weg, einen Zusammenhang zwischen Psyche und Allergie herauszuarbeiten, als wenig erfolgreich erwiesen: Gemeint ist hier der Versuch, bestimmte P e r s ö n l i c h k e i t s t y p e n herauszuarbeiten, die zu bestimmten allergischen Erkrankungen prädisponieren sollen, wie man es etwa mit der Aufstellung der sogenannten „Asthmapersönlichkeit" versucht hat. Erstens einmal zeigt es sich, daß das Persönlichkeitsprofil, das angeblich in einer spezifischen Beziehung zu einer Krankheit stehen soll, fatal ähnlich ist anderen Persönlichkeitsbildern, die aber wiederum zu ganz anderen Erkrankungen führen. Sodann aber muß bedacht werden, daß ja das Persönlichkeitsprofil, wie jede Typologie, nur eine zusammenfassend deskriptive Darstellung beinhaltet, die nichts näheres darüber aussagt, wie denn gerade dieses Persönlichkeitsprofil zustande gekommen ist. Und gerade darauf kommt es doch entscheidend an, wenn man aus den psychosomatischen Erwägungen auch hinsichtlich der Allergie therapeutische Schlüsse ziehen will.

So kann man also zusammenfassend sagen, daß die allergischen Erkrankungen ein bedeutsames Feld der Zusammenarbeit zwischen Vertretern der somatischen medizinischen Fächer und der Psychotherapie darstellen. Diese Zusammenarbeit hat dort zu beginnen, wo der Psychotherapeut in einer eingehenden und gewissenhaften Untersuchung klarzustellen hat, ob bei einem bestimmten Fall von Allergie psychische Faktoren an der Pathogenese mitbeteiligt sind oder sein können, bzw. wie hoch der Stellenwert des psychogenen pathogenen Faktors einzuschätzen ist. Fällt eine solche Untersuchung, die sich auf die gesamte psychodynamische Persönlichkeitsentwicklung, die aktuell gegebene psychische Auslösungssituation und auf den Nachweis psychosomatischer Korrelationen zu beziehen hat, positiv aus, so erscheint eine Psychotherapie unbedingt notwendig. Nach dem Gesagten versteht es sich von selbst, daß diese Psychotherapie hinauszugehen hat über einen beruhigenden und entängstigenden Charakter, und die eigentliche Wurzel, d. h. die gewöhnlich seit der Kindheit ins Unbewußte verdrängten Emotionen, aufdecken soll. Man muß sich darüber im klaren sein, daß diese Psychotherapie n u r e i n e Beitragsleistung innerhalb des Gesamtbehandlungsplanes einer allergischen Krankheit bedeuten kann. Wenn man aber berücksichtigt, ein wie schweres therapeutisches Problem die allergischen Erkrankungen gerade wegen ihrer ungeheuren Rückfallsgefahr darstellen, mag die Psychotherapie eine wertvolle Unterstützung der organischen therapeutischen Maßnahmen bedeuten.

Literatur beim Verfasser.

Antiallergika

Von H. Haas

Die Vielzahl der beteiligten Faktoren und ihre wechselseitige Verflechtung macht die Analyse der allergischen
Phänomene außerordentlich schwierig, insbesondere wenn es
gilt, den Effekt der Antigen-Antikörper-Reaktion und ·seine
sekundär bedingten Folgeerscheinungen in bezug auf biochemische Kausalität und Reaktionskinetik eindeutig abzu-
klären. Trotzdem ist es möglich, innerhalb dieser Sequenz
von „Aktion und Reaktion" verschiedene der beteiligten
Einzelkomponenten gesondert anzugehen und von einzelnen
Punkten aus auf den Gesamtprozeß therapeutisch günstig
einzuwirken. Es ist allerdings nicht angängig, einer einzelnen
Wirkfolge oder gar einem einzelnen Stoff wie dem Histamin
und seinen Auswirkungen eine absolut dominierende und all-
gemeingültige Bedeutung zuzuschreiben. Die Hoffnungen,
die man an die Antihistamine im Glauben an die führende
Rolle des Histamins bei allen allergischen Erscheinungen
knüpfte, mußten daher zwangsläufig enttäuscht werden, weil
man unberechtigterweise diesem Wirkstofftyp einen zu großen
Indikationsbereich zuschrieb.

Jede ätiologisch ausgerichtete Therapie wird auf eine
Beseitigung der krankheitsauslösenden Ursache hinzielen. Bei
der Allergie gelingt es auf die Dauer fast nie, den eigentlichen
Initiator des Gesamtgeschehens, das Allergen, völlig auszuschalten, weil es in der Praxis unmöglich ist, den Patienten
so zu isolieren, daß er für sein ganzes Leben unverwundbar
bleibt.

Die zweite Möglichkeit einer ätiologisch ansetzenden
Therapie besteht bei den allergischen Prozessen in der Verhütung der Antikörpersynthese, die normalerweise vorwiegend
in den Plasmazellen stattfindet. Diesen Vorgang wird man

zweckmäßigerweise nie maximal einschränken können, da der
Organismus zwangsläufig zugleich die Fähigkeit zur Entwicklung eines Schutzes gegen bakterielle Infektionen ver-
liert. Wie die Erfahrungen mit den Glukocorticosteroiden nahe-
legen, sind diese Hormone zwar imstande, den Antikörper-
titer und die Antikörperbildung einzuschränken, gleichzeitig
können sie aber unter Umständen ruhende Infektionen re-
aktivieren und propagieren und sich unangenehm auswirken.
Der Körper selbst wählt den umgekehrten Weg, um
Schutzwirkungen zu erzielen, indem er sich einer verstärkten
Antikörperbildung bedient, um Immunität zu erlangen. Es
liegt daher nahe, dieses Verfahren ebenfalls therapeutisch
auszunutzen und mittels einer spezifischen Desensibilisierung
die Entstehung blockierender Antikörper zu fördern. Die In-
konstanz der Immunmechanismen erschwert jedoch diese Art
der Behandlung sehr und läßt sie nur in einzelnen Fällen erfolgreich gestalten. Andere Methoden, die eine vermehrte
Antikörperbildung zum Ziele haben, sind auf die menschliche
Praxis nicht übertragbar, da sie in erster Linie über örtliche
Reizwirkungen bzw. eine Aktivierung proteolytischer Prozesse
zustande kommen.

Ebenso negativ sind alle therapeutischen Bemühungen
zu beurteilen, die darauf hinzielen, die Fixation der Antikörper in der Zelle zu verhüten und die Entwicklung „sessiler"
Antikörper aufzuhalten. Da diese Typen physikochemisch
sich ähnlich wie die natürlichen Globuline verhalten, besteht
am Tier die Möglichkeit, durch eine Vorbehandlung mit γ-
Globulinen — im Ueberschuß zugeführt — die Rezeptoren in
den Zellen zu besetzen und auf diese Weise eine Fixation von
passiv verabreichten Antikörpern zu verhüten. Diese Verfahren sind aber infolge der vielfachen Nebenwirkungen beim
Menschen nicht anwendbar.

Die ätiologisch angreifenden Defensivmechanismen sind
somit insgesamt nur von geringer therapeutischer Reichweite.
Es bleibt daher in der Regel nur die Möglichkeit, in das
weitere Geschehen einzugreifen, das aus der Bindung von
Antigen und Antikörper resultiert. Offensichtlich erwerben
Antigen und Antikörper durch den Kopplungsprozeß neue
physikochemische Eigenschaften, die unter extremen Bedingungen als Flockung und Präzipitation sichtbar werden.
In vitro kann Natriumsalicylat in diesen Prozeß eingreifen
und eine Fällung verhindern. Für den lebenden Organismus
sind diese Beobachtungen indes nicht von allzu großer Bedeutung, da bei den menschlichen Allergieformen vielfach
nicht präzipitierende Antikörper allergisierend wirken.

Zudem können eine Reihe von Antipyretika sowie Gluko-
corticosteroide in vitro Komplementbindungsreaktionen verhindern, die unter Umständen bei bestimmten anaphylakti-

schen Reaktionen eine Rolle spielen. Ein Versuch, diese
Reagenzglasergebnisse auf den lebenden Organismus zu übertragen, scheitert in erster Linie an den benötigten Dosen, die
therapeutisch undiskutabel sind. Es ist also trotz gewisser
positiver Ansätze zur Zeit unmöglich, den Mechanismus der
Folgeerscheinungen, die primär und unmittelbar nach der
Vereinigung von Antigen und Antikörper einsetzen, therapeutisch zu durchbrechen, so daß man weiterhin auf die
Bekämpfung der sekundär am Ende der Kausalfolge statt-
findenden Phänomene wie die Histaminfreisetzung angewiesen
ist. Daß die Histaminausschüttung nicht die eigentliche Ursache des allergischen Geschehens ist, ergibt sich bereits aus
der Tatsache, daß der Antagonismus der Antihistamine gegenüber anaphylaktischen Reaktionen weitaus geringer als gegenüber Antihistamineffekten ausgeprägt ist. Am Menschen beträgt das Verhältnis zwischen histaminantagonistischen und
antianaphylaktischen Dosen bis zu 1:10.000. Zudem sind
weitere Wirkungskomponenten, wie spasmolytische und
zentral depressive Effekte, bei dieser Stoffklasse mit im Spiel.
Man wird daher von ihrem Einsatz überall dort Erfolge erwarten dürfen, wo derartige Mechanismen im Krankheitsgeschehen eine Rolle spielen oder wo das Histamin dominiert.
Andernfalls kann selbst eine Erhöhung ihrer Wirkungs-
intensität und eine Verlängerung der Wirkungsdauer ihre
Indikationsgebiete prinzipiell nicht ausweiten. Unter Umständen bieten Antihistamine, die gleichzeitig als Serotonin-
Antagonisten fungieren, Vorteile. Inwieweit die günstig
lautenden experimentellen Beobachtungen für menschliche
Krankheitszustände Geltung beanspruchen können, ist noch
nicht abzusehen, da unbekannt ist, in welchem Umfange
Serotonin an einzelnen allergischen Erscheinungen des
Menschen beteiligt ist. Spezifische Serotonin-Blocker mit aus-
schließlichem Antagonismus gegen Serotonin sind fraglos
therapeutisch uninteressant.

Eine andere Möglichkeit, dem Histamin entgegenzuwirken, beruht auf einer Minderung des Histaminbestandes
im Organismus mittels spezifischer Histaminliberatoren.
Dieses Verfahren ist bereits am kranken Menschen zur Bekämpfung allergischer Hautreaktionen ausgeübt worden. Da
Histaminfreisetzer in der Regel auch andere Wirkstoffe wie
Serotonin angreifen, ist dieser Mechanismus zwangsläufig
mitbeteiligt. Die Gefährdung des Menschen durch diese Stoffe
ist recht groß, so daß sich ein breiterer Einsatz vorläufig
verbietet.

Man kann schließlich das Histamin im Augenblick seiner
Freisetzung abfangen und unschädlich machen, um die Ausschüttung dieses körpereigenen Hormons aus der Zelle zu verhindern und dem allergischen Geschehen entgegenzuwirken.

4

Diese Fähigkeit besitzen wiederum einige Antipyretika, insbesondere die Salizylsäure. Wahrscheinlich ist entscheidend, daß Stoffe dieser Art die Proteolyse hemmen, ein Prozeß, der durch Antigene aktiviert wird und der wahrscheinlich den eigentlichen Krankheitsprozeß weitgehend primär verursacht oder sekundär formt.

Möglicherweise werden die proteolytischen Fermente ihrerseits wiederum über die Lecithinase gesteuert. Neben anderen Belegen läßt sich zugunsten einer Beteiligung dieses Enzyms anführen, daß im anaphylaktischen Schock neben Polypeptiden vom Typ des Bradykinins und anderen ein weiteres pharmakologisch aktives Prinzip, die „slow reacting substance", nachgewiesen wurde, die als Abbauprodukt eines lipolytischen Prozesses gelten muß. Zudem üben lipoidartige Stoffe vom Typ des Sojabohnenlecithins, Eigelbs und Erdnußöls sowie das aus Eigelb isolierte N-(2-Hydroxyäthyl)-palmitinsäureamid und ferner Aethanolamin und Cholin Hemmwirkungen auf allergisch bedingte Phänomene aus, die über eine Beeinflussung der Lecithinaseaktivität zustande kommen. Es ist somit, wenigstens im Tierexperiment, möglich, in Vorgänge aktiv einzugreifen, die unmittelbar oder nahezu unmittelbar nach der Vereinigung von Antigen und Antikörper einsetzen.

Den in der praktischen Therapie neben den Antihistaminen am meisten benutzten Glukocorticosteroiden liegt ein anderes Wirkungsprinzip zugrunde. Es beruht in erster Linie auf ihren entzündungshemmenden Effekten, die vor allem über eine Begünstigung der Glukoneogenese und die Fähigkeit der NNR-Hormone als Aktivatoren oder Kofaktoren bestimmter Enzyme zustande kommen. Auf diese Weise wirken sie dem Stoffwechsel des geschädigten Gewebes entgegen, der durch eine Zunahme der Glykolyse gekennzeichnet ist. Zusätzlich können diese Hormone die Atmung hemmen und über dieses Wirkungsprinzip relativ kurzfristig den aktiven Stofftransport in den Zellmembranen eindämmen, der sauerstoffabhängig ist. Damit wirken sie einem weiteren Basalmechanismus des geschädigten Gewebes entgegen, der sich in einem gesteigerten Stoffaustausch und einem vermehrten O_2-Verbrauch manifestiert. Selbst die Speicherung von Histamin und Serotonin im Gewebe und die Umwandlung von Histiden zu Histamin kann diese Hormongruppe negativ beeinflussen. Auch diese Wirkungskomponenten haben sicherlich ihren Anteil an der Bekämpfung allergisch bedingter Störungen. Im Prinzip ist diese Therapie jedoch eine symptomatische.

Trotz allen Mühens, das Spektrum der Behandlungsmöglichkeiten auszuweiten und wirksamere Defensivmaßnahmen mittels der vertieften Erkenntnisse über die Reaktionskinetik des allergischen Geschehens zu entwickeln, ist das Ergebnis an praktisch nutzbaren Folgerungen immer noch relativ spärlich. Selbst die positiven Ansätze gestatten kaum eine gefahrlose Auswertung am Menschen. Das Anliegen, neue Wege aufzufinden, um allergiegefährdeten Menschen mit Sicherheit eine dauerhafte Befreiung von ihrem Leiden zu gewähren, bleibt daher weiterhin bestehen.

Anschrift des Verfassers: Prof. Dr. H. H a a s, Pharm. Laboratorium der Knoll A. G., Ludwigshafen, Deutschland.

Aus der Psychiatrisch-Neurologischen Universitätsklinik in Wien
(Vorstand: Prof. Dr. H. Hoff)

Die Multiple Sklerose
— ein immunologisches Problem

Aufgeforderte Diskussion zu Vortrag
von Prof. Dr. H. Pette, Hamburg (Wiener klinische
Wochenschrift, 24 (1963), S. 482 ff.).

Von H. Tschabitscher

In meiner Arbeit „Die klinischen und experimentellen
Forschungen bei der Multiplen Sklerose" aus dem Jahre 1958
schrieb ich als Abschlußsatz: Demnach könnte man die
Multiple Sklerose als eine primäre mykobakterielle immun-
pathologisch determinierte Erkrankung des Zentralnervensystems auffassen. Es decken sich demnach weitgehend die
Auffassungen Herrn Pettes mit denen von mir, Schinkos
und Sluga-Gassers, wenn man das Hauptgewicht auf den
immunpathologischen Aspekt legt. Welche wissenschaftlichen
Argumente veranlaßten mich zu dieser vorhin oben zitierten
Meinung?

Beginnen wir mit den tierexperimentellen Unter-
suchungsergebnissen. 1933 haben Rivers, Sprunt, Berry
und Schwentker erstmals im Tierexperiment eine akute disseminierte Encephalomyelitis von demyelinisierendem Typ erzeugt. Ferraro und Jervis haben diese Befunde später
wiederholt und bestätigt. Das Grundprinzip dieser Tierexperimente bestand darin, daß man Gehirnbrei den Versuchstieren wiederholt injizierte. Einige Tiere erkrankten dann
an dieser disseminierten Encephalomyelitis. Morgan und
Kabat verbesserten diese Versuchsanordnung 1946 in der

Form, daß sie geichzeitig mit dem Gehirnbrei ein „Freundsches Adjuvans" (Lanolin, Paraffinöl und abgetötete Tuberkelbazillen) den Versuchstieren injizierten. Mit dieser Versuchsanordnung konnten sie in zirka 60% der Versuchstiere bereits nach einer oder zwei Injektionen eine disseminierte Encephalomyelitis erzeugen. Diese erkrankten Tiere zeigten die bekannten Symptome der Paresen an den unteren Extremitäten und Ataxien. Wirkliche Schübe und Remissionen wie sie bei der menschlichen Multiplen Sklerose häufig vorkommen, waren aber hierbei nicht zu beobachten. Das pathologisch-anatomische Bild dieser erkrankten Tiere und die histologischen Befunde des ZNS zeigten, was die Lokalisation der Herde anbetrifft, große Aehnlichkeiten mit den Befunden, die wir von der menschlichen Multiplen Sklerose her kennen. Das histologische Bild zeigte gegenüber der Multiplen Sklerose eine viel stärkere mesenchymale Reaktion. Wenn man von dieser verstärkten mesenchymalen Reaktion absieht, hat aber auch der histologische Befund große Aehnlichkeiten mit den histologischen charakteristischen Veränderungen der Multiplen Sklerose. Man findet nämlich periväskuläre, lymphoplasmozelluläre Infiltrationen, Schwellung der Oligodendroglia, Mikrogliareaktion mit Tendenz zur fibrillären Gliose, und Zerstörung der Myelinscheiden um ein Gefäß oder das Ventrikelsystem. Im allgemeinen kann gesagt werden, daß diese beschriebenen Symptome mehr den akuten und subakuten Formen der Multiplen Sklerose ähneln. Bei den erkrankten Versuchstieren war das γ-Globulin im Liquor vermehrt vorhanden. Die Tierexperimentatoren sind heute allgemein der Ansicht, das dem Grundmechanismus dieser beschriebenen Erkrankung der experimentellen Demyelinisierung immunochemische Vorgänge zugrunde liegen. Man glaubt, daß das parenteral zugeführte Gehirngewebe einen „encephalitogenen Faktor" beinhaltet, der Antigenwirkung aufweist. Bisher konnte man allerdings diesen encephalitogenen Faktor chemisch nicht eindeutig identifizieren. Mit Cortison vorbehandelte Versuchstiere erkrankten viel seltener und weniger intensiv. Die perivaskuläre Plasmazellinfiltration, die γ-Globulinvermehrung im Liquor, die Beeinflußbarkeit durch Cortison sprechen für eine immunologische Reaktionsweise im Sinne einer Antigen-Antikörper-Reaktion im Gewebe des ZNS. Natürlich dürfen wir nicht diese tierexperimentellen Ergebnisse als identische auf die menschlichen Verhältnisse übertragen. Aber wir haben Gründe anzunehmen, daß zumindest ähnliche Reaktionsweisen im Organismus des Multiple Sklerose-Kranken pathogenetisch eine Rolle spielen dürften. U c h i m u r a und Mitarbeiter konnten pathologisch-anatomische und histologische Befunde zeigen an Patienten, die wiederholt mit Wutschutzimpfungen behandelt wurden und an einer sogenannten postvakzinalen Encephalomyelitis erkrankten. Diese Befunde waren fast völlig identisch mit den bekannten histologischen Bildern, wie wir sie von der Multiplen Sklerose her kennen. Seitelberger, Jellinger und ich konnten eine Beobachtung an einem 51jährigen Mann mitteilen, der wegen eines Morbus Parkinson innerhalb von 18 Monaten mit 7 Injektionen lyophiler Hirntrockensubstanz von Kälbern behandelt wurde. 3 Wochen nach der letzten Injektion setzte bei dem Patienten eine akut auftretende rechtsseitige Hemiparese ein, die nach 6 Wochen zum Exitus führte. Der morphologische Hirnbefund zeigte eine schwere akute disseminierte Encephalomyelitis, wie bei akuter Multiplen Sklerose. Es wurde von uns ein kausalpathogenetischer Zusammenhang zwischen der wiederholt parenteral einverleibten Gehirngewebsinjektionen und der Erkrankung angenommen. Die Uchimuraschen Fälle und unser Fall stellen somit Brückenfälle zwischen der tierexperimentellen allergischen Encephalomyelitis und den menschlichen Entmarkungskrankheiten, zu welchen die Multiple Sklerose zu zählen ist, dar. Wir verfügen aber auch über klinische Multiple Sklerose-Fälle, bei denen der erste Schub nach einer Lyssa-Schutzimpfung bzw. nach einer Poliomyelitis-Schutzimpfung aufgetreten ist. Dies spricht dafür, daß durch die Impfungen die Immunitätslage des Organismus geändert wurde und es dadurch zum Auftreten des ersten Schubes der Multiplen Sklerose kam. Ein weiterer Umstand, der für das Vorliegen immunpathologischer Verhältnisse bei der Multiplen Sklerose spricht, ist die γ-Globulinvermehrung im Liquor, die nach unseren Untersuchungen in 85% der Fälle gefunden wurde. Kabat hatte 1942 erstmalig bereits darauf hingewiesen. Es liegt nahe, anzunehmen, daß ein Teil des erhöhten γ-Globulins ein Immunglobin darstellt. Durch Cortisongaben kann dieses vermehrte γ-Globulin wieder normalisiert werden. Zusammen mit Reimer konnten wir an 90 Sternalpunktaten von Multiple Sklerose-Patienten feststellen, daß die Knochenmarksveränderungen besonders bei den chronischen Multiple Sklerose-Fällen Zeichen aufweisen, wie sie bekannt sind bei immunhämatologischen Erkrankungen. Wir fanden unter 200 Multiple Sklerose-Fällen, daß 18 Multiple Sklerose-Patienten Uveitiden aufwiesen. Statistische Berechnungen ergaben, daß die Uveitiden bei Multiplen Sklerose-Patienten 4mal häufiger vorkamen als bei nicht Multiple Sklerose-Patienten. Auch diese sehr bemerkenswerten klinischen Befunde sprechen für ein immunpathologisches Geschehen. Schließlich sei noch die therapeutische Wirksamkeit von Cortisonpräparaten bei einem Teil von Multiple Sklerose-Patienten erwähnt, wie wir an unserer Klinik und auch andere Autoren feststellen konnten.

Auf Grund all dieser erwähnten Forschungsergebnisse haben wir somit guten Grund anzunehmen, daß immunpathologische Faktoren eine wichtige Rolle in der Aetiopathogenese der Multiplen Sklerose spielen, wie auch Herr P e t t e es annimmt.

Indikationen zur chirurgischen Behandlung der Lungentuberkulose

Von A. Sattler

Ueberblickt man den Zeitraum — etwa nach dem ersten Weltkrieg bis zur Mitte der fünfziger Jahre —, so wird man hinsichtlich der Indikationsstellung zur chirurgischen Behandlung der Lungentuberkulose einer großen Zäsur gewahr, die mit der Entdeckung der Antibiotika eingesetzt hat, wobei sich bis zu dem letztgenannten Zeitpunkt immer deutlicher und schließlich entscheidend die Lungenresektion als die Methode der Wahl herausentwickelt hat. Man kann bereits von einer Aera der Kollapstherapie der Lungentuberkulose sprechen, die vornehmlich an die Namen Forlanini, Jacobaeus, Brauer und Sauerbruch geknüpft erscheint, und ihr als modernes Gegenstück die Aera der Lungenresektion gegenüberstellen. Daß es sich hiebei nicht um eine kontinuierliche Weiterentwicklung gehandelt hat, die sich unter dem protektiven Einfluß der Tuberkulostatika fließend vollzogen hätte, geht schon daraus hervor, daß zwischen den beiden Verfahren, der Kollapstherapie mit ihrem Prinzip der Einengung und funktionellen Ruhigstellung der kranken Lunge und der Resektionstherapie mit ihrem Prinzip der Entfernung des Herdes oder — richtiger gesagt — des Hauptherdes aus dem kranken Körper, kein Uebergang vorhanden ist, wenngleich eine Kombination beider Methoden denkbar ist und auch geübt wird. Die Resektionstherapie stellt das fortschrittlichere Verfahren dar und erscheint als Nutzanwendung eines in der Chirurgie seit undenklichen Zeiten vorherrschenden Prinzips, nämlich der Exstirpation des kranken Herdes. Dies ist nun in der Behandlung der Tuberkulose nichts grundsätzlich Neues, vielmehr wurde diese Methode in der Behandlung der sogenannten „chirurgischen Tuberkulose", also der Urogenitaltuberkulose, der tuberkulös erkrankten Lymphknoten, der Knochen- und Gelenkstuberkulose schon längst angewandt. Neu ist die systematische Anwendung in bezug auf das Lungenorgan, weil derartige Versuche in der vorantibiotischen Zeit infolge spezifischer und sekundärer Infektion des Resektionsgebietes und der Pleurahöhle sowie infolge Propagation und Exazerbation des pulmonalen Prozesses zum Scheitern verurteilt waren. Als unter dem Schutz der Tuberkulostatika und auf der Grundlage einer verbesserten operativen und Narkosetechnik diese Entwicklung einsetzte, wurden Stimmen der Befürchtung laut, daß zufolge der Herausnahme des Herdes die Immunität des Organismus leiden könnte, was bei der Kollapstherapie mit der Belassung des Herdes im Körper nicht in die Waagschale fällt. Diese Befürchtung hat sich nicht bestätigt und entbehrt scheinbar der Grundlage, weil wir heute nur zu gut wissen, daß neben dem Hauptherd, der Gegenstand der operativen Entfernung ist, meist noch viele, röntgenologisch nicht, wohl aber bei der Operation palpatorisch erkennbare Herde und kranke Lymphknoten vorhanden sind, die wir fürchten, weil sie es sind, von denen bei ungenügend radikaler Entfernung, aber auch bei optimaler Resektion Rezidive ausgehen können.

Ich habe bereits angedeutet, daß Jahre vergehen mußten, ehe die Resektionstherapie der Lungentuberkulose einen befriedigenden Stand erreicht hat, der ganz allgemein in der Welt ungefähr in die Mitte der fünfziger Jahre zu verlegen ist. Vordem gab es viele Komplikationen, vor allem Bronchusstumpf-Insuffizienzen mit ihren oft deletären Folgen der bronchopleuralen Fistelbildung und dem konsekutiven Pleura-Empyem oder Pyopneumothorax, aber auch viele pulmonale Rezidive trübten das Bild. Eine Reihe von Faktoren hat die entscheidende Wendung zum Besseren ermöglicht, vor allem die verbesserte chemotherapeutische Vorbehandlung, die Bekämpfung der bakteriellen Resistenz, die bronchoskopische Abklärung und Abschätzung bronchologischer Indikationen und Gegenindikationen und die bessere Nachbehandlung. Aber auch ein chirurgischer Faktor, nämlich die bessere Versorgung des Bronchusstumpfes, dürfte zu dem nunmehr erreichten Stand beigetragen haben.

Es erhebt sich nunmehr die Frage nach der Position der Kollapstherapie im Gesamtrahmen der Behandlung; ist sie überflüssig geworden, hat sie noch eine Teilaufgabe zu erfüllen oder kann sie sogar wahlweise eingesetzt werden?

Hierzu möchte ich sagen, daß sowohl dem künstlichen Pneumothorax mit der meist obligaten operativen Strangdurchtrennung als auch der paravertebralen Thorakoplastik noch ein gewisses, wenngleich enger umgrenztes und eingeschränktes Indikationsgebiet zukommt, während ich hinsichtlich der extrapleuralen Pneumolyse und des extrapleuralen Pneumothorax der Meinung bin, daß wir ein Verfahren, das in der Vergangenheit zu so viel schweren Komplikationen Anlaß gegeben hat, heute völlig entbehren können, indem wir der Lungenresektion oder der Thorakoplastik den Vorzug geben. Ich halte es jedenfalls für einen Anachronismus, wenn heute noch ernstlich empfohlen wird, die schrumpfende extrapleurale Pneumolysenhöhle zwecks Aufrechterhaltung des Kollapses mit Oel zu füllen, demnach mit einer Fremdmasse, die notorisch zum Spätempyem und Spätdurchbruch führen kann, weil hier in besonderem Maße die deckende Schichte durch die unphysiologische Lösung aus dem anatomischen Zusammenhang und die damit zwangsläufig verbundene Ernährungsstörung den wechselnden Zufällen der schwelenden Infektion und der unberechenbaren Gewebsschädigung überantwortet ist. Die Analogie zur seinerzeitigen Paraffinplombe liegt auf der Hand, und jeder Erfahrene weiß, daß die Beseitigung einer derart entstandenen eitrigen Resthöhle zu den schwierigsten Vorhaben in der Thoraxchirurgie zählt.

Aus dem Rahmen der Kollaps- und Resektionstherapie sui generis fallen die direkten Eingriffe an der tuberkulösen Kaverne, demnach die Punktionsbehandlung und intracavitäre Chemotherapie, die Monaldische Saugdrainage und die offene Kavernenbehandlung, denen zum Teil ein wohlumrissenes Indikationsgebiet zukommt.

Ehe ich an die spezielle Indikationsstellung zu den einzelnen Eingriffen herantrete, möchte ich wegen der großen praktischen Bedeutung der prä- und postoperativen (sc. tuberkulostatischen) Chemotherapie einige grundsätzliche Feststellungen widmen. In zunehmendem Maße wird die so segensreiche kausale antituberkulöse Behandlung durch das Phänomen der bakteriellen Resistenz überschattet, das so weit gediehen ist, daß von wiederholt Behandelten jeder Dritte beim Eintritt in die stationäre Behandlung INH-resistent ist und jeder Zehnte eine Mehrfachresistenz aufweist. Mit einer ausgeprägten bakteriellen Resistenz, die einen hohen Prozentsatz der vorliegenden Bakterienpopulation umfaßt, geht auch eine klinische Resistenz Hand in Hand, d. h. das betreffende Mittel ist wirkungslos geworden. Angewendet auf unsere stärksten Tuberkulostatika, INH und Streptomycin, heißt dies, daß bei einer Mehrfachresistenz gegenüber diesen beiden Mitteln wir uns im Falle einer Operationsdurchführung der stärksten Schutzwirkung gegenüber möglichen Komplikationen, Exazerbationen und Rezidiven beraubt sehen. Es besteht

daher das größte Interesse, einerseits die Behandlung eines
Kranken ab origine so zu leiten, daß die Entstehung einer
bakteriellen Resistenz gegenüber den klassischen Tuberkulostatika möglichst vermieden oder so lange als möglich hint-
angehalten wird, und anderseits, bei bestehender Resistenz die
Chemotherapie der Lage anzupassen und durch geeignete
Kombinationen neuer Heilmittel einen wirksamen Infektionsschutz herzustellen. Da die Tuberkulostatika der zweiten
Reihe, wie das Viomycin, Kanamycin, Cycloserin
und wahrscheinlich auch das Pyrazinamid, teils ausgeprägte toxische Wirkungen, teils, wie das Ethionamid, unangenehme Nebenwirkungen haben, so erfordert der Einsatz dieser Mittel große Fachkenntnis und laufende Kontrollen, um das angestrebte Ziel, nämlich Infektionsschutz und
kurative Wirkung, in der prä- und postoperativen Phase zu
gewährleisten. Da das ideale Ziel der chemotherapeutischen
Tuberkulosebehandlung, nämlich die primordiale Vermeidung
der Resistenzbildung, gegenüber den klassischen Substanzen
unserer Kontrolle weitgehend entglitten ist, was auf fehler-
hafte Monotherapien, die Wiederholungskuren der schweren
Chroniker und eine zunehmende primäre Resistenzbildung
zurückzuführen ist, da weiterhin der große, auf dem Gebiet
der chirurgischen Behandlung der Lungentuberkulose erreichte Fortschritt mit einer wirksamen chemotherapeutischen
Behandlung und einem wirksamen Infektionsschutz steht und
fällt, so dürfte damit die große Bedeutung dieses Problems für
die Indikationsstellung umrissen sein.

Im einzelnen dürfte es zweckmäßig sein, an der bisher üblichen Einteilung einer absoluten und relativen Indikation zur Lungenresektion festzuhalten. Hinsichtlich der
absoluten Indikation, die oft eine vitale ist, bestehen kaum
Unklarheiten. Ich gestatte mir, kurz 2 Fälle zu demonstrieren,
die durch den spektakulären Heilerfolg als Beispiele für den
erreichten Fortschritt dienen:

1. N., Gertrude, 32 Jahre, gelangte 1952 mit einer Stenose
des rechten Hauptbronchus, Verschwartung und multipler Höhlenbildung der rechten Lunge zur Aufnahme. Sie bot das Bild einer
„destroyed lung“. Anamnestisch rechtsseitiger kav. Ul.-Prozeß 1947,
Heilstättenkur, Pnth.-Behandlung, angeblich schon damals Verdacht auf Bronchustuberkulose. 1951 wegen ewigen Hustens Kur
in Bad Gleichenberg. Bronchoskopie zeigt waagrechten Abgang des
rechten Hauptbronchus, Lumen spaltförmig, wegen tangentialen
Verlaufes nicht einsehbar.

Pneumonektomie wird von Patientin zunächst abgelehnt. Die
Stenose wird mit Laminariastiften gedehnt, was sich zunächst gut
anläßt, dann aber verschwindet ein Stift in der Tiefe und kann
nicht mehr herausgeholt werden. Dies hat keine unmittelbaren
Folgen. Nach einer Bronchoskopie tritt ein großes Hautemphysem
und wohl auch Mediastinalemphysem auf, das wieder verschwindet.

Die Kranke absolviert immer wieder hochfieberhafte Schübe, die
auf antibiotische und chemotherapeutische Behandlung remittie-
ren. 2 Jahre später entschließt sich die Kranke zur Operation, die
von Prof. B r u n n e r, Zürich, durchgeführt wird. Sie ist seither
gesund, demnach 8 Jahre seit der Operation.

Es handelt sich um eine klassische Indikation zur Pneumonektomie, bei einer destroyed lung, infolge narbiger Stenose des
Hauptbronchus und konsekutiver Abszeß- und Bronchiektasien-
bildung bei weitgehend geheilter Tuberkulose. Durch die Ektomie
der völlig zerstörten Lunge kam es zu einer spektakulären Heilung,
die nun schon 8 Jahre währt.

Der zweite Fall betrifft ebenfalls eine Indikation, die
man als absolut bezeichnen möchte, nämlich um eine kaseöse
Unterlappenphthise mit Zerfall bei einem Jugendlichen
(20 Jahre).

Die k a v e r n ö s e n Ul.-P r o z e s s e waren in der Zeit
der Kollapstherapie eine therapeutische Crux wegen des
geringen Heilungswillens. Durch zusätzliche Phrenikus-
exhairese und langwierige Heilstättenkuren gelang es,
Heilungen zu erzielen, die jedoch ausblieben, wenn der Prozeß exsudativ war oder ein bestehender Diabetes mellitus die
Lage erschwerte. Die Ektomie im geeigneten Zeitpunkt, möglichst nach Stabilisierung des Prozesses, führt zu rascher
Heilung und beugt Weiterungen vor. So auch im folgenden
Falle.

2. B., Jörg, 20 Jahre, erkrankt nach Husten und grippe-
artigen Prodromen nach Sport (Skilaufen) an einem akuten Schub
im rechten Ul., der als Pneumonie verkannt und unspezifisch
behandelt wird. Patient kränkelt nach Spitalsentlassung weiter,
nach neuem Fieberschub 2 Monate später ergibt die physikalische
Untersuchung spezifischen Zerfall im Ul., im Sputum sind Tbb.
Die Diapositive demonstrieren die spezifische Ul.-Infiltration mit
basaler Kaverne, die Induration mit residuärer Kaverne und Hochstand des Zwerchfells durch Pneumoperitoneum nach Operations-
vorbereitung und den Zustand nach Heilung durch Lobektomie
(rechter Ul.).

R e l a t i v e I n d i k a t i o n soll nicht besagen, daß der an
sich notwendige Eingriff wahlweise erfolgen kann, also ver-
mittels einer Resektion oder eines kollapstherapeutischen Eingriffes, denn es ist unter Abschätzung aller Gegebenheiten
und Heranziehung verfeinerter Untersuchungsmethoden, zu
denen wir namentlich die genaue Untersuchung der Herz-
und Lungenfunktion zählen, immer wieder nur e i n Eingriff für den individuellen Krankheitsfall am meisten
adäquat und das Ueberschneidungsgebiet ist in der Regel
gering.

Der von der operativen Kollapstherapie her bekannte
und bewährte Grundsatz des Operierens im Zustande der
Stabilisierung des Prozesses gilt ebenso für die Resektionen,

und diesem Ziel dient ja die präoperative Chemotherapie. Aber wenn je, so zeigt sich gerade hier die Ueberlegenheit der Resektion, die unter Umständen auch beim aktiven kaseösen Prozeß gewagt werden muß, wenn zwar eine gewisse Beruhigung des Prozesses, eine Sequestrierung von Käsemassen, aber nie eine tatsächliche Inaktivierung erreicht werden kann. Die kaseösen, z. B. lobären Prozesse stellen demnach gleichfalls ein Kontingent für die absolute (sc. vitale) Operationsindikation, wenngleich das operative Risiko hier stark erhöht ist.

Auch geringere Stenosenbildungen als die demonstrierte, lobäre Stenose und die typische Mittellappenbronchusstenose indizieren wegen der Unmöglichkeit der Ausheilung der Tuberkulose im atelektatischen Lappen oder wegen der Sekundärfolgen die Resektion.

Eine besondere Gruppe wird durch die Tuberkulome gebildet, eine pathogenetisch durchaus uneinheitliche Gruppe, der aber als Gemeinsames die mehr oder minder starke Verkäsung anhaftet und damit die geringe Neigung zur Naturheilung. Wenn ich hinzufüge, daß unter derart vermeintlichen Tuberkulomen sich auch periphere Lungenkrebse verbergen, dann ist ersichtlich, daß man mit der Ektomie eines derartigen Herdes nicht zögern soll, wenn starke Verdachtsmomente oder auch Unsicherheiten in der einen oder anderen Richtung vorliegen.

Die Hauptdomäne für die Resektion sind aber wohl die rezidivierenden Schübe und Kavernenbildungen, die die fehlende oder zu geringe Heilungstendenz ad oculos demonstrieren. Es handelt sich hier auch vielfach um ältere Menschen mit spät erfolgter endogener Exazerbation, bei denen die operativen Aussichten und Risken gewissenhaft ins Kalkül gezogen werden müssen. Hier offenbart sich auch am besten der Sinn der relativen Indikation, die zwar den Eingriff für gegeben erachtet; durch zusätzliche Maßnahmen, wie eine verstärkte Chemotherapie oder Heilstättenkuren, kann jedoch erreicht werden, daß der Eingriff in einem besseren Zeitpunkt erfolgt oder unter Umständen unterbleibt.

Immer seltener werden jene Indikationen bei einer insuffizienten Kollapstherapie, wo selbst bei maximalem Pneumothoraxkollaps die unter Umständen geblähte Kaverne persistiert.

Häufiger sind die Restkavernen oder Rezidivkavernen nach Thorakoplastik oder extrapleuralem Pneumothorax, wo gegebenenfalls die hochgradige Verschwartung den operativen Akt schwierig gestaltet. Der unter Umständen glänzende Heilerfolg lohnt allerdings die aufgewandte Mühe.

Mit dem Schwinden des „gequälten Pneumothorax"

treten auch die chronischen Pneumothoraxempyeme mit oder ohne bronchopleurale Fistel in den Hintergrund. Wegen der mit dem c h r o n i s c h e n E m p y e m verbundenen Allgemein-schädigung des Organismus, die bis zur Amyloidose führt, muß vor dem operativen Akt durch intensive allgemeine und intrapleurale Behandlung eine möglichste Stabilisierung, Bazillenfreiheit des Exsudates und Hebung des Allgemein-zustandes erreicht sein. Aehnliches gilt von den Pneumolysen-empyemen.

Der operativ einzuschlagende Weg wird weitgehend von dem Ermessen, der Erfahrung und der operativen Kunst des beigezogenen Chirurgen abhängen.

Meist wird die gradatim durchzuführende E m p y e m-p l a s t i k den Ausweg aus der düsteren Situation darstellen.

Die Indikation für die L u n g e n d e k o r t i k a t i o n kann für die — immer seltener werdenden — Pneumothoraxrest-höhlen und Pleuraempyeme nur dann in Betracht kommen, wenn Aussicht auf einen funktionellen Gewinn durch die reexpandierte Lunge besteht. Bei inveterierten Fällen führt der lang anhaltende Kollaps und die Induration zum Unter-gang der Gefäße, so daß die Reexpansion illusorisch ist. Angiographische Untersuchungen können hier klärend wirken.

Ob im konkreten Falle eine Segmentresektion, Lob-ektomie, Bilobektomie, Lobektomie mit Segmentresektion — bei Ol.-Prozessen ist oft das benachbarte Sechser-Segment befallen — oder eine Pneumonektomie vorzunehmen ist, kann oft nicht mit Sicherheit vorhergesehen werden, die Entschei-dung fällt intra operationem. Weittragende Entscheidungen, besonders solche unvorhergesehener Natur, sollten einer inten-siven Fühlungnahme von Pneumologen, Atemphysiologen und Chirurgen entspringen, wie ja ganz allgemein diese Zusam-menarbeit durch die Ausschöpfung letzter Möglichkeiten im Interesse des Kranken liegt.

Die P n e u m o t h o r a x t h e r a p i e ist nur mehr mit großer Einschränkung anzuwenden. Ihr Hauptindikations-gebiet, die frischen Zerfallsprozesse der inzipienten Phthise, ist eine Domäne der Chemotherapie geworden. Bei Jugend-lichen mit unsicherer Prognose, bei Diabetikern — aus dem gleichen Grunde —, bei frischen bilateralen Prozessen ist nach einer stabilisierenden Chemotherapie der Pneumothorax berufen, die schwankende Heilungstendenz zu fördern oder entscheidend zu sichern. Bei frischen Zerfallsblutungen, bei rezidivierenden Blutungen, aber auch bei schweren Blutungen jeder Art ist der Pneumothorax aus Gründen der mechani-schen Blutungsbeherrschung und zur Vermeidung einer bronchogenen Propagation die Methode der Wahl.

Die sekundär fibröse Kaverne, die überblähte Kaverne, die Zerfallsprozesse im Ul. und alle großkavernösen Prozesse

8

sind in der Regel kein Objekt für die Pneumothorax-
behandlung.

Für die Führung des Pneumothorax ist ein besonders
strenger Maßstab anzulegen: nur der optimale, entweder
primär adhäsionsfreie oder durch eine nicht riskante kausti-
sche Operation optimal komplettierte Pneumothorax ist
weiterzuführen, andernfalls aufzulassen und eine Lungenresektion in Betracht zu ziehen.

Dasselbe gilt bei den ersten Anzeichen einer Total-
pleuritis feuchter oder trockener Art oder bei Kollapsunwillig-
keit der Kaverne, die Dauer der Behandlung ist maximal
auf 1 bis 2 Jahre zu beschränken.

Als eine praktisch wichtige Indikation erwähne ich
noch die heilungsunwillige Kaverne, trotz Chemotherapie und Heilstättenbehandlung, bei derartigen Kranken,
bei denen zufolge Alters, unbefriedigender kardiopulmonaler
Funktion oder aus anderen Gründen eine Resektion nicht in
Frage kommt. Ich habe die Erfahrung gemacht, daß bei
derartigen Kranken an die Möglichkeit einer Pneumothorax-
therapie gar nicht gedacht wird, was eine nutzlose Weiter-
schleppung von Chemotherapie und Heilstättenbehandlung
zur Folge hat. Hierzu ein Beispiel:

3. G., Gisela, 55 Jahre, absolviert wegen einer frischen
beiderseitigen Zerfallstuberkulose eine mehrmonatige Spitals-
behandlung und eine längere Heilstättenkur. Im Zuge dieser Behandlung ist die rechtsseitige Kaverne zur Schließung gelangt,
die linke persistiert. Nach linksseitiger Pneumothoraxanlage und
Thorakokaustik prompte Schließung der linken Kaverne, die
bereits ein Jahr anhält.

Die Thorakoplastik ist noch weiter davon entfernt,
ein Schattendasein zu führen.

Sie hatte seinerzeit — als Dauerkollapsmethode — die
besten und vor allem dauerhaftesten Heilerfolge aufzuweisen.
Hierüber werden Sie heute von berufenem Munde (H. Kunz)
noch Genaueres hören. Auch ihre Indikation ist heute zufolge der Lungenresektion stark eingeschränkt, doch bleibt
eine einigermaßen fest umrissene Gruppe von einseitigen,
zirrhotischen, eher ausgedehnten kavernösen Phthisen, bei denen die Resektion weit eingreifender, wenn überhaupt durchführbar erscheint, und alle jene begrenzten
sekundär fibrösen Phthisen, bei denen zufolge Alters, kardiorespiratorischer Funktion oder anderen Gründen eine
Resektion nicht in Frage kommt.

Auch großkavernöse Formen und solche mit
persistierender schwieliger Kaverne sind unter Umständen ein dankbares Objekt, gegebenenfalls nach voraus-
geschickter Kavernendrainage.

4. K., Stefan, 52 Jahre, ist seit 1948 phthisekrank. Pneumothorax war undurchführbar, mehrere Chemotherapien, zuletzt 1959. Aufnahme erfolgt wegen großer, schwieliger Ol.-Kaverne bei Lungenemphysem und ausgesprochen schlechter kardiorespiratorischer Funktion. Nach preliminarer Monaldi-Drainage wird die Obergeschoßplastik schonend in 2 Akten bei liegender Drainage durchgeführt (Prof. K u n z). Die Heilung hält seit der Operation, bisher ein Jahr, an. Prognose ist günstig.

Mit dem obigen Fall ist auch die Frage der l o k a l e n K a v e r n e n b e h a n d l u n g gestreift worden.

Die Methode führt über die Punktion und intrakavitäre Behandlung, Monaldische Drainage, Chemotamponade nach M a u r e r zur Kavernotomie und Kavernenwandexcision mit nachfolgender Verödung der Bronchusfisteln nach C h u z o N a g a i s h i (Kyoto). Daß man sich dieser Behandlungsarten bei inoperablen chronischen Phthisikern mit Nutzen bedienen kann, ist erwiesen. Die Ergebnisse von N a g a i s h i zeigen übrigens, daß man auf verschiedenen Wegen zum gleichen Ziel, zur K a v e r n e n v e r n i c h t u n g, gelangen kann.

Das P n e u m o p e r i t o n e u m erscheint uns heute als ein unterstützender Eingriff im Sinne einer ungezielten Kollapstherapie mit breiter Indikation zufolge der guten Verträglichkeit seitens des kardiorespiratorischen Apparates.

Zum Schlusse demonstriere ich Ihnen eine O p e r a t i o n s - s t a t i s t i k betreffend 94 in den letzten 5 Jahren, überwiegend von Prof. S a l z e r und Mitarbeitern, lungenresezierte Patienten.

Tab. 1. Von 94 Operierten starben 15 (10 Männer und 5 Frauen)

Unmittelbar postoperativ infolge Pulmonalembolie, Hämatothorax usw. 5

Mittelbar postoperativ durch Komplikationen wie Bronchusstumpfinsuffizienz 4

Durch Fortschreiten der Phthise 4

Aus anderer Ursache (Herzinfarkt, Suizid) 2

Tab. 2. Operationsergebnisse
Operiert: 43 Frauen; 51 Männer

	Frauen	Männer
Verstorben..............................	5	10
Keine Nachricht	2	3
Rekonvaleszent, in Heilstätte...............	2	3
Klinisch geheilt, jedoch berentet...........		3
Krank infolge Komplikation, Rezidivs, Fortschreitens	2	2
Klinisch geheilt und arbeitsfähig...........	32	30

Die Operationsmortalität hält sich mit zirka 5% Frühmortalität und 4% Spätmortalität in den üblichen Grenzen. Die minimal 2 Jahre zurückliegenden optimalen Ergebnisse von klinischer Heilung u n d Arbeitsfähigkeit umfassen 62 Kranke, demnach ein befriedigendes Resultat. Hinzu kommen noch weitere 3 Fälle, die klinisch geheilt sind. Die Rezidivrate ist außerordentlich gering. Nur von 5 Fällen hatten wir keine Nachricht.

Anschrift des Verfassers: Prof. Dr. A. S a t t l e r, Wien VII, Kaiserstraße 83.

Röntgenologisches
zur Chirurgie der Lungentuberkulose
Von E. Zdansky

Der tiefgreifende Wandel, der sich durch die antibiotische und tuberkulostatische Behandlung in der Chirurgie der Lungentuberkulose vollzogen hat, spiegelt sich in
den postoperativen Röntgenbefunden deutlich wider.
Die halbchirurgischen Eingriffe des artifiziellen intrapleuralen Pneumothorax mit oder ohne Strangdurchtrennung
sind verhältnismäßig selten geworden. Gleiches gilt für die
Phrenicusexhairese. Die extrapleurale Plombe gehört schon
fast der Geschichte an. Die Mehrzahl der Prozesse, für die
diese Eingriffe in Betracht kamen, sind heute der tuberkulostatischen Behandlung zugänglich und wenn ihre Sanierung
auf diese Weise nicht gelingt oder wenn Residuen zurück-
bleiben, die potentiell als Quellen broncho- oder hämatogener
Propagation in Betracht kommen, rückt heute die Resektion
der erkrankten Lungenabschnitte in den Vordergrund.
Auch die Thorakoplastik als selbständiger Eingriff tritt
heute zurück, wenn auch plastische Operationen als primäre
Eingriffe z. B. beim chronischen tuberkulösen Empyem oder
als ergänzende Eingriffe nach Teil- oder Totalresektionen
einer Lunge verhältnismäßig häufig vorgenommen werden
müssen, besonders in Fällen, bei denen es zur Entwicklung
eines Empyems oder einer Bronchusfistel gekommen ist.
Jedenfalls gehört die Resektion zur Eliminierung der als
streuende Quelle in Betracht kommenden Lungenabschnitte
heute schon zu den häufigsten chirurgischen Eingriffen bei
der Lungentuberkulose. Die komplikationslose Resektion eines
Lappens hinterläßt oft erstaunlich geringfügige Veränderungen im Röntgenbilde, wenn sich die Restlunge vikariierend
entfaltet hat und die Pleurahöhle ausfüllt. Die Restlunge

wird lediglich heller und strukturärmer gefunden als die
Lunge der anderen Seite und läßt auf Schichtaufnahmen
einerseits die Rarefizierung, anderseits die auffallend gleich-
mäßige Aufteilung der Gefäßstruktur erkennen. Das Zwerch-
fell steht auf der operierten Seite nach Resektion eines Ober-
oder Unterlappens etwas höher, eine Verlagerung des Mediastinums kommt kaum zustande. Der deutliche respiratorische
Helligkeitswechsel der Restlunge und die ausgiebigen respira-
torischen Exkursionen des Zwerchfells lassen auf eine befriedigende Atmungsfunktion der Lunge schließen. Dieses
günstige Resultat hängt großenteils damit zusammen, daß
nach Teilresektionen einer Lunge in der Regel keine Pleuraschwarte zurückbleibt. Das ist ein wichtiger Vorzug der
Resektion vor den plastischen Operationen.

Größere Bedeutung kommt der Röntgenuntersuchung
für die Kontrolle des unmittelbaren postoperativen Verlaufes,
für die Erfassung der nicht so seltenen postoperativen Komplikationen und für die Beurteilung des schließlichen therapeutischen Erfolges zu. Regelmäßige Röntgenkontrollen in
kurzen Abständen sind daher in den ersten Wochen nach dem
operativen Eingriff unerläßlich. Und da Komplikationen — wie
z. B. ein Empyem — auch nach längerer Latenz auftreten
können, sind Nachkontrollen bei lokalen oder allgemeinen
Erscheinungen — selbst wenn diese nur geringfügig sind
— auch noch später erforderlich.

Postoperative Komplikationen sind nach
Resektionen selbst bei strenger Indikation und einwandfreier operativer Technik und Nachbehandlung nicht allzu
selten. Nach Resektion größerer Lungenabschnitte kann sich ein
hartnäckiger Hydrothorax entwickeln. Die Erfahrung
lehrt, daß diese Komplikation besonders dann auftritt, wenn
die Restlunge infolge von flächenhaften Adhäsionen daran
gehindert ist, durch ein vikariierendes Volumen auctum die
Resthöhle auszufüllen oder wenn schon vor der Operation
ein pleuraler Erguß oder Pleuraherde vorhanden waren. Es
kommt dann meist zur Ausbildung einer Pleuraschwarte.

Bedeutsamer ist das Empyem nach Resektionsbehandlung. Es braucht nicht betont zu werden, daß die Diagnose
eines Empyems nicht allein aus dem Röntgenbefund gestellt
werden kann, da dieser lediglich auf das Vorliegen eines
Hydrothorax schließen läßt. Im Zusammenhang mit entsprechenden klinischen Erscheinungen darf man aber einen
röntgenologisch festgestellten pleuralen Erguß als Empyem
deuten. In den nicht so seltenen Fällen von chronischem ab-
gesacktem Empyem, die symptomlos verlaufen, macht oft
erst der Röntgenbefund auf ein Empyem aufmerksam, das
allerdings erst durch Punktion oder Thorakotomie als solches
verifiziert werden muß. Das Empyem ist immer eine ernste

Komplikation der Resektion, an die sich oft ein jahrelanges Leiden mit immer neuen Rezidiven und immer wieder notwendig werdenden chirurgischen Eingriffen anschließt. Röntgenkontrollen sind dabei unerläßlich. Besonders wichtig ist die röntgenologische Feststellung, ob sich das Empyem als Folge einer Fistelbildung zwischen Lunge und Pleurahöhle entwickelt hat. Durch die Schichtaufnahmen lassen sich derartige Fisteln oft direkt zur Darstellung bringen, wenn sie lufthaltig sind, und es läßt sich oft entscheiden, ob sie durch Dehiszenz eines Bronchusstumpfes oder durch Perforation aus dem Lungenparenchym in die Pleurahöhle zustande gekommen ist. Oft freilich ist die Kommunikation nur durch Bronchographie oder nach perkutaner Kontrastmittelinjektion in die Empyemhöhle zur Darstellung zu bringen.

Bei den nach Lungenteilresektionen auftretenden intrapulmonalen Zerfallshöhlen handelt es sich seltener um tuberkulöse Kavernen, häufiger um unspezifische Zerfallsherde. Gerade kleine Lappenteilresektionen sind in dieser Hinsicht mit einem gewissen Risiko verbunden. Es hängt dies damit zusammen, daß bei diesen nicht selten operativ traumatisiertes und hämorrhagisch imbibiertes Lungengewebe zurückbleibt, das nekrotisch, infiziert und schließlich sequestriert werden kann. Die Röntgenuntersuchung läßt dementsprechend innerhalb des Operationsgebietes ein wolkiges Schattenareal erkennen. Dieses kann sich mehr oder weniger rasch verkleinern, um schließlich spurlos zu verschwinden oder ein Areal streifiger Verdichtungen als Ausdruck eines Narbenfeldes zu hinterlassen. Gelegentlich kann es aber auch zum Zerfall kommen und man sieht dann im Röntgenbilde innerhalb des Verdichtungsherdes eine zentrale Aufhellung auftreten. Unter antibiotischer Behandlung kann sich eine solche Abszeßhöhle schließen und im Röntgenbilde lediglich einige streifige Verdichtungen hinterlassen, oder es kann sich die Höhle reinigen und als ganz dünnwandiger Ringschatten dauernd bestehen bleiben. Bei pleuranahem Sitze kann aber ein postoperativer Abszeß gelegentlich durchbrechen und zum Empyem führen. Im ganzen ist diese Komplikation bei Tuberkulose wesentlich seltener als nach Resektion eines unspezifischen chronisch entzündlichen Prozesses, wie bei karnifizierender Pneumonie oder Bronchiektasien.

Exsudat oder Blut in einer Lobektomieresthöhle koaguliert oft zu geformten Massen, die resorbiert oder organisiert werden. Sie können sich von der Thoraxwand und der Restlunge partiell retrahieren, so daß die verschiedensten bizarren Formen zustande kommen können. Nicht selten sieht man in der Verschattung solcher geformten Exsudatmassen rundliche Aufhellungen. Diese können multipel sein, so daß ein

Bild zustande kommt, das an einen Schweizerkäse erinnert.
Es handelt sich um kleine Gasdepots, die sich in den partiell
geformten oder schon in Organisation begriffenen Exsudatmassen lange Zeit halten können. Man muß sich vorstellen,
daß die innerhalb einer Lobektomieresthöhle zurückbleibende
oder bei einer Pleurapunktion eingetretene Luft durch die
Atmungsbewegungen und durch Hustenerschütterungen innerhalb des halbfesten Exsudats in Form von Luftblasen verteilt
bleiben. Wenn ein solcher Patient fiebert, hustet und Auswurf hat, kann man verleitet sein, diese Aufhellung als
Zerfallsherde zu deuten.

Wenn ein abgesackter Pneumothorax, der nach
Teilresektion durch Entwicklung einer Lungenfistel zustande
gekommen ist, gut drainiert ist, dann kann er trocken bleiben
oder werden. Er enthält dann keinen Flüssigkeitsspiegel. Wir
haben in einem derartigen Falle innerhalb des apikal lokali-
sierten kleinen Pneumothorax ein kugeliges Mycetom festgestellt, das operativ verifiziert wurde. Die Unterscheidung
eines kleinen apikal abgesackten Pneumothorax von einer
glattwandigen subpleuralen Kaverne kann schwierig oder unmöglich sein.

Ich habe in meinen Ausführungen viel über Komplikationen nach Resektionsbehandlung gesprochen und wenig
über ihre Erfolge. Das hat seine guten Gründe, die ich schon
einleitend angedeutet habe. Die komplikationslose und erfolgreiche Resektion hinterläßt eben nur die erwähnten sehr geringfügigen Veränderungen. Nach kleinen Resektionen kann
der einzige Befund, der auf die seinerzeit durchgeführte
Operation hinweist, der operative Defekt an einer Rippe
sein. Und auch dieser kann bei interkostaler Schnittführung
fehlen.

Die Folgen der Lungenteilresektion für das Herz sind
praktisch zu vernachlässigen, falls die Herz- und Lungenfunktion vor der Operation in Ordnung waren. Da praktisch
keine Resektion ohne vorausgehende Herz- und Lungen-
funktionsprüfung vorgenommen wird, gehört die Entwicklung
eines Cor pulmonale zu den Seltenheiten und wird nur in
Fällen mit postoperativen Komplikationen beobachtet. Nach
ausgedehnten plastischen Operationen sind postoperative
Aenderungen des Herzbefundes wesentlich häufiger. Es
handelt sich teils um Deformationen und Dislokationen durch
Verziehungen, teils um die Folge verminderter Atmungs-
leistung mit Widerstandserhöhung im Lungenkreislauf. Das
Herz kann in der Verschattung einer Totalplastik vollständig
verschwinden. Dabei ist es immer wieder erstaunlich zu
sehen, wie selbst hochgradige Dislokationen des Herzens keine
Einflußstauung zur Folge zu haben pflegen, obwohl die Vena
cava inferior enorm stark verzogen und abgewinkelt sein

kann. Bei komplikationslosen Resektionen und Plastiken ist die Ausbildung eines Cor pulmonale nur dann zu sehen, wenn die Lungenfunktion präoperativ nicht genügend berücksichtigt worden war. Doch kann es bei Ausbildung von Schwarten zum Cor pulmonale kommen, das röntgenologisch als solches freilich oft nicht faßbar ist, wenn sich das Herz gegen Schwarten nicht abgrenzen läßt, ganz abgesehen davon, daß die reine Hypertrophie der rechten Kammer dem röntgenologischen Nachweis entgehen kann.

Eine glücklicherweise nicht allzu häufige Komplikation, die nach ausgedehnter Plastik auftreten und bedrohlich werden kann, ist das respiratorische Mediastinalflattern, d. h. ein hochgradiges inspiratorisches Wandern des Mediastinums in die gesunde Seite. Es kommt dann zustande, wenn die operierte Thoraxseite abnorm nachgiebig ist. Dann kann im Inspirium Luft aus der kranken in die sich ausgiebig entfaltende gesunde Lunge aspiriert werden, während im Exspirium die O_2-arme und CO_2-reiche Luft der gesunden Lunge in die kranke befördert wird. Die Folgen sind hochgradige Dyspnoe und Zyanose.

Ein Organ schließlich, das nach operativen Eingriffen an der tuberkulösen Lunge gelegentlich beeinflußt werden kann, ist der Magen. Wir haben mehrmals nach linksseitiger Phrenicusexhairese mit konsekutivem beträchtlichem Hochstand der linken Zwerchfellhälfte starke Magenbeschwerden mit Erbrechen gesehen, so daß die Ernährung ernstlich in Frage gestellt war. Diese Beschwerden standen zweifellos mit dem Eingriff in ursächlichem Zusammenhang. Die Röntgenuntersuchung ließ regelmäßig einen Magen mit großer Kaskade, jedoch kein Zeichen für einen anatomischen Prozeß erkennen.

In den Ausführungen ist nur wenig über die Erfolge der heute üblichen chirurgischen Behandlungsverfahren der Lungentuberkulose gesagt, dafür um so mehr über deren Komplikationen. Dabei wäre es ein leichtes, beliebig viele Beispiele für die hervorragenden Erfolge dieser Eingriffe beizubringen. Wenn das nicht geschehen ist, so deshalb, weil die Röntgenuntersuchung in diesen Fällen nichts anderes als die allerdings sehr beruhigende Bestätigung des therapeutischen Erfolges liefert. Demgegenüber ist die röntgenologische Aufdeckung und Verfolgung der gar nicht so seltenen, oft harmlosen, manchmal aber sehr ernsten Komplikationen für den behandelnden Arzt und für das Schicksal des Kranken von Bedeutung.

Anschrift des Verfassers: Prof. Dr. E. Z d a n s k y, Institut für Röntgendiagnostik und Strahlentherapie, Bürgerspital Basel, Spitalstraße 21, Schweiz.

Resektionstherapie bei der Lungentuberkulose

Von A. Brunner

Vor 15 Jahren hatte ich schon einmal die Ehre, an Ihrer Tagung — damals in Salzburg — zu sprechen. Ich äußerte mich zu der Frage einer rationelleren Behandlung der Lungentuberkulose und trat für ein frühzeitiges aktives Vorgehen mit den verschiedenen Verfahren der Kollapstherapie ein. Ganz nebenbei erwähnte ich der Vollständigkeit halber die Versuche, bei besonderen Formen die Krankheitsherde durch radikale Eingriffe wie Lobektomie und Pneumonektomie zu eliminieren. Ich konnte kurz über 3 Pneumonektomien bei stenosierender Bronchustuberkulose berichten.

Wer hätte damals gedacht, daß schon in wenigen Jahren die Behandlung der Tuberkulose sich grundlegend ändern würde. Durch die Einführung des Streptomycins und der anderen Tuberkulostatika trat die medikamentöse Therapie ganz in den Vordergrund. Man erreicht damit in einem hohen Prozentsatz Heilungen, die die ältere Generation, die den früheren Kampf gegen diese Volksseuche noch miterlebt hat, immer wieder von neuem in Erstaunen setzt. Es gibt aber trotzdem noch Fälle, die durch die konservative Behandlung nicht zur Heilung gebracht werden. S c h a m a u n nimmt auf Grund der Angaben in der Literatur an, daß heute ungefähr jeder fünfte Tuberkulosepatient in irgend einer Form chirurgisch behandelt werden muß.

Unter den operativen Verfahren steht unseres Erachtens die Resektion heute an erster Stelle. Da die Krankheitsherde radikal beseitigt werden, ist die Erfolgssicherheit nach den vorliegenden Statistiken einwandfrei höher als bei der Kollapstherapie in ihren verschiedenen Formen. Wir sind uns selbstverständlich darüber klar, daß die Tuberkulose eine Allgemeinerkrankung ist und daß man mit der Resektion in der Regel nicht den hintersten Herd erfassen kann. Wenn

die Kranken aber sachgemäß vorbehandelt sind und nach
dem Eingriff genügend lange tuberkulostatisch nachbehandelt
werden, darf man damit rechnen, daß solche Nebenherde
in Schach gehalten werden können und in der Regel zuverlässig ausheilen.

Muß man nach 3 bis 6 Monaten medikamentöser Behandlung feststellen, daß Kavernen in ihrer Größe unbeeinflußt
bleiben und daß größere Käseherde keine Neigung zu Resorption zeigen, sollte chirurgische Behandlung ernstlich in Erwägung gezogen werden. Sie ist schon in diesem Zeitpunkt
erlaubt, wenn die Beobachtung des Kranken hinsichtlich
Allgemeinbefindens, Temperatur, Blutuntersuchung und Rönt-
genbefundes den Schluß gestattet, daß eine gewisse Stabilisierung der Tuberkulose erreicht ist. Man darf nie übersehen,
daß die Aussichten einer chirurgischen Behandlung ungleich
viel besser sind, wenn die Krankheit namentlich auf Streptomycin noch anspricht. Wenn schon eine Resistenz gegen die
gebräuchlichen Tuberkulostatika besteht, riskiert man Störungen des Wundverlaufes und Fistelbildungen mit ihren kata-
strophalen Folgen, so daß viele Chirurgen bei Streptomycin-
Resistenz Resektionsbehandlung grundsätzlich ablehnen.

Wie oben bereits erwähnt, geben wir bei der aktiven
Behandlung der Resektion unbedingt den Vorzug. Wir stellen
die Indikation zur Kollapsbehandlung auch in Form des
reversiblen Kollapses durch intra- oder extrapleuralen
Pneumothorax nur noch ganz ausnahmsweise, z. B. wenn
wegen Doppelseitigkeit und Ausdehnung der Erkrankung
oder schlechtem Allgemeinzustand eine Resektion nicht ver-
antwortet werden kann. Mit der zunehmenden Erfahrung
sind wir immer aktiver geworden. Wir sind uns bewußt, daß
wir früher namentlich für den extrapleuralen Pneumothorax
eingetreten sind und daß wir mit diesem Verfahren sehr
schöne Erfolge erzielt haben. Das war aber in der Zeit, als
noch keine Tuberkulostatika zur Verfügung standen. Mit der
Entdeckung des Streptomycins im Jahre 1944 haben sich die
Voraussetzungen grundsätzlich geändert. Viele Kranke, die
früher mit dem künstlichen Pneumothorax oder bei seinem
Versagen mit operativem Kollaps behandelt werden mußten,
werden schon mit der medikamentösen Behandlung geheilt.
Auf der anderen Seite kommen heute früher von vornherein
verlorene, klinisch rasch progrediente Formen schließlich
doch noch zum Chirurgen, weil sich die Herde unter der Behandlung bis auf eine resistente Kaverne zurückgebildet
haben.

In den Anfangszeiten der Resektionsbehandlung beschränkte sich die Indikation naturgemäß auf Zustände, bei
denen wegen der Art der pathologisch-anatomischen Veränderungen oder wegen ihrer Ausdehnung Kollapsbehand-

lung von vornherein keinen Erfolg versprach. Es sind dies
namentlich Erkrankungen, bei denen einzelne Lappen oder
ein ganzer Lungenflügel so verändert oder zerstört sind, daß
sie für die Atemfunktion nie mehr in Frage kommen können,
bei ihrem Fortbestehen aber namentlich durch Eiterver-
haltung und Toxinresorption für den Organismus eine große
Gefahr bedeuten. Zu diesen absoluten Indikationen
gehören: 1. die Folgezustände der Bronchustuberkulose mit
Atelektase und sekundären Bronchektasien; 2. tuberkulöse
Bronchektasien und „dunkle Lunge"; 3. zerstörte Lunge und
Riesenkavernen; 4. größere Käseherde, sogenannte Tuberkulome; 5. kollapsresistente Kavernen; 6. Kavernenperforation in die freie Pleurahöhle; 7. tuberkulöse Empyeme mit
innerer Fistel.

1. Die Bronchustuberkulose, an die man bei hart-
näckigem Reizhusten und positivem Bazillenbefund im Auswurf bei fehlender Destruktion in der Lunge denken muß,
spricht zwar erfahrungsgemäß sehr gut auf tuberkulostatische Behandlung an. Ist es aber zu ausgedehnter Geschwürs-
bildung in den Luftwegen gekommen, können sich bei ihrer
Heilung und narbigen Schrumpfung Stenosen bilden, die
schlagartig zu Atelektasen führen, wie an dem Beispiel eines
44jährigen Arztes gezeigt wird, der seit Jahren an Husten
und Fieberschüben gelitten hatte, die man auf Bronchektasien
zurückführte. Wegen Verschlechterung des Allgemeinbefindens wurde eine Röntgenaufnahme gemacht, die gegenüber
früher keine wesentliche Veränderung ergab. 3 Tage später
traten plötzlich heftige Schmerzen auf der linken Brust-
seite mit Herzklopfen und Gefühl von Engigkeit auf. Die
Röntgenaufnahme zeigte nun eine klassische Atelektase der
linken Lunge mit hochgradiger Verziehung des Mittelfelles.
Nach tuberkulostatischer Vorbehandlung in einer Heilstätte
wurde die Pneumonektomie ausgeführt. Das Operationspräparat ergab eine schwere käsige Bronchitis in den erweiterten Luftwegen.

2. Es gibt aber auch tuberkulöse Bronchektasien, die ohne Bronchusstenose entstanden sind. Man
hat sie namentlich nach Obergeschoßplastiken gesehen, wenn
es zu einer Sekretaspiration in den Unterlappen gekommen
ist. Wenn es nicht gelingt, durch geeignete Maßnahmen bald
wieder eine Lüftung der entsprechenden Lungenteile herbei-
zuführen, bleiben Atelektasen zurück, die sekundär durch
Schrumpfung des luftleeren Lungengewebes zu Bronchektasien führen. Die große Auswurfmenge kann an und für sich
schon die Anzeige zur Resektion bilden. Sie ist besonders
geboten, wenn dauernd Tuberkelbazillen nachgewiesen
werden.

Man kann aber auch tuberkulöse Bronchektasien sehen,

ohne daß daneben sichere Atelektase vorhanden ist, wie an
dem Beispiel einer 50jährigen Hausfrau gezeigt wird, die an
heftigem Husten mit positivem Auswurf litt. Das Broncho-
gramm zeigte Erweiterungen in der ganzen Lunge. Durch
Pneumonektomie wurde die Frau beschwerdefrei.

Ab und zu beobachtet man Verschattungen eines ganzen
Lungenfeldes ohne die auffallenden Schrumpfungszeichen,
wie sie für die Resorptionsatelektase kennzeichnend sind.
Französische Autoren sprechen von der dunklen Lunge
(Poumon opaque). Es liegen ihr zum Teil „total chronische
Verdichtungen" (D u f o u r t, B é r a r d und Mitarbeiter) der
Lunge zugrunde, die sich anatomisch wenigstens teilweise
als käsige Pneumonien erweisen.

Die Röntgenaufnahme eines 25jährigen Kaufmannes
zeigte weitgehende Verschattung der linken Lunge, die schwer
käsig verändert war und Bronchektasien im Unterlappen
aufwies. Nach der Pneumonektomie erholte sich der Kranke
in kurzer Zeit in überraschender Weise. 3. Wenn ein Lungenlappen oder ein ganzer Lungenflügel von großen Kavernen durchsetzt ist, sind die Aus-
sichten auf wirkliche Heilung bei Kollapstherapie erfahrungsgemäß nicht gut. Diese z e r s t ö r t e L u n g e, die d e s t r o y e d
l u n g der Angelsachsen, wurde deshalb schon frühzeitig mit
Resektion behandelt.

Zu der zerstörten Lunge gehört sinngemäß auch die
R i e s e n k a v e r n e. Man weiß, daß sie bei der Kollapstherapie
große Schwierigkeiten bereiten konnte. Die Resektion be-
deutete deshalb gerade hier einen sehr großen Fortschritt.
Bei einer 38jährigen Frau war praktisch der ganze Oberlappen zerfallen und bildete eine große einheitliche Höhle.
Da der Unterlappen infolge Stenose des Hauptbronchus ate-
lektatisch war, konnte nur die Pneumonektomie in Frage
kommen. 4. Die Diskussion ist immer noch offen, ob man größere
Käseherde, z. B. über kirschgroße T u b e r k u l o m e, grundsätzlich der Resektion zuführen soll. Wir treten immer noch
für operative Beseitigung ein, obwohl verschiedene Arbeiten
beweisen wollen, daß ein erheblicher Prozentsatz dauernd
stumm bleibt. Wir haben 1955 die Beobachtung eines klein-
haselnußgroßen, zum Teil verkalkten Käseherdes mitgeteilt,
der 11 Jahre lang scheinbar ausgeheilt war, bis er ganz
unerwartet eines Tages zerfallen ist und wieder zu Bazillen-
ausscheidung führte.

Wir sind übrigens mit unserer aktiven Einstellung
gegenüber den Tuberkulomen in guter Gesellschaft. Wir
haben zweimal Rundherde entfernen müssen bei Personen,
die nach Amerika ausreisen wollten, weil das Sichtvermerk
bis nach vollzogener Operation verweigert wurde.

Besonders mißtrauisch sei man gegenüber Käseherden bei Diabetikern, da ja bei der bekannten schlechten Abwehrlage unerwünschte Exazerbationen zu jeder Zeit zu befürchten sind. Bei einem 36jährigen Ingenieur haben wir einen fast apfelgroßen und einen walnußgroßen Käseherd durch Resektion des apicoposterioren Oberlappensegments links und außerdem noch 2 Herde im sechsten Segment entfernt und ungestörte Heilung erreicht.

Ganz nebenbei gesagt, treten wir auch für die grundsätzliche Operation beim Rundherd ein, weil man ohne histologische Untersuchung oft nicht mit Sicherheit sagen kann, daß es sich wirklich um ein Tuberkulom handelt. Wir haben unter dieser Verdachtsdiagnose ein Chondrom, ein Neurofibrom, ein Lymphosarkom und ein Adenokarzinom operiert. Hier hätte man durch weitere Beobachtung den Kranken die Möglichkeit der Heilung genommen.

5. Man ist sich heute wohl allgemein darüber einig, daß kollapstherapieresistente Kavernen durch Resektion beseitigt werden sollten, handle es sich um geblähte Kavernen unter Pneumothorax, um Restkavernen nach Thorakoplastik, oder Unterlappenkavernen, die durch Phrenikuslähmung auch in Verbindung mit Pneumoperitoneum nicht zum Verschluß gebracht werden konnten. Wir sind überzeugt, daß der Chirurg aus dieser Indikation nur mehr selten operieren muß, da Kollapstherapie nur noch ausnahmsweise angewandt wird. Da gerade bei den Unterlappenkavernen die Kollapstherapie oft versagt hat, wie an einem Beispiel gezeigt wird, verzichtet man besser auf den unzureichenden Versuch der keineswegs harmlosen Zwerchfelllähmung.

6. Die Perforation einer Kaverne in einen freien Pleuraspalt mit Spontanpneumothorax oder in einen vorbestandenen intrapleuralen oder extrapleuralen Pneumothorax bildet heute die Indikation zu möglichst raschem Eingreifen, sobald der Kranke den anfänglichen Schock überwunden hat. Als eindrucksvolles Beispiel wird ein 25jähriger Maler angeführt, bei dem 7 Monate nach Anlegung eines künstlichen Pneumothorax bei der Arbeit plötzlich eine Kavernenperforation aufgetreten war. 4 Wochen später kam er zur Aufnahme mit einem spezifischen Erguß und innerer Fistel. Durch Resektion des perforierten apicoposterioren Segments und Dekortikation der Restlunge wurde ungestörte Heilung erzielt mit Entlassung zur Nachkur nach 3 Wochen.

Wenn man sich vor Augen hält, daß man solche tuberkulöse Empyeme mit innerer Fistel früher zunächst mit Pleuradrainage und mit Thorakoplastik behandelt hat, die immer zu einer oft recht erheblichen Einschränkung der Lungenfunktion und zu entsprechender Entstellung geführt hat, kommt einem der Erfolg der Resektionsbehandlung in Verbindung mit der Dekortikation erst recht zum Bewußtsein. 7. Es ist gegeben, daß man bei jedem tuberkulösen Empyem mit innerer Fistel den entsprechenden perforierten Lungenteil reseziert. Meist wird man zum mindesten eine Lobektomie vornehmen müssen, um saubere Verhältnisse zu schaffen. Die Restlunge muß durch Dekortikation möglichst vollständig zur Entfaltung gebracht werden. Wenn sie die Thoraxhöhle nicht ausfüllen kann, wird man sie durch eine entsprechend dosierte Thorakoplastik einengen. Auf diese Weise kann man Heilung erreichen in Fällen, die vorher erfolglos mit Drainage und thorakoplastischer Einengung behandelt worden sind, wie ein Beispiel lehrt.

Von einer relativen Indikation hat man früher bei Befunden gesprochen, bei denen man bisher in erster Linie an irgend eine Form der Kollapstherapie gedacht hat. Wie oben bereits betont, stehen wir heute auf dem Standpunkt, daß Resektionsbehandlung immer in Frage kommt, wenn eine Lungentuberkulose durch die medikamentöse Behandlung nicht zuverlässig zur Ausheilung gebracht werden kann. Es läßt sich keine starre Regel aufstellen, wie lange diese internistische Behandlung durchgeführt werden soll. Ausschlaggebend sind der Ausgangsbefund und der bisherige Verlauf. Wenn kleinere Zerfallshöhlen schon nach 1 bis 2 Monaten deutliche Tendenz zur Verkleinerung zeigen, wird man die Behandlung mindestens 6 Monate fortsetzen und sich zur Operation erst entschließen, wenn keine Fortschritte mehr festzustellen sind. Ist die Zerstörung aber so ausgedehnt, daß eine spontane Heilung von Anfang an unmöglich erscheint, wird die chirurgische Behandlung einzusetzen haben, sobald durch die Tuberkulostatika eine genügende Stabilisierung der spezifischen Veränderungen erreicht zu sein scheint. In besonders günstigen Fällen kann dies ausnahmsweise schon nach 3 Monaten der Fall sein. Die meisten Autoren stehen aber auf dem Standpunkt, daß in jedem Fall eine Vorbehandlung während 6 Monaten zu fordern sei.

Im allgemeinen muß gesagt werden, daß man mit der Anzeige zur Resektion nicht zurückhaltend sein und sie nicht nur bei besonders schweren Befunden stellen soll. Man erweist den Kranken sicher einen großen Dienst, wenn man einen tuberkulösen Herd, der auch nach scheinbarer Heilung wieder zu Rückfällen Veranlassung geben kann, radikal entfernt. Man wird dabei vor allem auch die Ausgangslage weitgehend berücksichtigen. Wenn es sich um einen sehr schweren Befund gehandelt hat, ist die endgültige Eliminierung erwünscht, auch wenn die Höhlen sich ganz erheblich verkleinert haben.

Bei einer 21jährigen Hausfrau war durch Heilstättenbehandlung eine weitgehende Rückbildung von 2 nußgroßen Kavernen und der begleitenden exsudativen Veränderungen erreicht worden; es wurde trotzdem die Anzeige zur Resektion gestellt. Das Operationspräparat mit zahlreichen bis haselnußgroßen Käseherden im ganzen Oberlappen beweist, daß die Anzeige richtig war.

Die Indikation zur Resektion sollte auch nicht diskutiert werden beim sogenannten offen-negativen Syndrom, d. h. bei Kranken, bei denen immer noch eine Kaverne sichtbar ist, im Auswurf aber keine Bazillen mehr nachgewiesen werden können. Die „offene Kavernenheilung", von der man früher eine Zeitlang gesprochen hat, ist sicher sehr problematisch und kann eigentlich nur durch histologische Untersuchung bewiesen werden, wie die Beobachtungen von Altman und Diaz gezeigt haben. Wird die Chemotherapie abgebrochen, so treten in einem hohen Prozentsatz der Fälle nach kürzerer oder längerer Zeit wieder Bazillen im Auswurf auf. Auf der anderen Seite ist es aber sehr erwünscht, daß die Resektionsbehandlung erst vorgenommen wird, wenn sich keine Tuberkelbazillen mehr nachweisen lassen. Auch an unserem Krankengut konnte Schamaun den Nachweis erbringen, daß postoperative Todesfälle und Komplikationen häufiger sind bei den Kranken, deren Auswurf zur Zeit der Operation noch positiv war.

Die Resektionsbehandlung ist heute eigentlich nur noch umstritten bei den sogenannten „minimal residual lesions" der Amerikaner. Der Pathologe Medlar kam auf Grund eingehender Untersuchungen zur Auffassung, daß die Tuberkulose immer von kleinen nekrotischen Herden ausgeht, die in den apikalen und posterioren Partien der Lungenlappen liegen, und er schlug deshalb die Frühresektion dieser kleinen Spitzenherde nach chemotherapeutischer Vorbehandlung vor. Diese präphthisische Resektion, wie sie Eerland und Derra nennen, hat in Holland und Deutschland Anhänger gefunden. Viele Autoren lehnen sie aber ab, weil sie der Auffassung sind, daß die in den Käseherden nachgewiesenen Tuberkelbazillen, die sich nicht mehr züchten lassen, abgestorben sind. Daß man aber auch gegenüber röntgenologisch kaum sichtbaren Käseherden mißtrauisch sein muß, beweist die zuletzt erwähnte Beobachtung. Wir haben deshalb mehrfach auch bei verhältnismäßig kleinen Herden schon zur Operation geraten.

Die Gegenanzeigen gegen die Resektionsbehandlung wurden im wesentlichen bereits erwähnt. Sie sind alle relativ und müssen von Fall zu Fall gesondert beurteilt werden.

Im Vordergrund steht naturgemäß ungenügende Lungenfunktion. Rossier und Bühlmann halten jeden Eingriff für kontraindiziert, wenn die Vitalkapazität weniger

als 1000 ccm und der Atemgrenzwert (AGW) weniger als
30 l bzw. 25 bis 30% des Sollwertes betragen. M a u r a t h
betont mit Recht, daß es weniger auf den absoluten Wert
als vielmehr auf das prozentuale Verhältnis der gegebenen
Literzahl zum errechneten Sollwert ankommt. Auch er ist
der Auffassung, daß Kranke mit einem AGW von 25 bis
30% des Sollwertes eine ungenügende Atemreserve haben.
Dabei ist aber natürlich zu berücksichtigen, daß unter Umständen von der Resektion eine Verbesserung der Funktion
erwartet werden kann, wenn durch die Entfernung eines
atelektatischen Lungenbezirkes der zirkulatorische Kurzschluß beseitigt oder durch die Eliminierung großer Zerfallshöhlen der Totraum verkleinert wird.

Wenn die Lungenfunktion durch die Folgen einer
Kollapsbehandlung auf der Gegenseite eingeschränkt ist, kann
man gegebenenfalls durch eine vorgängige Dekortikation die
gewünschten Vorbedingungen für eine Resektion schaffen. Bei
dem Beispiel eines 36jährigen Architekten mit einer durch
einen Pneumothorax nicht erfaßten mandarinengroßen Kaverne
links konnte eine Resektion nicht in Frage kommen, da der
AGW namentlich infolge eines starren Restpneumothorax
rechts auf 39% des Sollwertes von 158 l erniedrigt war. Durch
vorgängige Dekortikation rechts wurde er auf 91 l = 57%
erhöht, so daß die Lobektomie links kombiniert mit einer
Vier-Rippen-Plastik gut überstanden wurde und zu Heilung
und Arbeitsfähigkeit führte.

Doppelseitigkeit der Erkrankung als solche ist
keine Gegenanzeige gegen eine Resektionsbehandlung; ausschlaggebend sind selbstverständlich die Ausdehnung und die
Schwere der tuberkulösen Veränderungen. Es sind schon zahlreiche Beobachtungen mit doppelseitiger Resektion mitgeteilt
worden; wir verfügen selbst über sechs einschlägige Fälle.
O v e r h o l t hat schon 1952 gezeigt, daß man Segmentresek-
tionen bei Bauchlage sogar in der gleichen Sitzung auf beiden
Seiten vornehmen kann. Er berichtete 1956 über 10, L e w i s
und Mitarbeiter über 16 erfolgreiche Operationen. B j o e r k
ging noch weiter und hat bei 4 Kranken in einer Sitzung bis
beide Oberlappen und auf der einen Seite noch die Spitze des
Unterlappens weggenommen. 2 Operierte mußten nach dem
Eingriff für 9 und 24 Tage nach Tracheotomie mit dem Respira-
tor von E n g s t r o e m künstlich beatmet werden. Wir glauben,
daß 2 Operationen mit entsprechendem Abstand doch auch
Vorteile besitzen. Das einzeitige Vorgehen ist namentlich in
Erwägung zu ziehen, wenn aus psychischen Gründen zwei-
maliges Operieren kaum in Frage kommt, wie es beim Krankengut von L e w i s und Mitarbeitern der Fall war.

Wie bereits erwähnt, betrachten verschiedene Autoren
die S t r e p t o m y c i n r e s i s t e n z als absolute Gegenanzeige

gegen jede Resektionsbehandlung, weil sie ohne Zweifel die Gefahr postoperativer Komplikationen ganz wesentlich erhöht. Wir können diese generelle Ablehnung nicht teilen, sondern entscheiden von Fall zu Fall und entschließen uns bei sonst trostloser Sachlage doch noch zur Resektion, wenn man damit dem Kranken nach genauer Aufklärung gewisse Erfolgsaussichten bieten kann. Tatsächlich haben wir damit verschie-- denen Kranken helfen können.

Auch vorgeschrittenes A l t e r bildet nach unserer Auffassung nur eine relative Gegenanzeige. Aus verschiedenen Zusammenstellungen geht hervor, daß die Mortalität jenseits des 50. Lebensjahres höher ist als bei jüngeren Kranken. Man darf die günstigen Erfahrungen bei alten Leuten mit Bronchuskarzinom nicht ohne weiteres auf die Tuberkulose übertragen, da hier wegen der oft jahrelangen Dauer der Erkrankung eher mit einer toxischen Schädigung des Herzens zu rechnen ist. Man wird deshalb im Einzelfall Für und Wider der Resektion genau abwiegen.

Es wurden bei uns 4 Kranke über 60 Jahre operiert. Eine 68jährige Hausfrau hat die Lobektomie des rechten Oberlappens überraschend gut vertragen, obwohl Streptomycinresistenz nachgewiesen war, während die älteste, 74jährige Frau mit völlig kavernisiertem Oberlappen rechts bei Bronchusstenose den Eingriff nur mit großer Mühe überstanden hat. Sie war aber immerhin bei einer Nachkontrolle nach $2^1/_2$ Jahren geheilt und im Haushalt noch teilweise tätig.

Daß schwere Erkrankungen anderer parenchymatöser Organe eine Gegenanzeige gegen die Lungenresektion bilden, ist wohl selbstverständlich. Bei nachgewiesener Amyloidose ist jeder Eingriff zu unterlassen. Bei Leberzirrhose wird man sich ein möglichst genaues Bild über die Leistungsfähigkeit des Organs zu machen suchen. Auch beim Myokardschaden wird man sich in bezug auf die Tragbarkeit eines Eingriffes vom Internisten beraten lassen. Beim Diabetes haben wir mehrfach gesehen, daß durch die Ausschaltung schwerer Tuberkuloseherde die Grundkrankheit günstig beeinflußt worden ist, so daß wir darin keine Gegenanzeige sehen können, unter der Voraussetzung, daß eine zuverlässige Einstellung möglich ist.

Die E r g e b n i s s e d e r R e s e k t i o n s b e h a n d l u n g lassen sich heute so weit überblicken, daß ein abschließendes Urteil möglich ist. In der ersten Zeit, als man nur aus absoluter Indikation operiert hat, waren sie naturgemäß schlechter. Es hat deshalb auch keinen Sinn, Statistiken miteinander zu vergleichen, die unter ganz verschiedenen Voraussetzungen entstanden sind. Man kann aber ganz allgemein sagen, daß die Sterblichkeit unter 5% gesunken ist. Einzelne Autoren hatten bei Segmentresektion auch bei größeren Serien überhaupt

keinen Todesfall zu beklagen (E e r l a n d, H i r d e s und
S t e g e r h o c k).

Die Zahl der Rezidive schwankt zwischen 2 und 16%,
wobei wieder die Art des Krankengutes, die Anzeigestellung
und namentlich die Dauer der tuberkulostatischen Nachbehandlung sicher von größerer Bedeutung sind als die operative Technik. Im allgemeinen kann gesagt werden, daß die
Rückfälle zum größten Teil im Laufe der ersten 2 bis 3 Jahre
nach der Operation sich bemerkbar machen. Wer 5 Jahre
rückfallfrei geblieben ist, darf als endgültig geheilt gelten. Die
holländischen Chirurgen erreichten Heilungsziffern von 95%.
Wir erzielten bei einem ausgesprochen schweren Krankengut als Spätergebnisse 86% Heilungen. Wenn man dabei
berücksichtigt, daß es sich oft um Kranke handelte, bei denen
auf anderem Wege überhaupt keine Besserung mehr erwartet
werden konnte, werden die Fortschritte der Resektionsbehandlung augenfällig. Daß die Operierten sich auch im praktischen
Leben wieder voll bewähren können, geht aus der Tatsache
hervor, daß in unserem Krankengut 5 Frauen, die linksseitig
pneumonektomiert worden sind, gesunde Kinder zur Welt
brachten; eine davon hatte sogar 2 Spontangeburten.

Gute Ergebnisse können aber nur erwartet werden, wenn
die Anzeige zur Resektion im richtigen Zeitpunkt gestellt wird,
bevor die Tuberkulostatika unwirksam geworden sind und
der Kranke durch lange Dauer der Tuberkulose toxisch so
schwer geschädigt ist, daß jede Operation eine große Belastung
bedeutet. Ich hoffe gezeigt zu haben, daß durch die Resektion
auch schwere, früher aussichtslose Krankheitszustände zu
einer wirklichen und zuverlässigen Heilung gebracht werden
können.

L i t e r a t u r: Altmann, V. und Diaz, R. M.: Amer. Rev. Tbc.,
77 (1958), S. 221. — Bjoerk, V. O.: Thoraxchir., 6 (1958), S. 157.
— Brunner, A.: Dtsch. med. Wschr. (1955), S. 14; Tagungsbericht
8. Kongr. Süddtsch. Tbk.-Ges. Stuttgart 1957, 52. Tbk.-Bücherei.
— Derra, E.: Dtsch. med. Wschr. (1954), S. 58. — Dufourt, A. M.
und Mitarbeiter: Poumon, 7 (1951), S. 1. — Eerland, L. D.: Beitr.
Klin. Tbk., 111 (1954), S. 191. — Eerland, L. D. und Seghers,,
K. K. M. F.: Schweiz. Z. Tbk., 11 (1954), S. 353. — Hirdes, J. J.
und Stegerhoek, C. I.: Dis. Chest., 30 (1956), S. 277. — Lewis,
F. J. und Mitarbeiter: J. thorac. Surg. (Am.), 31 (1956), S. 93. —
Maurath, J.: Arch. klin. Chir., 268 (1951), S. 375. — Medlar,
E. M.: Amer. Rev. Tbc., 58 (1948), S. 583. — Overholt, R. H.:
Diskussion zu Lewis und Mitarbeiter: J. thorac. Surg. (Am.), 31
(1956), S. 93. — Rossier, P. H., Bühlmann, A. und Wiesinger, K.:
Physiologie und Pathophysiologie der Atmung. Springer-Verlag.
1956. — Schamaun, M.: Erg. inn. Med., 12 (1959), S. 161.

Anschrift des Verfassers: Prof. Dr. A. B r u n n e r, Zürich 44, Kelten-
straße 23, Schweiz.

Aus der II. Chirurgischen Universitätsklinik in Wien
(Vorstand: Prof. Dr. H. K u n z)

Spätergebnisse thorakoplastischer Eingriffe bei Lungentuberkulose

Von H. Kunz, R. Kühlmayer und F. Muhar

Bei der durch konservative Maßnahmen nicht zur
Heilung zu bringenden kavernösen Lungentuberkulose wird
heute mit Recht die Lungenresektion als das Verfahren der
Wahl angesehen. Die verschiedenen Methoden der chirurgischen Kollapstherapie sind weitgehend in den Hintergrund
getreten. Trotzdem kann auf die Thorakoplastik nicht ganz
verzichtet werden, da es immer wieder Fälle gibt, bei denen
eine Lungenresektion nicht möglich ist oder als ein zu riskan-
ter Eingriff erscheint. Die Kenntnis von Spätergebnissen
thorakoplastischer Eingriffe ist daher trotz aller Fortschritte
auf dem Gebiet der Lungenresektion noch immer aktuell. Der
Bericht stützt sich auf eingehende Nachuntersuchungen von
287 Kranken, bei denen vor 5 bis 29 Jahren wegen einer
kavernösen Lungentuberkulose eine Thorakoplastik ausgeführt wurde. 234, das sind 82%, konnten als völlig geheilt
beurteilt werden. Nur bei 18 waren Restkavernen nachweisbar, bei 7 Kranken wurde die Heilung späterhin durch eine
Lungenresektion erreicht, bei 2 Fällen gelang dies durch eine
offene Kavernenbehandlung. Bei 26 Kranken kam es zu einem
Rezidiv außerhalb des Plastikbereiches. Die Nachuntersuchungen erstreckten sich nicht nur auf die Frage der Sputum-
konversion und der Kavernenheilung, sondern vor allem auch
auf die Lungenfunktion, den Zustand des Herzens und auf
die Leistungsfähigkeit der Operierten. Schließlich auch noch
auf die Frage der Entstellung durch den thorakoplastischen

Eingriff. Zur Prüfung der Lungenfunktion wurden die Vitalkapazität, der Atemstoßwert und das Residualvolumen ermittelt. Bei 205 Nachuntersuchten, bei denen anzunehmen war, daß die Einschränkung der Lungenfunktion nur durch die Zahl der resezierten Rippen zustande kam, ergaben sich folgende Werte: der Atemstoßwert war bei allen Nachuntersuchten über 60%. Bei den 5-Rippen-Plastiken lag die Reduktion der Vitalkapazität, bezogen auf den Sollwert, unter 20%. Bei der 6-Rippen-Plastik betrug die Erniedrigung etwa ein Viertel des Sollwertes, bei der 7-Rippen-Plastik etwa ein Drittel. Fälle, bei denen eine zusätzliche Einschränkung durch andere Umstände, wie eine Phrenikusausschaltung, eine starke Verschwartung oder ein obstruktives Emphysem anzunehmen ist, sind in dieser Gruppe nicht enthalten. Im Vergleich zu den Ergebnissen von Lungenfunktionsprüfungen bei Fällen mit jahrelang zurückliegenden Lobektomien und Pneumonektomien ergab sich, daß eine 5- bis 6-Rippen-Plastik in der Regel die gleiche Einbuße an Vitalkapazität hat, wie eine Oberlappenresektion. Bei der Totalplastik ist die Reduktion der Vitalkapazität ausgeprägter als bei der Pneumonektomie. Der kritische Punkt ist die 8. Rippe, da bei einer Resektion von 8 Rippen die Werte fast einer totalen Plastik gleichen. Das relative Residualvolumen steigt mit zunehmender Ausdehnung der Plastik. Es resultiert demnach nach der Thorakoplastik ein mäßig bis mittelgradiges, nicht obstruktives Emphysem. Im Ekg fanden sich bei den ausgedehnten Plastiken Veränderungen im Kurvenbild, die als Myokardschädigungen ausgelegt werden könnten. Die Auswertung mit Brustwandableitungen und Vectokardiographie, die von Herrn Dozent Dr. Wenger (Klinik Prof. Lauda) durchgeführt wurde, läßt jedoch darauf schließen, daß der Großteil der abnormen Kurven nur durch Lageveränderungen des Herzens zustande kommt. Jedenfalls sind die Ekg-Befunde bei dem Großteil der Nachuntersuchten überraschend günstig. Ein Cor pulmonale konnte mit den üblichen Methoden nur in einem kleinen Bruchteil der Fälle mit ausgedehnten Thorakoplastiken, bei denen kein obstruktives Emphysem bestand, nachgewiesen werden. 52% der Männer, welche vor 5 bis 15 Jahren operiert wurden, sind voll berufsfähig. Von 26 nachuntersuchten Männern, bei denen der Eingriff 20 bis 29 Jahre zurückliegt, sind noch 12 voll in ihrem Beruf tätig, mehrere schieden erst nach Erreichung der Altersgrenze aus dem Berufsleben aus. Von den, einen Haushalt führenden, Frauen bewältigen alle ihre Arbeit allein. 7 Frauen haben nach der Thorakoplastik von 6 bis 10 Rippen 1 bzw. 2 Kinder geboren.

Auch das kosmetische Resultat konnte im großen und ganzen günstig beurteilt werden. Bei den 5- bis 6-Rippen-

Plastiken ist von einer Entstellung keine Rede. Bei den 7- bis 8-Rippen-Plastiken stört die als Buckel vorspringende, nächste nicht resezierte Rippe. Dieser Nachteil fällt bei den totalen Plastiken weg. Bei allen Nachuntersuchten konnte eine gute Beweglichkeit und Funktion des Armes der operierten Seite festgestellt werden. Bemerkenswert sind die Spätresultate von 4 Kranken, bei denen vor Jahren die Anzeige zur Lungenresektion gegeben war und bei denen der Versuch der Resektion entweder wegen hochgradiger Verschwartung oder wegen erst bei offenem Thorax nachweisbaren tuberkulösen Herden in der ganzen Lunge abgebrochen wurde. Als Notlösung wurde später eine Thorakoplastik ausgeführt. Alle 4 Kranke sind bei guter Lungenfunktion geheilt.

Zusammenfassend kann auf Grund der Nachuntersuchung von 287 Kranken, bei denen vor 5 bis 29 Jahren wegen einer kavernösen Lungentuberkulose eine Thorakoplastik durchgeführt wurde, gesagt werden, daß die Spätergebnisse nicht nur bezüglich der Heilung der Tuberkulose, sondern auch bezüglich der Lungen- und Herzfunktion und der Leistungsfähigkeit der Operierten als zumindest befriedigend bezeichnet werden können. Wir werden uns daher bei Fällen, bei denen eine Lungenresektion nicht möglich ist oder als ein zu gewagter Eingriff erscheint, mit gutem Gewissen zur Durchführung einer Thorakoplastik entschließen. Manche der seit jeher gegen die Thorakoplastik erhobenen Vorwürfe, wie die unvermeidliche arge Entstellung und die nachteilige Beeinflussung von Lungenfunktion und Leistung des Herzens, haben sich in unserem Krankengut als nicht stichhältig erwiesen. Bestehen gegen die Durchführung einer Lungenresektion ernste Bedenken, dann ist vor allem bei nachweisbarer Schrumpfungstendenz die Thorakoplastik vorzuziehen. Die Thorakoplastik kann auch Kranken mit erhöhtem Operationsrisiko zugemutet werden, da durch die Möglichkeit der Unterteilung des Eingriffes in Einzelakte die Anforderungen an die Anpassungsfähigkeit des Kranken geringere sind. Auch an die Möglichkeit der Kombination von Kavernendrainage und Thorakoplastik soll bei solchen Kranken gedacht werden.

Aus der Lungenheilstätte der Stadt Wien, Baumgartnerhöhe
(Aerztlicher Leiter: Prim. Dr. Cl. L a n g e r)

Die Rehabilitation
operativ behandelter Lungentuberkulöser

Von Cl. Langer

Einleitend möchte ich einige Sätze zitieren, wie sie auf
der 11. Konferenz der Internationalen Vereinigung zur Bekämpfung der Tuberkulose im Jahre 1939 in Berlin gesprochen wurden. Ich entnehme diese Sätze dem Kongreßbericht:

„Im Oxford Dictionary wird das im Englischen übliche
Wort Rehabilitierung definiert als eine Wiedereinsetzung in
den früheren Zustand oder Stand.

Die zu erörternde Frage lautet somit: Können wir auf
Grund der derzeitigen Maßnahmen zur Tuberkulosebekämp-
fung unsere Kranken wirklich wieder in den früheren Zustand oder Stand einsetzen?

Diese Frage ist im allgemeinen zu verneinen. Die derzeitigen Methoden führen nur zu einer Verlängerung der Lebensdauer, ohne das Leben lebenswert zu machen; jedenfalls wird
eine berufliche Wiedereingliederung des Kranken nur selten
erzielt.

Sein Gesundheitszustand kann gebessert werden, wenn
auch oft nur vorübergehend; finanziell geht er vielfach einem
dauernden Ruin entgegen."

Diese Worte hat vor nunmehr 23 Jahren niemand Gerin-
gerer als der bekannte Verfechter des Rehabilitationsgedan-
kens und der Begründer der Tuberkulosekolonie in Papworth,
Sir Pendrill Varrïer J o n e s, gesprochen.

Diesen geradezu verheerenden Aeußerungen aus dem
Jahre 1939 möchte ich die Aussichten über die Rehabilitation,
wie diese sich im Jahre 1962 abzeichnen, gegenüberstellen.
Ich bediene mich dabei der wegen Tuberkulose in den letzten
10 Jahren an der Lungenheilstätte Baumgartner Höhe Lungen-
resezierten (siehe Tab. 1).

Ohne überheblich zu sein, eröffnet diese Bilanz ganz
andere Perspektiven für unsere operierten Tuberkulösen.

Welch gewaltiger Wandel sich vollzogen hat, ist auch
aus der Tatsache zu ersehen, daß selbst Patienten mit fortgeschrittenen und ausgedehnten Tuberkuloseformen, die zur
Zerstörung ganzer Lungenflügel geführt haben, heute durch
kühne Operationen entseucht und klinisch saniert werden
können.

Tab. 1. Rehabilitation nach Lungenresektion wegen Tbc.

	Lob-ektomien	Segm. Re-sektionen	Pneum-ektomien
Resektionsfälle	147	41	118
Verlauf unbekannt	6	16	—
Verlauf bekannt	141	25	118
Verstorben	29	—	14
Beurteilbar	112	25	104
Erwerbstätig	93	21	50
Erwerbsfähig, aber ohne Arbeit	3	—	20
Erwerbsunfähig	16	4	34
davon { wegen Rezidivs	3	3	2
wegen Alters	2	—	—
wegen anderer Ursachen	11	1	32

Der Zweck einer Operation aber wird weitgehend ver-
eitelt, wenn der Tuberkulosekranke nach seiner Entlassung
aus der Heilstätte unfähig ist, sein soziales und physisches
Unvermögen zu überwinden. Wir dürfen uns nicht damit
begnügen, dem Leben Jahre anzufügen, es gilt auch, diese
Jahre mit Leben zu erfüllen.

Wir können heute dem Patienten die Frage beantworten,
ob er durch die Operation als geheilt anzusehen ist.
Wir sollen ihm aber auch die Frage beantworten, ob er
wieder arbeitsfähig werden kann. Eine exakte Beantwortung
dieser Frage ist zwar nur dann möglich, wenn sich der
Operierte zeitgerecht geeigneten Rehabilitationsmaßnahmen
unterzieht.

Daß Rehabilitationsmaßnahmen sich nach medizinischen
Disziplinen unterscheiden, ist verständlich; verwirrend wirkt

es, wenn im gleichen Fachgebiet schon der Begriff unterschiedlich ausgelegt und verstanden wird.

Wenn wir uns weiter verstehen wollen, erscheint es notwendig, in die bestehende Begriffsverwirrung etwas Ordnung zu bringen. Ich will daher zunächst versuchen, eine zeitgemäße Definition für diesen sehr unterschiedlich verstandenen und auch gehandhabten Begriff zu geben:

„Die Rehabilitation umfaßt somit alle Maßnahmen, die geeignet sind, den bestmöglichen Grad für eine physische, psychische, soziale, gesellschaftliche und berufliche Wiederherstellung des Tuberkulösen zu erreichen." Auf einen kurzen Nenner gebracht: „Die bestmögliche Anpassung des Menschen mit seiner verbliebenen Leistungsfähigkeit an die Lebenserfordernisse."

Eigentlich beginnt die Rehabilitation bereits am Krankenbett mit den therapeutisch-kurativen Maßnahmen. Denn wenn der Patient entfiebert, das Bett verlassen kann und nicht mehr direkt auf die pflegerischen Dienste angewiesen ist, dann ist dies bereits der erste Akt im Rehabilitationsverfahren.

Wenn der bazilläre Patient durch die Behandlungsmaßnahmen entseucht wird und für die Umgebung und menschliche Gesellschaft keine gefährliche Infektionsquelle mehr darstellt, dann ist das die gesellschaftliche Rehabilitation.

Konform mit den beiden eben Genannten erfolgt die psychische und physische Rehabilitation. Der Patient bemerkt den Genesungsfortschritt, die psychische Depression weicht und er verspürt die physische Besserung.

Ziel und Krönung der Rehabilitation aber ist die Wiedererlangung der Arbeits- und Erwerbsfähigkeit, also die berufliche Rehabilitation. Diese wird erreicht durch den erfolgreichen Abschluß eines Arbeitstrainings und Arbeitstests. Diese Maßnahmen vervollständigen erst die Rehabilitation.

Worin sollen nun die Rehabilitationsmaßnahmen bei den Operierten bestehen?

Der Frischoperierte nach Thorakoplastik oder Lungenresektion neigt dazu, die operierte Seite zu schonen, weil er Schmerzen fürchtet und glaubt, durch eine Schonhaltung der operierten Seite die Heilung zu fördern. Diese funktionelle Zurückhaltung trifft beim Thoraxoperierten sowohl die viszeralen wie die thorakalen Anteile. Der Schwerpunkt der Rehabilitationsmaßnahmen hat somit in der frühen postoperativen Phase auf der Erhaltung gewisser körperlicher Funktionen zu liegen. Dies kann erreicht werden durch eine Atem- und Heilgymnastik.

Für die Heilgymnastik bringen aber nicht alle Frischoperierten ein richtiges Verständnis auf. Man hat daher versucht, durch die sogenannte funktionelle Beschäftigungstherapie das gleiche zu erreichen wie mit der Heilgymnastik. Diese Rehabilitationsart wird in der Orthopädie vielfach angewendet und wir haben sie uns auch von ihr für unsere Thoraxoperierten ausgeborgt.

Die funktionelle Beschäftigungstherapie ist überall dort von Bedeutung, wo es gilt, Muskelkraft und Beweglichkeit zu erhalten. Sie hat bereits am dritten Tag nach der Operation einzusetzen und besteht in alltagsnahen und praktischen Uebungen, wie der täglichen Reinigung, des Essens und Ankleidens. Diese Verrichtungen sind vorwiegend mit der operierten Seite auszuführen. Später können auch Knüpf-, Web- und Flechtarbeiten verrichtet werden, weil mit diesen Uebungen bestimmte Bewegungsabläufe verbunden sind, welche die gewünschte Mobilisierung beinhalten. Durch diese Maßnahmen wird der Patient in den Zustand versetzt, so bald als möglich seine körperliche Selbständigkeit für die Erfordernisse des Alltags zu erreichen. Dies ist auch das Ziel der funktionellen Beschäftigungstherapie.

Die Erhaltung der körperlichen Funktionen ist wieder die Voraussetzung für die später einsetzende berufliche Rehabilitation. Diese hat nicht zu früh, aber auch nicht zu spät zu erfolgen. Der Zeitpunkt für diese Maßnahmen ist vielfach abhängig vom Ausgangsbefund, dem Ausmaß der Operation, der verbliebenen kardiorespiratorischen Funktion und den eventuell verbliebenen tuberkulösen Restherden. Dieser Zeitpunkt muß für jeden einzelnen Fall gesondert bestimmt werden.

Ganz allgemein gesagt zur Orientierung: Nach Lappenresektion und günstigem Behandlungserfolg ohne tuberkulösen Restbefund, beginnen wir mit den beruflichen Rehabilitationsmaßnahmen 3 Monate nach der Operation.

Nach Pneumektomie 4 bis 6 und nach Thorakoplastik womöglich nicht vor 6 Monaten.

Spezifische Herde in der Restlunge nach Pneumonektomie bedeuten von vornherein Arbeitsunfähigkeit. In solchen Fällen gehen wir über die funktionellen Rehabilitationsmaßnahmen in der Regel nicht hinaus.

Für die Arbeitsfähigkeit sollte rein theoretisch der Funktionsverlust und seine späteren Auswirkungen auf Herz und Kreislauf entscheidend sein. Die Praxis aber hat bewiesen, daß es keine theoretische und keine funktionell errechnete, sondern eben nur eine praktische Arbeitsfähigkeit gibt.

Durch eine kardiorespiratorische Funktionsprüfung ist es zwar möglich, die zumutbare Belastungsfähigkeit zu ermitteln, nicht aber die Auswirkungen der Belastung einer regelmäßig ausgeübten Arbeit. Deshalb wurde von uns auf der Baumgartner Höhe ein Testverfahren entwickelt, über das ich im Vorjahr auf der Gutachtertagung referiert habe. Die zur Verfügung stehende Zeit erlaubt es nicht, dieses Testverfahren jetzt zu besprechen; ich muß auf die bereits erfolgte Publikation verweisen.

Dafür möchte ich ganz kurz auf die Einstellung unserer Operierten zur Rehabilitation eingehen, die durch zwei Extreme charakterisiert ist. Diese sind vielfach bestimmt durch das Temperament und den Charakter sowohl des Patienten wie seines Arztes.

Die heikle Frage nach dem Grade und dem Zeitpunkt der Arbeitsfähigkeit ruft selbst bei erfahrenen Phthisiologen eine große Unsicherheit hervor und wird auch sehr unterschiedlich beantwortet. Die meisten sind dabei auf ihre Erfahrungen angewiesen oder beantworten diese Frage rein gefühlsmäßig und warten nach Art eines Experimentes die Auswirkungen der Berufsbelastung ab.

Häufiger aber trifft man unter den Aerzten und Patienten die andere extreme Auffassung an, nämlich, daß sich der Zustand nach einer Lungenresektion mit der Ausübung einer regelmäßigen Arbeit nicht vereinbaren läßt.

Nun bilden tatsächlich jene Fälle, welchen unverständlicherweise von ihren Aerzten eingeredet wurde, daß sie nach Ausführung der Operation nie mehr arbeitsfähig sein werden, das eigentliche Problem. Bei diesen Operierten ist der Gedanke der Dauerinvalidität so fixiert, daß berufliche Rehabilitationsmaßnahmen auf größten Widerstand stoßen. Diese Personen dürften von vornherein nicht berentet werden. Denn viele von diesen sind weder durch die Tuberkulose noch durch die Operation, sondern erst durch die Berentung zu Invaliden geworden.

Ich möchte mit allem Nachdruck feststellen, daß es durch rechtzeitige Rehabilitationsmaßnahmen in vielen Fällen möglich ist, eine dauernde Invalidität zu verhindern.

Ich wiederhole meine schon einmal geäußerte Ansicht, daß Rehabilitationsmaßnahmen vor der Berentung zu erfolgen haben. Nur wer nicht beruflich rehabilitierbar ist, sollte oder, besser gesagt, dürfte erst berentet werden.

Man kann heute, wie schon erwähnt, durch ein von uns entwickeltes Testverfahren die Leistungsfähigkeit und die Leistungsbreite operierter Personen ermitteln.

Die Heilstätte müßte als die Stelle betrachtet werden, in der der Patient eine genaue Auskunft über den Grad seiner Arbeitsfähigkeit erhalten kann. Mit diesem Testverfahren ist man nicht nur in der Lage, sich ein Bild über die Leistungsfähigkeit jedes einzelnen zu machen, sondern die Operierten werden auch durch ein langsam sich steigerndes Arbeitstraining wieder in normale Umwelt- und Arbeitsbedingungen zurückgeführt. Wichtig erscheint mir dabei, daß der Operierte so lange im Arbeitstraining verbleibt, bis ihm eine entsprechende Arbeit vermittelt wird. Daher findet zum Abschluß unseres Testverfahrens eine Teambesprechung statt. Bei dieser werden unter Vorsitz des Arztes und unter Mitwirkung des Arbeitstherapeuten, der Fürsorgerin, des Berufsberaters für Körperbehinderte und des entsprechenden Fachexperten des Arbeitsamtes die Berufsmöglichkeiten mit dem Operierten besprochen, und es wird mit diesem auch schon der neu zu vermittelnde Arbeitsplatz festgelegt. Es muß darauf hingewiesen werden, daß der Zusammensetzung dieses Teams die allergrößte Bedeutung zukommt. Von der Arbeit dieses Teams ist der Erfolg der beruflichen Resozialisierung für jeden einzelnen Fall abhängig.

Die wesentlichste Voraussetzung aber für die Arbeitsfähigkeit ist die Arbeitsbereitschaft des Operierten.

Aus der Chirurgischen Universitätsklinik Innsbruck
(Vorstand: Prof. Dr. P. H u b e r)

Wiederherstellung des Gesichtes nach frontobasalen Verletzungen

Von P. Wilflingseder

Mit 5 Abbildungen

Frontobasale Verletzungen sind Brüche der vorderen Schädelbasis mit Beteiligung des Stirnbeines, der oberen Nasennebenhöhlen und nicht selten auch der Maxilla, Nase und der Jochbeine. Selbst bei intakter Haut handelt es sich dabei also immer um offene Frakturen, die häufig durch Durarisse und Hirnkontusionen weiter kompliziert sind.

Die primäre Forderung, aseptische Wundverhältnisse herzustellen, zwingt daher, bei Verletzungen des Knochens im Stirnbereich die Nasennebenhöhlen radikal auszuräumen, wenn man das Risiko von Meningitis und Hirnabszeß möglichst vermeiden will. Hiefür müssen mitunter weite Teile der Orbitalbögen und freie Fragmente auch der Hinterwand der Stirnhöhle geopfert und damit auch pulsierende Defekte in Kauf genommen werden. Konzessionen hinsichtlich der Aesthetik sind bei der Versorgung von Brüchen im Stirnhöhlenbereich nicht zulässig. Der Entschluß eines radikalen Debridements wird allerdings erleichtert durch die Erfahrungen, wonach sich gerade solche Defekte an der Stirne sekundär, plastisch chirurgisch, in relativ einfacher Weise beseitigen lassen (Abb. 1 und 2).

Keineswegs so einfach ist aber die Situation, wenn es mit einem Einbruch der Nase zu einer typischen oberen queren oder pyramidalen Mittelgesichtsfraktur gekommen ist, die ja mitunter zu einer schweren Verschiebung der Maxilla nach rückwärts führen kann (Abb. 4 und 5). In einem solchen Fall muß schon bei der Erstversorgung auch der Funktion und Form des Gesichtes Rechnung getragen werden. Die sekundäre Reposition oder Aufbauplastik ist in diesen Fällen ungleich schwieriger als an der Stirne, ist eingreifender und kaum vollkommen möglich. Die bei Gesichtsfrakturen nicht so selten vertretene Auffassung, wonach die Versorgung von Gesichtsverletzungen hinter der Versorgung anderer schwerer Verletzungen notwendigerweise zurückstehen müsse und auch Zeit habe, zeigt doch, daß diese Dinge nicht immer genügend

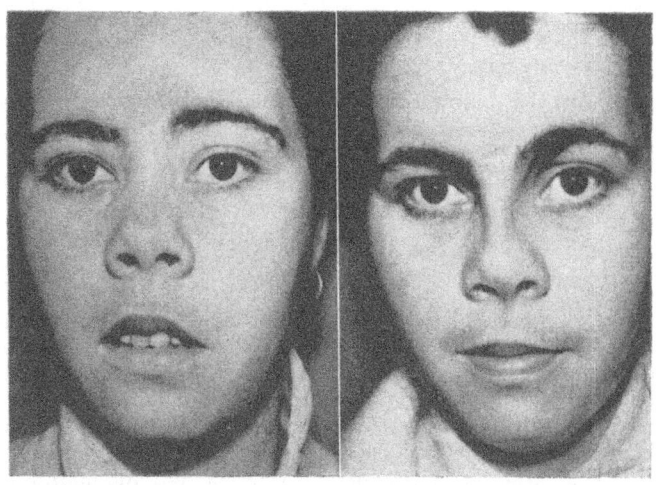

Abb. 1. Stirnbeindefekt nach frontobasaler Verletzung vor und 3 Jahre nach Auffüllung mit Knorpelschrot. Schnitt hinter der Stirn-Haar-Grenze. Das infolge Jochbein-Oberkiefer-Bruches geringgradig abgesunkene Auge wurde nicht gehoben

bedacht werden. Oft ist der Grad der Zerstörung dem weniger Erfahrenen auch schwer erkennbar, durch ödematöse Schwellung und Emphysem in den ersten Tagen verschleiert, und die Schwere der Deformation wird erst augenfällig, wenn der günstige Zeitpunkt für die Reposition und Aufrichtung des Gesichtes vorbei ist. Eine Hirnverletzung, weitere Verletzungen am Stamm, an den Extremitäten nehmen die Aufmerksamkeit und Sorge der Aerzte so sehr in Anspruch, daß die begleitende Gesichtsverletzung häufig primär mit der Weichteilversorgung, der Hautnaht abgetan wird. Die entsprechende Versorgung der Oberkieferfraktur wird nicht als dringlich erkannt, besonders dann nicht, wenn der Allgemein-

zustand des Patienten schlecht ist und kompetente Konsiliar-
chirurgen am Ort nicht zur Verfügung stehen. Das Unglück,
eine Deformität wie das Tellergesicht, tritt oft erst dann
in Erscheinung oder ins Bewußtsein des Arztes und des
Patienten, wenn das Leben außer Gefahr ist und andere
mehr vertraute Begleitverletzungen geheilt sind.

Zur Verhütung eines solchen Tellergesichtes dient primär
die Reposition, die Tamponade der Nase, der Kieferhöhle so-

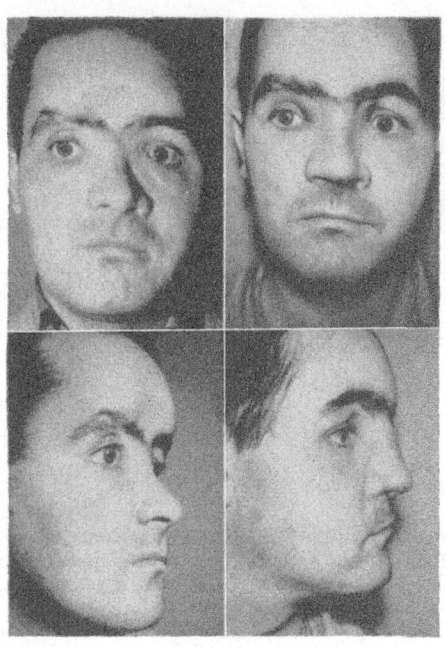

Abb. 2. Großer, pulsierender Stirnbeindefekt und Impression der
Nase und des Oberkiefers nach frontobasaler und oberer querer
Mittelgesichtsfraktur. Aufbau durch ein zusammengesetztes Spon-
giosatransplantat vom Beckenkamm und der Beckenschaufel, wie
in Abb. 4, Bild rechts oben und unten. Hautschnitt hinter der
Stirn-Haar-Grenze und am Nasensteg

wie die Extension mit Kirschner-Draht oder Steinmann-Nagel.
Durch die sorgfältige Reposition auch der Fragmente des
Orbitalbodens, die transvestibulär durchgeführt werden kann,
läßt sich eine Diplopie und ein Enophthalmus sofort be-
heben. Das gilt auch für die Jochbeinfraktur. Die Trias:
Enophthalmus, Hypästhesie an der Wange, Verschattung der

4

Kieferhöhle erlaubt die Diagnose auch in jenen Fällen zu stellen, bei denen die Betrachtung und Betastung infolge Schwellung und auch das Röntgenbild die Fraktur nicht sofort erkennen lassen. Die Reposition mit dem Elevatorium, am besten von einem kleinen temporalen Schnitt aus, muß innerhalb der ersten Woche erfolgen.

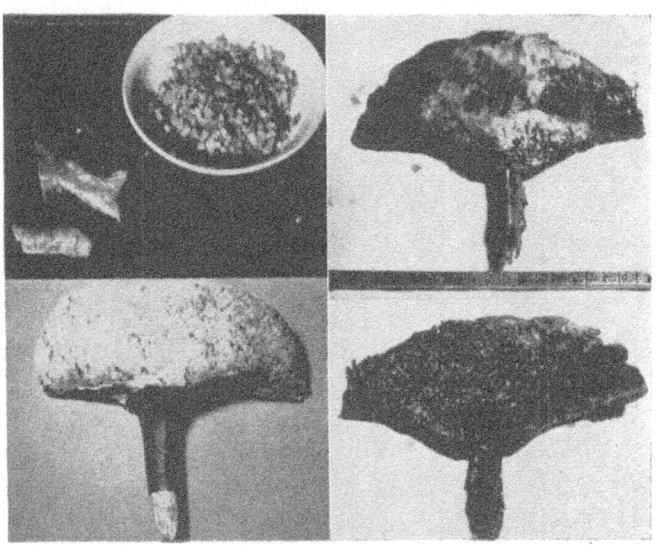

Abb. 3. Knorpelschrot und Spongiosatransplantate. — Bild links oben: Geschürfte Knorpelspäne aus dem Rippenbogen und geschroteter Knorpel, Würfel von 2 mm Kantenlänge. Größere Würfel geben bei dünner Haut keine glatte Kontur. — Bild links unten: Vor der Operation angefertigtes Modell, womit die erforderliche Menge und Größe des Transplantates besser bestimmt werden kann. Wie am Modell angedeutet, kann ein solches Transplantat für die Stirne und Nase auch aus Knorpelschrot, Spongiosa und aus solidem Knorpel für die Nasenspitze und den Nasensteg (Winkelspan) zusammengesetzt werden. Bei einem derartigen Aufbau wird die Beckenschaufel geschont, die Nasenspitze weicher und beweglich (Patientin Abb. 5). — Bild rechts oben und unten: Zusammengesetztes Spongiosatransplantat aus der Beckenschaufel, zur Wiederherstellung eines großen Stirnbein-Nasen-Defektes (Patient in Abb. 2). Während an der Außenseite des Transplantates zur Erhaltung der Stabilität eine dünne Kompaktalamelle belassen ist, ist die der Hirnduranarbe anliegende Innenfläche spongiös, womit das Transplantat sofort ohne Resorption und „schleichenden Ersatz", also lebend, einheilen kann. Ein entsprechendes Spongiosastück ist zum gleichzeitigen Aufbau des Nasenrückens in das Stirnstück eingepfropft

Die Patienten sind in der Regel auch mit kleinen Ge-
sichtsdefekten unglücklich. Blickstörungen, Schweißansamm-
lungen im Auge bei Stirnbeindefekten sind häufige Klagen.
Das Auge selbst, auch das nur mehr von einer Haut-Dura-
Narbe bedeckte Hirn sind in Beruf und Sport exponiert,

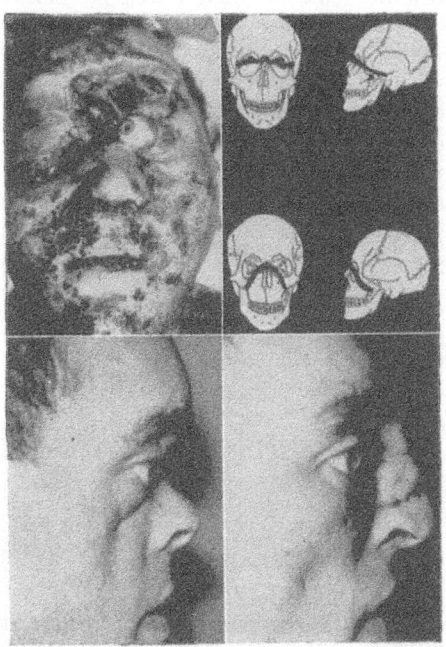

Abb. 4. Frontobasale und obere transversale Mittelgesichtsfraktur.
Schwere Begleitverletzungen. Wegen Verlustes der Haut über dem
Nasion mußte die primäre Reposition des stark imprimierten
Mittelgesichtes unterbleiben. Links oben: Status bei der Einlieferung an die Klinik. Rechts oben: Schemata der Mittelgesichtsfrakturen nach M o o r e und W a r d. Links unten: „Tellergesicht"-
deformität dieses Patienten nach Wundheilung. Rechts unten:
Status nach Aufbau der Jochbeine durch Spongiosa vom Beckenkamm, der Nase durch eine Stirnhautrhinoplastik nach G i l l i e s
und einen Spongiosa-Winkelspan vom Beckenkamm

das Hirn infolge der unphysiologischen Druckschwankungen
bei einem breiten pulsierenden Defekt auch einer chronischen
Schädigung ausgesetzt.

Störende Dellen müssen daher aufgefüllt, die Orbitalbögen ergänzt, pulsierende Defekte gedeckt, Jochbeine, Nase

und Maxilla, wenn nicht primär, dann sekundär gehoben oder aufgebaut werden. Jeder Wiederherstellung des Gesichtes muß eine Kontrolle der Nasennebenhöhlen, wenn nötig eine Sanierung durch den Hals-Nasen-Ohren-Arzt vorausgehen. 3 Monate nach der Wundheilung oder Nebenhöhlensanierung wird mit der Rekonstruktion begonnen. Unstabile Narben werden exzidiert, fehlende Haut durch postaurikuläre Vollhaut frei oder durch lokale Lappenverschiebung gedeckt. Für den Aufbau der Stirne und des Oberkiefers eignet sich am

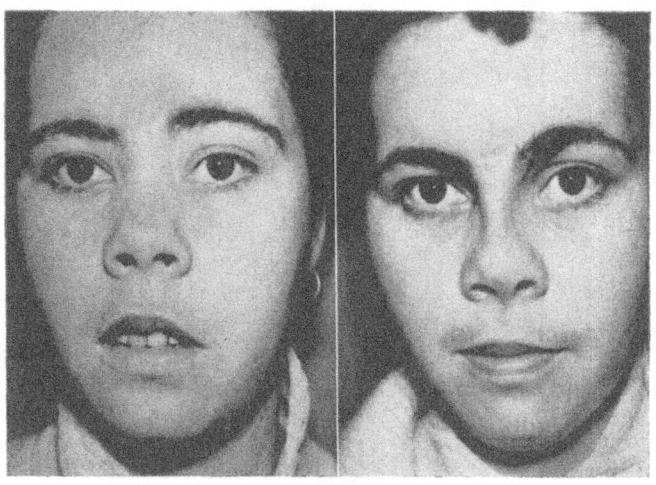

Abb. 5. Pulsierender Stirnbeindefekt nach frontobasaler Impression des mittleren Drittels des Mittelgesichtes nach pyramidaler Fraktur. Keine Reposition bei der Erstversorgung. Sekundäre Sanierung der Nasennebenhöhlen und Deckung der Stirne, sowie Aufbau der Nase durch ein zusammengesetztes Knorpelschrot-Spongiosa-Knorpelwinkelspan-Transplantat (Abb. 3, links unten)

besten autoplastisches Material, unserer Erfahrung nach für kleine und mittelgroße Defekte der Stirne und Orbitalbögen geschroteter Knorpel, für große Defekte an der Stirne, für die Nase, Maxilla und die Jochbeine spongiöser Knochen (Abb. 3).

Die latente Infektionsgefahr, die für die Stirntransplantate infolge der anatomischen Beziehung zu den Nasennebenhöhlen besteht, und die Gefahr der Verletzung der an Stirne und Nase nur von Haut bedeckten Implantate verlangen beim Aufbau des Gesichtes die Verwendung von lebendem Gewebe, das ist autoplastisches Material. Ein lebendes

Transplantat läßt sich auch noch bei eitrigen Komplikationen erhalten, wieder decken, oder überhäutet sich nach Verletzung und Exulzeration spontan. Fremdkörper, Metalle, Kunststoffe, aber auch homoioplastischer oder kompakter, das ist abgestorbener Knochen gehen bei entzündlichen Komplikationen verloren oder stellen gefährliche Herde dar, die im Bereich des Gesichtsschädels leicht zu Meningitis und zu Hirnabszessen führen können.

Für den Aufbau der Stirne wird der Hautschnitt in eine bestehende Narbe, in eine Stirnfalte oder in die Augenbraue, bei großen Defekten hinter die Stirnhaargrenze gelegt, womit die Narbe praktisch unsichtbar wird. Bei Behandlung mit 1% Cephirol oder mit Phisohex können die Haare lang belassen werden.

Der Knorpel wird vom rechten Rippenbogen gewonnen, mit dem Hohlmeißel unter Erhalt der Stabilität des Brustkorbes abgeschürft. Die Späne werden in Würfel von 2 mm Kantenlänge mit dem Skalpell geschnitten, mit Penicillin und Streptomycin vermengt in den Defekt eingefüllt, nach Wundverschluß modelliert und durch eine Gipsplatte über die Stirne und Orbitalbögen bis zur Erstarrung etwa 10 Tage lang fixiert.

Dieser geschrotete Knorpel wird vom Bingewebe derart umwachsen, daß die ganze Masse unbeweglich fest auch an das Periost gebunden wird. Im Gegensatz zur soliden Knorpelspange, die nach der Implantation oft beweglich bleibt und im Lauf der Jahre beträchtlich schwindet, schwindet dieser Knorpelschrot nicht. Wir haben einmal sogar ein Wachstum beobachtet, histologisch ein Chondrom, was einen eindrucksvollen Beweis für die Vitalität dieser Knorpelstückchen darstellt.

Homoioplastischer Knochen, aber auch autoplastische Kompaktaspäne, wie sie noch Lexer empfohlen hat, sollten aus den bereits angeführten Gründen im Bereiche der Stirne und des Mittelgesichtes nicht mehr verwendet werden. Wir sahen zudem auch bei aseptischem Verlauf nach jahrelanger Beobachtung wesentliche Kontureinbußen infolge Resorption (Wilflingseder 1957).

Zur Spongiosaentnahme wird der Beckenkamm lediglich aufgeklappt. So werden die Muskelansätze geschont und postoperative Schmerzen vermieden. Bei großen Defekten muß man mit Rücksicht auf die Stabilität auf einer Fläche des Transplantates eine dünne Kompaktlamelle belassen. Stirne und Nase können mit einem zusammengesetzten Spongiosastück auch in einem Akt aufgebaut werden.

Bei den alten, nicht reponierten Mittelgesichtsfrakturen bleibt nur die Wahl zwischen blutiger Reposition oder einer Aufbauplastik. Erstere ist sehr eingreifend, letztere meist langwierig. Nase und Stirne, die Jochbeine und die Maxilla mit dem Orbitalboden müssen in mehreren Operationsakten durch Knochen und Knorpel, nicht selten auch durch Haut ergänzt werden und nicht selten auch das Auge durch eine Spongiosaeinlage in die Orbita gehoben werden. Eine Stirn-hautrhinoplastik erfordert weitere Schritte und ist bei hoch-gradiger Impression kaum zu umgehen. Die Kenntnis und Erinnerung an diese Schwierigkeit und an das mit der sekundären Wiederherstellung verbundene lange Kranken-lager sollten die erstversorgenden Aerzte veranlassen, bei Mittelgesichtsverletzungen alle Möglichkeiten der primären Wiederherstellung voll auszunutzen.

Literatur: Wilflingseder, P.: Cancellous Bone grafts. S. afr. med. J., 31 (1957), S. 1267—1271.

Aus der II. Chirurgischen Universitätsklinik in Wien
(Vorstand: Prof. Dr. H. K u n z)

Traumatische Veränderungen der Wirbelsäule

Von **G. Salem** und **W. Wehrle**

Mit 2 Abbildungen

Aus dem großen Gebiet der Wirbelsäulenverletzungen möchten wir die Frakturen der Wirbelsäule und hier im besonderen jene ohne Rückenmarksverletzungen, herausgreifen. Während noch um die Jahrhundertwende die Diagnose Wirbelbruch praktisch gleichbedeutend war mit dem Vorliegen einer Querschnittslähmung, wissen wir heute, daß nur rund 15% der erkannten Wirbelbrüche mit Lähmungen vergesellschaftet sind. In seltenen Fällen kann es aber auch bei Kontusionen und Distorsionen der Wirbelsäule zur Rückenmarksschädigung kommen. Da also die Mehrzahl der Wirbelsäulenbrüche keine Lähmung zeigt und überdies manche Verletzte subjektiv fast beschwerdefrei sind, kommt es immer wieder vor, daß Wirbelfrakturen übersehen werden. Vor allem dann, wenn die oft nicht sehr starken Schmerzen durch andere Verletzungen überdeckt sind. So wurde in unserem Untersuchungsgut in fast 7% die Diagnose Wirbelbruch nicht bei der ersten Untersuchung, sondern erst nach einigen Tagen gestellt. Wir fanden ferner, daß 10% der Verletzten nicht mit der Rettung, sondern mit Privatwagen, ja zum Teil sogar zu Fuß an die Klinik kamen. Fast ein Drittel der behandelten Patienten wurden nicht am Unfallstag, sondern erst in den folgenden Tagen eingewiesen. Wenn daher nach einem Unfall ein Wirbelkörper über seinem Dornfortsatz druck- und klopfempfindlich ist und Stauchungsschmerzen von Kopf und Schulter auszulösen sind, so liegt der Verdacht eines Wirbel-

bruches nahe und wir müssen durch eine Röntgenuntersuchung die klinische Verdachtsdiagnose bestätigen bzw. aus-
schließen. Weichteilschwellung und Gibbus können, müssen
aber nicht zu sehen sein. Mitunter kann man bei Muskel- und
Bandrissen in der Umgebung des Dornfortsatzes sogar eine
Delle nachweisen. Retroperitoneale Hämatome können gelegentlich so starke peritoneale Beschwerden hervorrufen, daß
eine Laparotomie in Erwägung gezogen werden kann. Da
relativ häufig nicht nur benachbarte, sondern auch weit aus-
einanderliegende Wirbel durch das gleiche Unfallsereignis
betroffen sein können, empfiehlt es sich, die ganze Wirbelsäule zu untersuchen und zunächst Röntgenübersichtsauf-
nahmen mit Einstellung des Zentralstrahles auf den vermutlich verletzten Wirbel in anterior-posteriorer und seitlicher
Richtung vorzunehmen. Bei dieser Aufnahmetechnik ist jedoch nicht immer die ganze Schwere der Verletzung zu erkennen. Außerdem können Knochensplitter, die in den
Wirbelkanal verlagert sind, genauso leicht übersehen werden
wie Wirbelbögen- und Gelenksfortsatzbrüche. Es ist daher
notwendig, bei gewissen Fällen, vor allem, wenn die Symptome einer Querschnittslähmung vorliegen, durch Röntgenaufnahmen in schräger Richtung bzw. durch Tomographie
einen besseren Ueberblick über das Ausmaß der Verletzungen
zu bekommen. Durch Transport und Lagerung kann es,
worauf schon Titze hingewiesen hat, zu Stellungskorrek-
turen kommen. Dadurch kann manchmal die Diskrepanz
zwischen den geringen röntgenologisch nachweisbaren Veränderungen und dem schweren klinischen Bild mit Querschnittslähmung erklärt werden.

Bei der Mehrzahl unserer Fälle waren die Verletzungen
durch Sturz aus mehr oder minder großer Höhe im Rahmen
von Verkehrsunfällen und schon viel seltener durch Auf-
treffen schwerer Gegenstände auf den Rücken zustande gekommen. Es überwiegen die Biegungs- und Stauchungsbrüche,
aber auch Abscherungs- und Drehbrüche wurden, zum Teil
kombiniert, beobachtet. In Uebereinstimmung mit der Tatsache, daß gewöhnlich nur ein schweres Trauma zum Bruch
einer normalen Wirbelsäule führt, finden sich häufig Nebenverletzungen. In unserem Krankengut in einem Fünftel der
Fälle. Meist waren es weitere Knochenbrüche, Nierenläsionen.
Rißquetschwunden und stumpfe Schädeltraumen.

Während normalerweise die Wirbelsäule durch die regu-
lierende Tätigkeit der Rumpfmuskulatur geschützt wird, kann
es unter besonderen Bedingungen, so z. B. durch heftige un-
kontrollierte Abwehr im Schreck, infolge Muskelzugs zu einer
Verstärkung der einwirkenden Gewalt kommen, so daß
Wirbelbrüche entstehen. In diesem Zusammenhang sei noch
erwähnt, daß nach heftigen Krampfanfällen, wie sie z. B. bei

3

Tetanus, Eklampsie, E-Schock und bei Strychninvergiftung vorkommen, Frakturen im Bereiche der mittleren Brustwirbelsäule auftreten können. Auf Grund experimenteller Studien konnte L o b zeigen, daß eine Dauerbelastung von rund 250 kg zu Wirbelbrüchen führt. Nach den Versuchen B a u m a n n s kann sich nach schrittweiser Steigerung der Belastung bis zu 600 kg ein komprimierter Wirbelsäulenabschnitt anschließend wieder

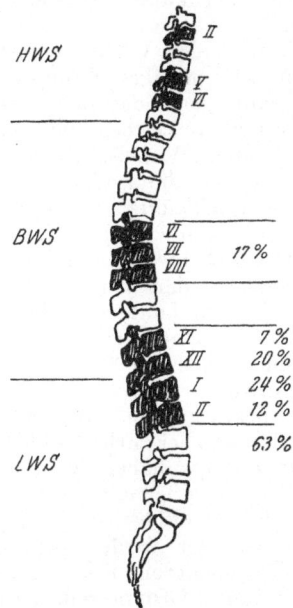

Abb. 1. Schematische Darstellung der Wirbelsäule. Die schwarz angelegten Wirbelkörper zeigen die Prädilektionsstellen der Verletzungen an

aufrichten, es bleibt allerdings eine herabgesetzte Widerstandskraft zurück.

Unter pathologischen Verhältnissen, wie z. B. bei Osteoporose, kann auch ein geringeres Trauma zu einem Wirbelbruch führen. Auch nach langfristiger Cortison- und ACTH-Behandlung wurden derartige Verletzungen beobachtet (C u r t i s und C l a r k). Neben dem Cortison dürften rheumatische Entzündungen, Inaktivität und altersbedingte Knochenatrophien mit eine Rolle spielen.

Bevorzugter Sitz der unfallbedingten Wirbelbrüche ist der Uebergang der Brustkyphose in die Lendenlordose. In unserem Untersuchungsgut war bei Wirbelbrüchen ohne

4

Lähmungen am häufigsten der 1. Lendenwirbel gebrochen (24%). Ihm folgten die beiden benachbarten Wirbel, also der 12. Brustwirbel (20%) und der 2. Lendenwirbel (12%). Im weiteren Abstand war der 11. Brustwirbel (7%) Sitz von Veränderungen. Prädilektionsstellen sind ferner der 6., 7. und 8. Brustwirbel (zusammen 17%) und im Bereiche der Halswirbelsäule Epistropheus sowie 5. und 6. Halswirbel (siehe Abb. 1).

In einem Fünftel der Fälle war gleichzeitig mehr als 1 Wirbel gebrochen.

Bei einer Einteilung der Wirbeltraumen ohne nervale Schädigung können wir mehrere Gruppen unterscheiden. Erstens die große Gruppe der Kontusionen und Distorsionen ohne röntgenologisch faßbare Zeichen, die nach einer Statistik von Lob über 60% aller Wirbelsäulentraumen überhaupt ausmachen. Dann kommen die isolierten Bandscheibenverletzungen, die aber sehr schwierig und bei der ersten Untersuchung oftmals überhaupt nicht diagnostiziert werden können. Einen wichtigen Hinweis stellt die Verschmälerung des Zwischenwirbelraumes dar. Das Ausmaß einer Bandscheibenläsion kann erst im Lauf eines Jahres an der Ausbildung der lokalen Spondylarthrosis traumatica mit Knochenschalen, Randwulst- und Brückenbildung u. a. erkannt werden. Als dritte Gruppe können wir die isolierten Wirbelkörperbrüche herausgreifen mit der klassischen keilförmigen Verschmälerung bei Erhaltenbleiben der Bandscheiben. Als vierte Gruppe haben wir die Wirbelkörperbrüche mit Bandscheibenverletzungen, wo z. B. trichterförmige Einbrüche der Bandscheiben in den Wirbelkörper und Absprengungen von der Vorder- oder Seitenwand des Wirbelkörpers mit Verschmälerung des Zwischenwirbelraumes zu sehen sind. In die fünfte Gruppe reihen wir den voll ausgebildeten schweren, als unstabil anzusprechenden Wirbelsäulenbruch. Hier finden wir: ausgeprägte Gibbusbildung und Knickbildung in der Frontalebene, Subluxation der kleinen Wirbelgelenke und Klaffen der Dornfortsätze, Bogenwurzel- und Gelenksfortsatzbrüche. Letztere werden häufig übersehen und sind oft nur bei Röntgenaufnahmen in schräger Richtung oder durch Tomographie zu erfassen. Da Hinterwand und Bogenwurzel den tragenden Teil der Wirbelsäule bilden, beeinträchtigen Läsionen in diesem Bereich die Stabilität in hohem Maße und gefährden das Rückenmark.

An der Halswirbelsäule finden wir auf Grund ihres besonderen Baues häufig Luxationen bzw. Luxationsfrakturen. Davon zu trennen ist die oftmals fälschlich als Subluxation bezeichnete „blockierte Fehlstellung der Halswirbelsäule" in den kopfnahen Gelenken. Diese kann durch chiropraktische Manipulationen rasch, oder schonend durch eine Schanzsche

Wattekrawatte, behoben werden. Relativ häufig kommt es zu Frakturen des Dens epistrophei mit oder ohne Luxation des Atlas. In neuerer Zeit wurde eindringlich darauf hingewiesen, daß bei Schädeltraumen eine genaue Untersuchung der Halswirbelsäule erfolgen soll, da durch die Beschwerden der Commotio oder Contusio mitunter eine Halswirbelverletzung verschleiert wird.

Im Bereiche des 1. bis 11. Brustwirbels finden wir nur selten schwere Frakturen, da die Brustwirbelsäule durch den Brustkorb geschützt ist.

Die am Uebergang von der relativ starren Brustwirbelsäule in den beweglicheren Lendenabschnitt liegenden beiden letzten Brustwirbel bilden mit denen der Lendenwirbelsäule eine funktionelle Einheit. Ihre Verletzungen werden mit denen der Lendenwirbel in einer Gruppe zusammengefaßt und erfahren auch die gleiche Therapie.

Zur Behandlung von Wirbelbrüchen wurden zahlreiche Methoden ausgearbeitet, doch kann man in der konservativen Behandlung zwei große Richtungen erkennen, und zwar einerseits die „konservativ-funktionelle" Methode, wie sie von Haumann, Magnus u. a. vertreten wird. Hier wird bewußt auf die Aufrichtung des komprimierten Wirbels verzichtet. Die Behandlung besteht in Bettruhe auf harter flacher Unterlage und frühzeitigem Einsetzen der Uebungsbehandlung zur Stärkung der Rumpfmuskulatur. Der andere Weg ist die Aufrichtung des gebrochenen Wirbels und anschließende Fixierung im Gipsmieder bei rascher Mobilisation und aktiver Uebungstherapie, wie er von Böhler und Mitarbeitern empfohlen wird. Wir sind nicht nach einem starren Schema vorgegangen, sondern haben uns nach den besonderen Verhältnissen des Einzelfalles gerichtet.

Brüche und Verrenkungen der Halswirbelsäule werden, wie allgemein, durch Reposition und Ruhigstellung mit Schanzscher Krawatte bzw. mit Kopf-Thorax-Gips behandelt. Besonders achten muß man, daß Frakturen des Dens epistrophei gut reponiert und genügend lange (3 Monate) ruhiggestellt werden, da im Schrifttum Pseudoarthrosenbildung und spätere Luxationen mit Querschnittslähmungen beschrieben wurden.

Die Behandlung von Brüchen der Brustwirbelsäule stellt in der Regel kein therapeutisches Problem dar. Eine drei- bis vierwöchige Bettruhe mit entsprechender Uebungsbehandlung ist meist ausreichend. Bei jüngeren Patienten haben wir bei Brüchen im unteren Anteil der Brustwirbelsäule, um sie rascher zu mobilisieren, ein Gipsstützmieder für zirka sechs Wochen angelegt.

Frakturen der Lendenwirbelsäule und des 11. und 12. Brustwirbels haben wir in der Mehrzahl der Fälle mit einem Gipsmieder behandelt. Es wurde gewöhnlich im ventralen Durchhang eingerichtet und nicht zu sehr auf die genaue anatomische Wiederherstellung des Wirbelkörpers geachtet, die in vielen Fällen auch gar nicht gelingt bzw. sich nicht erhalten läßt. Wir haben vielmehr getrachtet, die Wirbelsäule als Ganzes wieder in normale Stellung und Haltung zu bringen, um Achsenknickungen in der frontal und sagittalen Ebene mit Subluxationsstellung der kleinen Gelenke auszugleichen.

Wir legen das Gipsmieder nie am Urfallstag an, da Schock und Bruchhämaton gelegentlich Störungen, besonders der Darmmotilität, zur Folge haben können. Erst nach gründlicher Darmentleerung und kardialer Untersuchung wird 2 bis 3 Tage nach dem Unfall reponiert und das Gipsmieder angelegt. Der ventrale Durchhang wurde bevorzugt, da uns dieses Repositionsmanöver schonender erscheint. Dort, wo eine gute Muskelerschlaffung für die Reposition notwendig war, haben wir uns nicht gescheut, in Vollnarkose zu reponieren. Nachteilige Folgen der Gipsmiederbehandlung haben wir nie gesehen, die rasche Mobilisierung hat sich sogar günstig auf Stoffwechsel und Heilung ausgewirkt. Mit einer gezielten Heilgymnastik wurde schon einige Tage nach dem Unfall begonnen.

Die durchschnittliche Dauer des Spitalsaufenthaltes betrug 9 Tage, das·Gipsmieder wurde 12 bis 16 Wochen belassen. Das Durchschnittsalter dieser Patientengruppe war 43 Jahre. Nach Abnahme des Gipsmieders haben wir für mehrere Monate noch Heilgymnastik empfohlen, körperliche Betätigung erlaubt und nach einem Jahr die Sporterlaubnis gegeben.

In den Fällen, wo auf Grund des vorgeschrittenen Alters, wegen Adipositas, kardialer Beschwerden usw. eine Gipsmiederbehandlung kontraindiziert war, wurde die konservativ funktionelle Methode angewendet, wobei 2 bis 8 Wochen Bettruhe mit Uebungsbehandlung verordnet wurden. Das Durchschnittsalter dieser Patienten betrug 62 Jahre.

In den Jahren 1955 bis 1960 wurden an der II. Chirurgischen Universitäts-Klinik 145 Patienten mit Wirbelbrüchen im Alter von 11 bis 78 Jahren (70 Männer, 75 Frauen) stationär aufgenommen. 8 von diesen hatten so schwere Nebenverletzungen erlitten, daß sie unmittelbar nach der Einlieferung verstarben. Bei 23 waren zusätzlich nervale Schädigungen nachweisbar. Von diesen konnten nur 2 geheilt entlassen werden, 8 sind noch während ihres Spitalsaufenthaltes an den Folgen der Rückenmarksverletzung gestorben. Von den 114 Patienten mit Wirbelbrüchen ohne Rückenmarksbeteiligung konnte die Hälfte bei der Nachuntersuchung erfaßt werden. Von 87 Patienten mit Brüchen der Lendenwirbel und der unteren Brustwirbel wurden 45 in den letzten Monaten nachuntersucht. Bei 25 von diesen haben wir nach Aufrichtung ein Gipsmieder angelegt, 20 wurden nach der konservativ funktionellen Methode behandelt. Das Ergebnis beider Gruppen kann als gut bezeichnet werden. Eine äußerlich erkennbare Gibbusbildung und Deformierung war in keinem Falle aufgetreten. Alle Patienten zeigten gute bis sehr gute Funktion. Nur eine 50jährige Frau mußte ihren Beruf wechseln. Ueber die Hälfte der Patienten waren überdies subjektiv völlig beschwerdefrei, nur ein Siebentel klagte über Beschwerden, wie zeitweise Schmerzen in der Bruchgegend, Kreuzschmerzen, Wetterfühligkeit, steifes Gefühl und Unmöglichkeit, durch längere Zeit gebückt zu arbeiten. Zu einem recht ähnlichen Resultat kommt auch L o b bei einer Gruppe von 47 rein funktionell behandelten Patienten.

Wenn wir die Ergebnisse der mit Gipsmieder behandelten Patienten herausgreifen, so ist das Resultat hier ein noch besseres. Wir dürfen aber diese Fälle nicht ohne weiteres zu einem Vergleich mit der Gruppe der funktionell Behandelten heranziehen, da wir für die Gipsmiederbehandlung sozusagen eine Auslese treffen in bezug auf Alter, Allgemeinzustand usw. Von dieser mit Gipsmieder behandelten Gruppe waren zwei Drittel völlig beschwerdefrei und nur ein Zwölftel hatte Beschwerden der oben geschilderten Art. In einem Viertel der Fälle konnte bei dieser Gruppe eine annähernd völlige Wiederherstellung der Wirbelkörperform erreicht werden. In keinem Fall hatte sich der Wirbelkörper weiter deformiert, wie wir es doch bei einigen Fällen der nach der funktionellen Methode Behandelten beobachtet haben.

Wenn wir auch keinen signifikanten Unterschied in den Ergebnissen zwischen der konservativ funktionellen Methode einerseits und der Aufrichtung und Gipsmiederbehandlung anderseits aufzeigen, so sehen wir doch den Vorteil der Gipsmiederbehandlung in der ungleich rascheren Mobilisierung bei röntgenologisch besserem Ausheilungsresultat.

Die in neuerer Zeit vor allem von N i k o l l und D e h n e propagierte Mobilisierung schon in der ersten Woche ohne Reposition und Gipsmieder haben wir in jüngster Zeit nur bei einigen Verletzungen der Brustwirbelsäule mit gutem Erfolg versucht. Es fehlen uns aber eigene Erfahrungen, die zeigen, ob sie auch bei schweren Bruchformen der unteren Brust- und Lendenwirbelsäule ebenso gute Dauerresultate bringt.

Die auf den verletzten Bereich beschränkte Spondylarthrosis deformans traumatica konnte in zwei Dritteln unseres Nachuntersuchungsgutes gefunden werden. Sie war nach Traumen der Lendenwirbel und unteren Brustwirbelsäule etwas häufiger zu finden als bei denen der übrigen Brustwirbelsäule. Die allgemeine Spondylarthrosis deformans

war nicht öfter zu beobachten, als sie den jeweiligen Alters-
klassen entsprach. Eine wesentliche Voraussetzung für die
Tragfähigkeit des verletzten Areals bildet die Ausheilung des
verletzten Muskelbandapparates im Bereich des Wirbelkörper-
anhangsgebildes. Mächtige brückenbildende Knochenspangen
geben ein genauso günstiges Ausheilungsergebnis wie die
manchmal zu beobachtende Blockbildung zweier verletzter

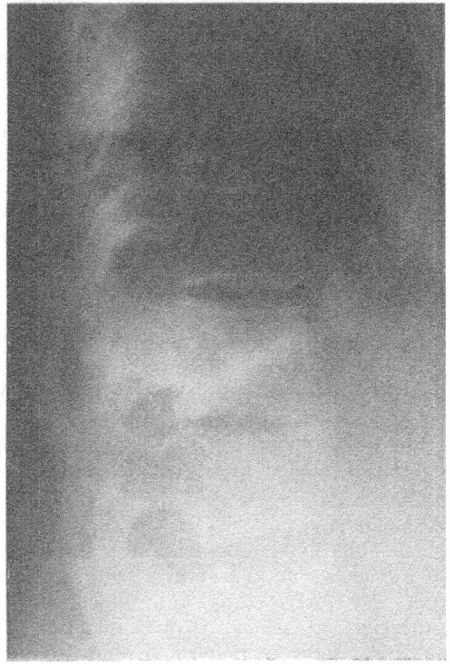

Abb. 2. Blockbildung zwischen zwölftem Brustwirbel und erstem
Lendenwirbel durch brückenbildende Knochenspangen nach Verletzung dieser beiden Wirbelkörper

Wirbelkörper (Abb. 2). Auffallend ist, daß dadurch die Beweglichkeit nicht merklich eingeschränkt wird.

Aus dem Röntgenbild allein darf man nicht auf das
Vorhandensein oder Fehlen von Beschwerden schließen. Wir
wissen, daß nicht alle durch das Röntgenbild aufgedeckten
Befunde Beschwerden verursachen. Im Gegensatz dazu haben
wir gelegentlich bei heftigeren Beschwerden keine objektiv
faßbaren klinischen oder röntgenologischen Befunde erheben
können. Für jeden begutachteten Einzelfall muß daher erneut

die Arbeit geleistet werden, für die geklagten Symptome eine objektive Grundlage zu finden (Lob). Aus dem Kausalitätsbedürfnis heraus sind wir oft nur allzu leicht geneigt, in jedem im Röntgen erhobenen Befund die Ursache für die vom Patienten geklagten Beschwerden zu suchen. Nicht so selten liegen die Ursachen außerhalb der Wirbelsäule.

In den meisten Fällen gelingt es jedoch, einen Rückgang der Beschwerden durch Auflockerung und Kräftigung der Rückenmuskulatur, wie sie durch Wärme, Heilmassage, Gymnastik und Thermalbäderbehandlung erzielt wird, zu erreichen.

In Uebereinstimmung mit B ö h l e r , B ü r k l e d e l a C a m p , L o b u. a. fanden auch wir in unserem Krankengut keinen klinisch in Erscheinung getretenen Bandscheibenvorfall im Bereich der Verletzung. Nervale Schädigungen waren — wenn sie nicht unmittelbar im Gefolge des Unfalles auftraten — auch von uns weder bei der Behandlung noch bei der Nachuntersuchung von Wirbelbrüchen beobachtet worden.

Wir werden einem Verletzten mit Wirbelbruch ohne nervale Schädigung eine absolut günstige Prognose stellen können. Wir können ihm auch ein langes Krankenlager ersparen, nicht ersparen aber sollen wir ihm eine über Monate gehende, möglichst frühzeitig einsetzende Heilgymnastik.

L i t e r a t u r : Baumann, E.: Zbl. Chir. (1949), S. 1265. — Böhler, L.: Technik der Knochenbruchbehandlung. Bd. 1. Maudrich 1951, 13. Aufl. — Bürkle de la Camp, H.: Langenbecks Arch. klin. Chir., 267 (1951), S. 479. — Dehne, E. und Schubert, J.: US Armed Forces med. J., 9 (1958), S. 1736—1744. — Haumann: Wirbelbrüche und ihre Endergebnisse. Stuttgart: Enke. 1930. — Lob, A.: Die Wirbelsäulenverletzungen und ihre Ausheilung. Stuttgart: Thieme. 1954. — Magnus, G.: Arch. orth. Chir., 29 (1931), S. 277. — Derselbe: Handbuch der gesamten Unfallheilkunde, IV (1934). — Derselbe: Arch. klin. Chir., 191 (1938), S. 547. — Nicoll, E. A.: J. Bone Surg., 31 (1949), S. 376. — Titze, A.: Chirurg, 22, 12 (1951), S. 559.

Aus dem Neurologischen Institut der Universität Wien
(Vorstand: Prof. Dr. F. Seitelberger)

Die pathologische Anatomie und Histologie der Rückenmarkstraumen

Von K. Jellinger

Mit 2 Abbildungen

Die zur Beurteilung der akuten klinischen Syndrome, ihres Verlaufes und ihrer Prognose wichtige Morphologie und Pathogenese der traumatischen Rückenmarksschäden haben seit den grundlegenden Untersuchungen von Foerster und Marburg zunehmende Beachtung und Aufklärung gefunden. Während im Kriege naturgemäß direkte und indirekte Schußverletzungen vorherrschen, sind die medullären Traumen in Friedenszeiten meist durch unmittelbare oder übertragene stumpfe Gewalteinwirkung auf die Wirbelsäule mit Verbiegung, Hyperextension und Zerrung, Fraktur, Luxation oder Luxationsfraktur, akute Diskushernien und -rupturen infolge Sturz, Stoß, Schlag oder Anprall bedingt. Wie am Gehirn werden entsprechend dem Verhalten der Dura offene und gedeckte Spinalverletzungen unterschieden.

Direkte Geschoßeinwirkung, Knochensplitter sowie andere scharfe Gewalteinwirkungen, ferner starke Wirbeldislokation können zu kompletter oder partieller Durchtrennung des Rückenmarks mit Durazerreißung, d. h. zur offenen Verletzung, führen. Die Schädigung des Spinalquerschnittes hängt nicht nur von der Gewebsdurchtrennung, sondern auch von der sie umgebenden Gewebsprellung ab. Auch eine Rückenmarkswunde geringeren Ausmaßes kann klinisch zur Querschnittsläsion führen, wenn eine ausgedehnte Prellzone vorhanden ist.

Bei der R ü c k e n m a r k s w u n d e lassen sich, wie bei der Hirnwunde, drei Stadien des Prozeßgeschehens erkennen. Im ersten Stadium liegen histologisch zunächst zwei Zonen vor: Die Trümmerzone mit Blutungen und zerstörten Gewebsbestandteilen sowie die angrenzende Quetschungszone mit dichtstehenden Rhexisblutungen. Zerfalls- und Verflüssigungsvorgänge verwischen bald die Grenzen dieser beiden Zonen. Bei nicht infizierten Wunden kommt es frühzeitig zum Auftreten eines passageren O e d e m s. Infizierte offene Spinalverletzungen sowie traumatische Rückenmarksabszesse sind selten (L i n k und S c h l e u s s i n g, K l a u e). Im zweiten Stadium treten Resorptions- und Organisationsvorgänge mit Bildung von mesodermalem Granulationsgewebe aus einer peripheren „Wucherungszone" hervor, die als Ausgang der Wundheilung zur kollagen-bindegewebigen Rückenmarksn a r b e führen.

Als sogenannte F e r n s c h ä d i g u n g e n können kranial und kaudal der Rückenmarkswunde die bei den gedeckten Traumen besprochenen N e k r o s e n und N e k r o s e z y s t e n auftreten. Folgen jeder tiefgreifenden Spinalschädigung stellen ferner die s e k u n d ä r e n D e g e n e r a t i o n e n dar. Subd u r a l e und s u b a r a c h n o i d a l e B l u t u n g e n haben nur geringe Bedeutung und führen nie zu Kompressionserscheinungen, während die selten auftretende direkte eitrige s p i n a l e L e p t o m e n i n g i t i s sich mitunter bis zur Hirnbasis ausbreiten kann (L i n k). Eine posttraumatische, von einer Rückenmarkswunde fortgeleitete M y e l i t i s wird nur vereinzelt beobachtet (B e n d a).

Durch indirekte Fortleitung der einwirkenden stumpfen oder seltener scharfen Gewalt ohne Eröffnung der Dura — oft auch ohne Eröffnung des Wirbelkanals — kommt es zu g e d e c k t e n Spinalverletzungen („Prellschädigungen des Rückenmarks" — F o e r s t e r, „Kontusionen" — K l a u e), die häufig durch schwere hämodynamische Durchblutungsstörungen kompliziert sind. Zwischen der Schwere der traumatischen Wirbelläsion und der Intensität bzw. Ausdehnung der medullären Schädigung müssen keine festen Beziehungen bestehen, da die Wirbelverletzungen oft relativ geringfügig sind. Gedeckte Rückenmarksverletzungen kommen aber auch ohne Schädigung der Wirbelsäule durch „Fernwirkung" zustande.

Als wichtigste morphologisch faßbare Folgen der gedeckten Rückenmarkstraumen sind zu nennen:

1. Extraspinale Blutungen oder Kontusionen der spinalen Häute.

2. Kompressionsnekrosen bzw. Quetschungen des Rückenmarks.

3. Spinale Kontusionen mit Partial- oder Querschnittsläsion („Hauptherd").
4. Zentrale Blutungen, Stiftnekrosen und Nekrosezysten
als „Fernschäden".
5. Echte Hämatomyelien.
6. Sekundäre Reaktivschäden des Rückenmarks — Oedem,
Lückenherde usw.
7. Posttraumatische Spätschäden — Meningo- und Myelopathien, Zystenbildungen und Sekundärdegenerationen.
   ad 1. Epi-, subdurale und Subarachnoidal-
blutungen sind am Rückenmark im allgemeinen von geringer Bedeutung, da sie sich leicht in der Längsachse ausbreiten
können und im frischen Zustand praktisch niemals raum-
beengend wirken. Subarachnoidale Blutungen können — im
Gegensatz zu den Hirnkontusionen — sogar fehlen.

Erst durch später einsetzende Organisationsvorgänge mit
Verklebung, Narben- und Zystenbildung können als Spätkomplikationen adhäsive chronische Arachnoitiden mit
Druckerscheinungen und Störungen der Liquorzirkulation (M a u s
und K r ü g e r) sowie posttraumatische Meningo-
p a t h i e n mit sekundärer partieller oder kompletter Querschnitts-
myelopathie (M a c k e n und M a r t i n) auftreten. Daneben sind
auch seltene Komplikationen durch posttraumatische
S u b - u n d E p i d u r a l h ä m a t o m e bekannt (R a d e r; G r u -
n e r und L a p r e s l e).
   ad 2. K o m p r e s s i o n e n durch verschobene Wirbelkörper, Bandscheibenteile oder Knochensplitter bei intakter
Dura bewirken eine oberflächliche oder komplette Abquet-
schung der Medulla spinalis mit direkter traumatischer
Gewebszerstörung und Nekrose, die einen typischen histologischen Prozeßverlauf erkennen läßt.
   ad 3. Die R ü c k e n m a r k s k o n t u s i o n e n sind gekennzeichnet durch Blutungen und Gewebsnekrosen im Bereich
eines großen, meist den ganzen Querschnitt einnehmenden
„Hauptherdes" am Ort der Gewalteinwirkung, der sich über
ein oder oft mehrere Segmente erstreckt. Nach den Längsschnittuntersuchungen von K l a u e verhalten sich diese spinalen Gewebsveränderungen in Qualität und Ablauf analog
jenen der Hirnprellungen und lassen die drei typischen
Stadien der Erweichung nach S p a t z erkennen.
   Im ersten Stadium finden sich multiple perivasale
R h e x i s b l u t u n g e n bevorzugt in der grauen Substanz, oft
aber auch über den ganzen Querschnitt verstreut. In leichteren Fällen können sich die Hämorrhagien auf das Hinterhorn
oder das ventrale Hinterstrangsfeld einer Seite oder auf das
Gebiet um den Zentralkanal beschränken.

   Ein 60jähriger Mann, chron. Alk., erleidet nach Sturz aus
dem Bett eine akute Querschnittslähmung in Höhe von C 4 und

verstirbt 24 Stunden später nach Glissonextension durch bulbäre
Atemlähmung. Der pathologische Befund ergibt eine Fraktur des
Dornfortsatzes des 4. Halswirbels, Sprengung der Bandscheibe zwischen 4. und 5. HWK und Einriß der Bandscheibe zwischen 5. und
6. HWK. Das Halsmark zeigt makroskopisch starke Verquellung
und verwaschene Struktur im oberen und unteren Abschnitt,
während in den Segmenten C 4/5 streifige Blutungen um den
Zentralkanal und im linken Hinterhorn hervortreten. Histologisch
bestehen ein schweres Oedem in den zentralen Markbereichen,
ferner frische Blutungen nahe dem Zentralkanal und im linken
Hinterhorn an der Grenze zwischen grauer und weißer Substanz
sowie eine frische hämorrhagische Nekrose im ventralen Hinterstrangfeld.

Durch Hinzutreten einer kompletten Nekrose mit Zerfall des funktionstragenden Parenchyms und der Glia kommt
es rasch zum Verlust der Querschnittsstruktur. Das frühzeitig
auftretende Oedem bedingt eine Verqellung des Herdzen-
trums und reicht über dieses kranial und kaudal hinaus, was
für die Progredienz der klinischen Ausfälle verantwortlich
gemacht wird (Klaue, Peters).

Im zweiten Stadium erfolgt durch Wucherung des Gefäßmesenchyms und Körnchenzellbildung die Resorption und
Verflüssigung der Nekrose bis zur völligen Querschnittsauf-
lösung unter Erhaltung eines bindegewebigen Netzwerkes. Es
folgt die von einer peripheren „Wucherungszone" ausgehende
Organisation. Gleichzeitig beginnen sekundäre Degenerationen.

Das Endstadium der spinalen Kontusion ist eine solide
Bindegewebsnarbe. Das Rückenmark ist im Verletzungs-
bereich in einen eingesunkenen, schwieligen Strang umgewan-
delt und zirkulär unter Ummauerung der örtlichen Nerven-
wurzeln mit den verdickten Häuten verbacken. Selten trifft
man in der Narbe noch Blutpigment an, da dieses infolge
besserer Resorptionsverhältnisse rascher als bei den Hirnverletzungen zu verschwinden scheint (Klaue, Peters).

ad 4. Neben typischen Quetschungs- und Kontusionsherden treten häufig eigenartige stiftförmige Blutungen und
Erweichungen auf, die als „Fernschäden" oder „Nebenherde"
des Traumas in verschiedener Lokalisation seit langem bekannt sind, wenn auch ihre Entstehung zunächst unklar blieb.
Diese Veränderungen können auch als „Hauptherd" ohne
direkte traumatische Querschnittsläsionen vorkommen.

Kranial und kaudal der Verletzungsstelle breiten sich die
Blutungen oder hämorrhagischen Nekrosen oft in der Längs-
richtung des Rückenmarks über weite Bereiche aus und
ergeben das Bild einer plurisegmentalen stiftförmigen
Blutung bzw. roten Erweichung, welche dem in der
Klinik üblichen Begriff der „Hämatomyelie" entspricht

(Abb. 1). Diese dorsalen Röhrenblutungen (Marburg) haben ihren bevorzugten Sitz im Hinterhorn an der Grenze zwischen grauer und weißer Substanz sowie in den ventralen Hinterstrangfeldern. In gleicher Lokalisation finden sich die insbesondere bei traumatischen Schädigungen, Hyperextension oder akuter

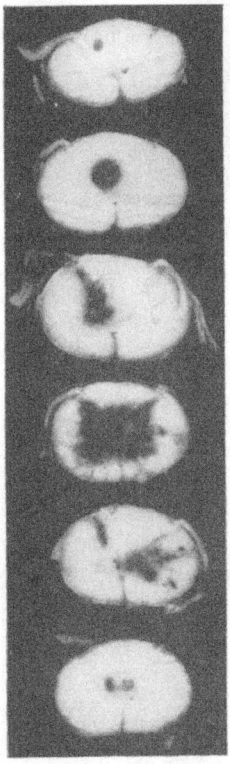

Abb. 1. Zentrale, stiftförmige, hämorrhagische Erweichung bei Kontusion des Halsmarkes

Diskushernie der Halswirbelsäule auftretenden zentromedullären Nekrosestifte als morphologisches Korrelat des klinischen Syndroms der „akuten zentralen Halsmarkverletzung" (Schneider und Mitarbeiter).

Ein 50jähriger Mann erleidet durch Sturz im Rausch eine Halswirbelluxation des 4. und 5. HWK mit komplettem Querschnitt in C 5 und kommt trotz idealer Reposition nach 5 Tagen

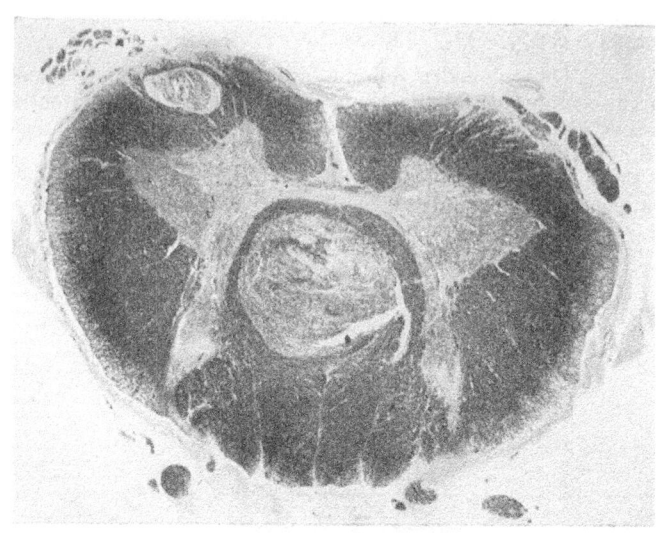

Abb. 2a. Rückenmark. Segment C 8. Paraffin. Heidenhain. 14mal.
Umschriebene Nekrose in den ventralen Hinterstrangfeldern.
Kleine, gleichartige Nekrose im linken Vorderseitenstrang

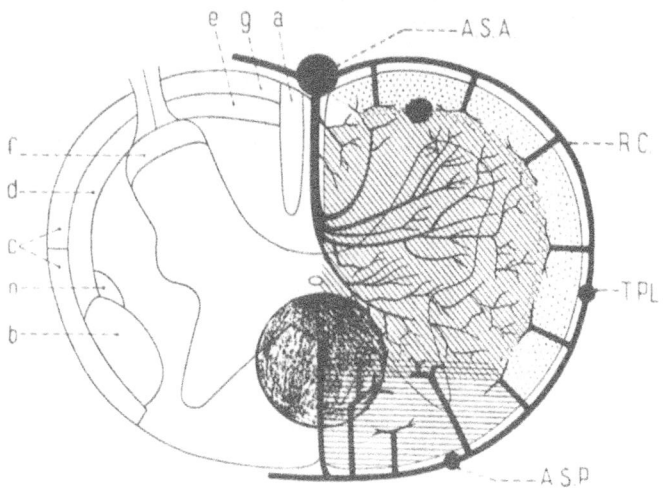

Abb. 2b. Schema der intramedullären arteriellen Versorgungs-
gebiete (nach Corbin). Gebiet der A. spinalis ant. schräg-
gestreift. Gebiet der A. spinalis post. quergestreift. Peripheres
Versorgungsgebiet punktiert. Die Nekrosen entsprechend Abb. 2a
sind an den Grenzzonen lokalisiert

A. S. A. — Art. spinalis anterior; R. C. — Ramus circumflexus;
A. S. P. — Art. spinalis posterior; T. P. L. — Truncus postero-
lateralis

unter bulbären Zeichen ad exitum. Es besteht eine Luxationsfraktur des 4. HWK mit Absprengung eines kleinen Knochen-
splitters und Bandzerreißung zwischen 4. und 5. HWK. Das
Rückenmark zeigt eine partielle Nekrose in C 3—5, darunter eine
zentrale, stiftförmige Erweichung bis zum oberen Brustmark sowie
Oedem, Lückenbildung und Blutungen im obersten Halsabschnitt.
Histologisch findet sich nbeen der inkompletten Querschnitts-
nekrose (Stadium II) in C 4/5 eine von C 6 bis D 4, also
8 Segmente kaudal der Lokalschädigung, reichende, umschriebene
zentromedulläre Läsion im ventralen Hinterstrang mit größter
Ausbreitung zwischen C 7 und D 3. Im Segment C 7/8 tritt eine
gleichartige, kleine Nekrose im linken Vorderseitenstrang hinzu
(Abb. 2a). Oberhalb der Kontusion erstrecken sich kleine Blutungen und umschriebene Nekrosen im Hinterhorn und ventralen
Hinterstrangfeld bis in Höhe von C 1/2.

Von besonderem Interesse sind die bei Luxationen oder
anderen Affektionen der unteren Halswirbelsäule neben spinalen Lokalläsionen als „Fernschäden" auftretenden hämorrhagischen Totalerweichungen im Segment D 4 mit konischer
Kranio-Kaudalausdehnung (Zülch, Schneider und Mitarbeiter u. a.), doch können sie auch im Lendenabschnitt auftreten (Gagel) bzw. sich vom mittleren Brustmark bis zum
Konus erstrecken. Große Erweichungsstifte finden sich ferner
oberhalb der Lokalschädigung, wie bei einem eigenen Fall
mit Schußfraktur des siebenten Brustwirbels, der außer umschriebener Kontusion eine konische Erweichung von D 8
bis D 3 mit Maximum in D 4/5 bot. Diese „Fernschädigun-
gen" erklären die erst kürzlich wieder von D. Tönnis
statistisch hervorgehobene Höhendiskrepanz zwischen Wirbel-
verletzung und klinischem Syndrom, sind aber auch morphologischer Ausdruck der ohne Wirbelläsionen auftretenden
traumatischen Rückenmarksausfälle.

Histologisch imponieren diese Läsionen als isolierte, von
der intakten Umgebung scharf abgesetzte Herde mit
spongiösem Markscheiden- und Axonzerfall, frischen Blutungen, meist jedoch ohne reaktive Wucherung des Gefäßmesenchyms und der Glia. Sie wurden von Marburg und Klaue
als „Zysten mit nekrotischem Inhalt" beschrieben,
welche verflüssigt und später von einem Körnchenzellwall
gliogener Herkunft und schließlich von einer gliösen Ver-
dichtungszone mit Faserfilz umgeben werden. Sie zeigen im
allgemeinen keine Resorption und Organisation, sondern ver-
harren im Nekrosestadium, weshalb sie als sogenannte Dauernekrosen im Sinne von Spatz aufgefaßt wurden.

Neben Totalnekrosen mit Ausgang in Höhlenbildung
oder auch bindegewebige Substitution können vorwiegend an
den Rändern des Hauptherdes unvollständige Nekrosezonen
auftreten, deren Endstadium die gliöse Narbe ist und die
sich allmählich in das gesunde Gewebe verlieren.

ad 5. Die häufige anatomische Nachweisbarkeit derartiger zentraler Rückenmarksnekrosen nach Trauma erfordert nach K l a u e, Z ü l c h u. a. eine Revison des klinischen Begriffs der Hämatomyelie, die man immer noch zu diagnostizieren pflegt, wenn eine Spinalschädigung plötzlich einsetzt und später mit intramedullärer Symptomatik einhergeht. Während echte Hämatomyelien infolge traumatischer Gefäßruptur eine ausgesprochene Rarität sind, entspricht der klinische Terminus n i c h t dem morphologischen und pathogenetischen Tatbestand der zentralen Blutung u n d hämorrhagischen Gewebsnekrose.

ad 6. Zu den S e k u n d ä r v e r ä n d e r u n g e n gehören die sogenannten L ü c k e n f e l d e r, die sich vorwiegend in der Peripherie des Markmantels finden und als Folgen einer Oedemschädigung der weißen Rückenmarkssubstanz aufgefaßt werden (K l a u e, P e t e r s).

ad 7. Hinsichtlich t r a u m a t i s c h e r S p ä t z u s t ä n d e sei darauf verwiesen, daß die zentralen N e k r o s e z y s t e n durch Flüssigkeitsaufnahme an Volumen zunehmen und zu großen, flüssigkeitsgefüllten Höhlen heranwachsen können, die eine raumbeengende Wirkung ähnlich stiftförmigen Gliomen haben und die Progredienz klinischer Symptome erklären können. Ein schönes Beispiel ist eine 17 Jahre nach Spinaltrauma nachgewiesene, zentrale K o n u s z y s t e aus der Sammlung des Instituts, die M a r b u r g auch in seinem Handbuchbeitrag abbildete (Abb. 17). Solche Zysten, die ferner um den Zentralkanal oder nahe den Vorderhörnern liegen können, mögen den immer wieder auftauchenden Gedanken an eine „traumatische Syringomyelie" geweckt haben, doch ist diese sogenannte M y e l o d e l e s e (M a r b u r g) morphologisch und ätiologisch davon strikt abzugrenzen.

Je nach der Ausdehnung der traumatischen Schädigung kommt es bereits frühzeitig zum Auftreten s e k u n d ä r e r S t r a n g d e g e n e r a t i o n e n, ferner können als Folge des Unterganges der Vorderhornzellen degenerative Entmarkungen an den Vorderwurzeln auftreten, während die Hinterwurzeln intakt bleiben.

Ein Endstadium nach zervikaler Kontusion 16 Jahre nach Luxationsfraktur des 2. und 3. HWK mit partieller Rückbildung der spinalen Symptomatik fand sich als Nebenbefund bei einem als „primäre Pallidumatrophie" mit dem klinischen Bild einer Choreo-Athetose publizierten eigenen Fall. Das Rückenmark zeigte eine vom obersten Hals- bis zum oberen Brustabschnitt reichende asymmetrische zystische Umwandlung des dorsalen Querschnitts, allerdings mit starker gliös-mesodermaler Vernarbung, sekundärer Gefäßwandreaktion, Pseudokalkdepots und Verklebung mit den verdickten Häuten, ferner aufsteigender Hinterstrang- und absteigender Pyramidenbahndegeneration beiderseits.

Seltene posttraumatische Myelomalazien (Bodechtel, Kyratos) sowie Spätmyelopathien sind
durch sekundäre oder komplizierende Noxen — Kreislaufstörungen, Spondylose und Diskarthrose, Meningopathien oder
Arteriosklerose — bedingt (Maus und Krüger, Mairu und
Druckman, Garcin und Mitarbeiter, Jellinger und Neumayer u. a.) oder werden auf die allerdings umstrittenen
progressiven traumatischen Vasopathien (Foerster, Marburg, Henneaux) bezogen.

In der Pathogenese der traumatischen Rückenmarksschäden spielen zwei Faktoren eine entscheidende Rolle:
1. die örtliche, unmittelbar mechanisch bedingte, also im
Moment der Gewalteinwirkung zustande kommende, direkte
oder indirekte Gewebsschädigung, und 2. primäre und sekundäre Zirkulationsstörungen mechanischer oder funktio-
neller Genese.

Die Vorstellung, daß es sich bei den traumatischen
Spinalschäden mit Ausnahme des Oedems, von Diapedese-
blutungen und einzelnen Nekrosen im Spätstadium fast
ausschließlich um mechanisch bedingte Veränderungen
handelt (Klaue, Peters), erscheint nicht mehr haltbar, da
eine Reihe der besprochenen Gewebsschäden nach Trauma
hinsichtlich Qualität und Topik alle Merkmale typischer
Folgen von spinaler arterieller Mangeldurchblutung
in sich trägt. Das gilt vor allem für die als sogenannte
Fernschäden oder bei leichterer Gewalteinwirkung auch als
einzige Schädigung auftretenden segmentalen und zentromedullären Nekrosen, welche den aus zahlreichen experimentellen, humanpathologischen und klinischen Erfahrungen bekannten Befunden bei mechanischen, ischämischen oder
nekrotisierenden Spinalprozessen verschiedenster Aetiologie
entsprechen und insbesondere seit Kalm und Zülch auf
eine vasozirkulatorische Entstehung zurückgeführt werden.

Die durch eine unterschiedliche Vaskularisation der
einzelnen Rückenmarksabschnitte (Adamkiewicz, Kady,
Suh und Alexander, Corbin, Lazorthes und Mitarbeiter, Roll, Noeske u. a.) und eine graduell verschiedene
Vulnerabilität derselben gegenüber O_2-Mangel (Blasius und
Zimmermann, Rexed, Krogh u. a.) bedingte differente
hämodynamische Gefährdung der spinalen Gewebsterritorien
sowie die Theorie von den minderdurchbluteten „Grenzzonen"
(Schneider, Zülch) sind als Grundlagen für die Deutung
medullärer Gewebsschäden nach Trauma und ihrer prä-
dilektiven Lokalisation als Folgen spinaler Mangeldurchblutung anwendbar. Lassen sich etwa die bei Halswirbel-
verletzungen häufig auftretenden Ausfälle im oberen Brustmark zwanglos als Grenzzonenausfälle im Sinne von Zülch
auffassen, so weist die bei verschiedenen traumatischen

Wirbelaffektionen oft nachweisbare Schädigung der Hals-
und Lendenmarksanschwellung anderseits darauf hin, daß
nicht nur die „limitropen", sondern auch die durch stärksten
O₂-Bedarf „neuralgischen" Gebiete bevorzugt betroffen sein
können, wobei vermutlich Störungen hämodynamischer Kom-
pensationsvorgänge von Bedeutung sind.
Innerhalb des Einzelsegments liegt eine spezielle Gefährdung an der Grenzzone zwischen dem ventralen und dorsalen
Arteriensystem, die durch die Pyramidenseitenstränge, Hinter-
hörner und ventralen Abschnitte der Hinterstränge bis zum
Zentralkanal verläuft (Abb. 2 b). Die damit identische Prä-
dilektionstopik der zentralen Nekrosestifte und -zysten berechtigt zur Annahme einer besonderen Störungsanfälligkeit
der arteriellen Versorgung dieses Abschnittes, die anderseits
auch die verzögerte oder ausbleibende Abbautätigkeit erklären könnten. Analoges gilt für das Grenzgebiet zwischen
dem zentralen und peripheren Versorgungsgebiet, der Vaso-
korona, was für die gezeigten Läsionen im Vorderseitenstrang
von Bedeutung ist.

Daneben sind vermutlich auch venöse Abfluß-
störungen infolge direkter oder indirekter Beeinträchtigung
der perimedullären Venenplexus für die Entwicklung spinaler
Gewebsläsionen nach Trauma, insbesondere des Oedems und
der als dessen Folgen interpretierten spongiösen Lücken-
felder, herauszustellen (vgl. Sorgo, Stochdorph, Jensen,
Jellinger). Ob sie auch in pathogener Beziehung zu den
Blutungen und zystischen „Dauernekrosen" im ventralen
Hinterstrangfeld stehen, das als ein kritisches Gebiet der
venösen Versorgung, als venöser „Sumpf" (Orthner), gilt,
erscheint noch ungeklärt.

Die hier nur bruchstückhaft angedeutete Problematik
der medullären Durchblutungsstörungen liefert uns zwar den
Schlüssel zum formalgenetischen Verständnis mancher klinisch
wie morphologisch bedeutungsvoller Befunde bei den Rückenmarksverletzungen, doch sind die ursächlichen hämodynamischen und mechanischen Vorgänge am spinalen Gefäßsystem
bei und nach den Traumen noch weitgehend im dunkeln.
Angesichts der überaus komplexen Faktorenkonstellationen
in der spinalen Durchblutungspathologie wird der Morpho-
loge den in jüngster Zeit unternommenen klinisch-statistischen
Versuchen, die traumatischen Rückenmarksschäden auf einheitliche vasale Entstehungmechanismen zurückzuführen
(D. Tönnis), vorläufig doch mit gewisser kritischer Zurückhaltung begegnen müssen. Es sei jedoch abschließend nochmals hervorgehoben, daß den spinalen Zirkulationsstörungen
zweifellos eine weit größere Rolle am Zustandekommen traumatischer Spinalschädigungen zukommt, als bisher angenommen worden war. In der Klinik und Therapie der Rückenmarks-

traumen sollte jedenfalls dieser wichtigen Erkenntnis volle
Rechnung getragen werden. Weiters ergibt sich daraus für die
Zukunft die dringende Forderung nach weiteren systematischen
morphologischen und pathophysiologisch - experimentellen
Untersuchungen des medullären Gefäßsystems, um dessen
Störungsfunktionen in der Pathogenese der Rückenmarks-
traumen einer Klärung zuzuführen und neue klinisch-thera-
peutische Aspekte auf diesem wichtigen Gebiet der modernen
Medizin aufzudecken.

Zusammenfassung: Die traumatischen Rückenmarksschäden werden nach dem Verhalten der Dura in
offene und gedeckte Verletzungen unterschieden. Gegenüber
der eingangs kurz erörterten Rückenmarkswunde und ihren
Komplikationen stehen im Frieden die gedeckten Rückenmarkstraumen ohne Duradurchtrennung im Vordergrund, welche
meist durch stumpfe Gewalteinwirkung auf die Wirbelsäule
bedingt sind, aber auch ohne Wirbelverletzungen auftreten
können. Von den morphologisch nachweisbaren Folgen
primär-traumatischer und sekundär-reaktiver Genese werden
neben den lokalen Kontusionen vor allem die als „Fernschäden" entstehenden segmentalen und stiftförmigen Rückenmarksnekrosen besprochen und dem klinischen Begriff der
„Hämatomyelie" gegenübergestellt. Pathogenetisch wird auf
die neben mechanischen Läsionen morphologisch abzuleitende
Bedeutung spinaler Durchblutungsstörungen für die Entstehung traumatischer Rückenmarksschäden hingewiesen.

Literatur: Adamkiewicz, A.: S.ber. Akad. Wiss. Wien,
Math.-naturw. Kl. Anat. usw., 84 (1881), S. 469. — Benda, C.: In:
Handbuch der ärztlichen Erfahrungen im Weltkrieg. Bd. 8 (1921),
S. 404. — Blasius, W. und Zimmermann, H.: Pflügers Arch., 264
(1957), S. 618. — Bodechtel, G.: Differentialdiagnose neurologi-
scher Krankheitsbilder, S. 268. Stuttgart: G. Thieme. 1958. —
Corbin, J. L.: Anatomie et pathologie artérielles de la moelle.
Paris: Masson. 1961. — Foerster, O.: In: Handbuch der Neuro-
logie. Erg.-Bd. 2, 4. Abschn. Berlin: Springer. 1929. — Gagel,
O.: Zschr. Neur., 174 (1942), S. 670. — Garcin, R., Godlewski, St.
und Rondot, P.: Rev. neurol., 106 (1962), S, 558. — Gruner, J.
und Lapresle, J.: Rev. neurol., 106 (1962), S. 592. — Henneaux, J.:
Acta neurol. psychiat. belg., 61 (1961), S, 281. — Jellinger, K.:
Rev. neurol., 106 (1962), S. 664. — Derselbe: Wien. klin. Wschr.,
74 (1962), S. 721. — Jellinger, K. und Neumayer, E.: Rev. neurol.,
106 (1962), S. 666. — Dieselben: Acta neurol. psychiat. belg., 62
(1962), S. 944. — Jensen, H.: Verh. dtsch. orthop. Ges., 47 (1960),
S. 347. — Kadyi, H.: Ueber die Blutgefäße des menschlichen
Rückenmarks. Lemberg 1899. — Kalm, H.: Dtsch. Z. Nervenhk.,
170 (1953), S. 261. — Klaue, R.: Arch. Psychiatr. Z. Neur., 180
(1948), S. 206. — Derselbe: In: Handbuch der Neurochirurgie,
Bd. VII. Berlin-Göttingen-Heidelberg: Springer-Verlag. 1963. —
Krogh, E.: Acta physiol. scand., 10 (1950), S. 263. — Kyratos,

12

K. G.: Zur Klinik und Pathogenese der Myelomalazien. Diss.
München 1958. — Lazorthes, G., Poulhes, J., Bastide, G., Roulleau,
J. und Chancholle, A. R.: Neurochir., 4 (1958), S. 3. — Lazorthes,
G., Poulhes, J., Bastide, G., Chancholle, A. R. und Zadeh, O.:
Rev. neurol., 106 (1962), S. 537. — Link, K.: In: Ponsold, W.:
Lehrbuch der gerichtlichen Medizin, S. 152. Stuttgart: G. Thieme.
1950. — Link, K. und Schleussing, H.: In: Handbuch der speziellen
pathologischen Anatomie und Histologie, Bd. XIII/3, S. 71. Berlin-
Göttingen-Heidelberg: Springer-Verlag. 1955. — Macken, J. und
Martin, F.: Psychiatr. Neur. (Basel), 117 (1949), S. 121. — Mair,
W. G. P. und Druckman, R.: Brain, 76 (1953), S. 70. — Mar-
burg. O.: Die Kriegsbeschädigungen des Nervensystems. Wies-
baden: J. F. Bergmann. 1917. — Derselbe: Arb. neur. Inst.
Wien. Univ., 22 (1919), S. 498. — Derselbe: In: Handbuch der
Neurologie, Bd. XI/1, S. 100. Berlin: Springer. 1936. —
Maus, T. und Krüger, H.: Dtsch. Z. Nervenhk., 62 (1918), S. 1. —
Noeske, K.: Gegenbauers morph. Jb., 99 (1958), S. 455. —
Orthner, H.: Zit. bei Stochdorph, O. — Peters, G.: Spezielle
Pathologie der Krankheiten des zentralen und peripheren Nerven-
systems. Stuttgart: G. Thieme. 1951. — Derselbe: In: Handbuch
der speziellen pathologischen Anatomie und Histologie, Bd. XIII/3,
S. 126. — Berlin-Göttingen-Heidelberg: Springer-Verlag. 1955. —
Rader, J. P.: New Engld. J. Med., 253 (1955), S. 374. — Rexed,
B.: Acta psychiatr. (Dän.), 15 (1940), S. 365. — Roll, D.: Med.
Diss. Berlin 1959. — Schneider, M.: Verh. dtsch. Ges. Kreisl.-
forsch., 19 (1953), S. 1. — Schneider, R. C.: J. Neurosurg., 12
(1955), S. 95. — Schneider, R. C., Cherry, G. und Pantek, H.: J.
Neurosurg., 11 (1954), S. 546. — Schneider, R. C. und Crosby,
E. C.: Neurology, 9 (1959), S. 643. — Schneider, R. C., Thompson,
J. M. und Bebin, J.: J. Neurol. Neurosurg. Psychiatr., 21 (1958),
S. 216. — Sorgo, W.: Zbl. Neurochir., 11 (1951), S. 109. — Spatz,
H.: Zbl. Neur., 19 (1919), S. 320. — Derselbe: Zschr. Neur., 53
(1920), S. 327. — Derselbe: Zschr. Neur., 167 (1939), S. 301. —
Stochdorph, O.: Zbl. Neurochir. (Wien), Suppl. 7 (1961), S. 386. —
Suh, Th. und Alexander, L.: Arch. Neur. (Am.), 31 (1939), S. 659.
— Tönnis, D.: Verh. dtsch. orthop. Ges., 47 (1960), S. 351. —
Derselbe: Münch. med. Wschr., 103 (1961), S. 1338 und 1370. —
Derselbe: Fschr. Neurol. Psychiatr., 29 (1961), S. 445. — Der-
selbe: Arch. orthop. u. Unfallchir., 53 (1961), S. 433. — Derselbe:
Rückenmarkstrauma und Mangeldurchblutung. Beitr. Neurochir.,
H. 5 (1963). — Zülch, K. J.: Dtsch. Z. Nervenhk., 172 (1954),
S. 81. — Derselbe: Acta Neurochir. (Wien), Suppl. 7 (1961),
S. 51. — Derselbe: Rapp. XXV Réun. Neur. Int. S. 143. Paris:
Masson. 1962.

Aus der Universitäts-Kinderklinik in Wien
(Vorstand: Prof. Dr. H. Asperger)

Allergische Erkrankungen der Niere im Kindesalter

Von A. Rosenkranz

Die vielfältige Problematik dieses Themas soll einerseits auf die derzeitigen Auffassungen über die Bedeutung allergischer Vorgänge bei bestimmten Nephropathien an Hand experimenteller Beobachtungen der Literatur und anderseits auf einige praktisch wichtige Fragen der Diagnostik und Therapie kindlicher Nierenkrankheiten auf Grund eigener Erfahrungen eingeengt werden.

Während bei verschiedenen Erkrankungen die ätiopathogenetische Bedeutung der Allergie weitgehend bewiesen werden kann, ist dies bei den als allergisch aufgefaßten Nephropathien, zu denen die Glomerulonephritis und die idiopathische Lipoidnephrose gerechnet werden, nicht mit gleicher Sicherheit möglich. Die Annahme eines allergischen Geschehens im Entstehungsmechanismus der akuten Glomerulonephritis stützt sich auf verschiedene, teils durch klinische Beobachtungen, teils durch experimentelle Studien fundierte Argumente.

Abgesehen von der diffusen, beidseitigen Erkrankung und dem Fehlen einer Infektiosität sprechen das typische Intervall zwischen auslösendem Infekt und Manifestation der Krankheit sowie der vom Erregertyp unabhängige Krankheitsverlauf in diesem Sinne. Wenn auch bestimmte Typen der Gruppe A der β-hämolysierenden Streptokokken die häufigsten nephritogenen Erreger darstellen, können auch virale Infekte der oberen Luftwege zur Glomerulonephritis führen (Bates[1]). Auch bei dem von uns in letzter Zeit studiertem Krankheitsbild der hereditären Nephritis — auch Alports Syndrom bezeichnet — gehen ebenso häufig virale Infekte den nephritischen Schüben voran[2].

Diese infektiösen oder toxischen Beeinflussungen sollen nun die Nierengewebsproteine derart verändern, daß sie autoantigene Eigenschaften erwerben, somit zur Bildung von Autoantikörpern führen, die nun ihrerseits nicht nur mit dem exogenen Stimulus, sondern eben auch mit dem Nierengewebsantigen reagieren. Solche Autoantikörper gegen menschliches Nierengewebe ließen sich tatsächlich auch in Seren von Nephritispatienten nachweisen, wie dies von Liu und McCrory mittels eines Hämagglutinationstestes nachgewiesen werden konnte[3]. Wenn auch bei dem bekannten Experiment der Masugi-Nephritis ein Fremdantigen verwendet wurde und somit keine unmittelbare Parallele zu den geschilderten Untersuchungen beim Menschen zu bestehen scheint, haben aber Studien der letzten Jahre ergeben, daß die Organspezifität des Antigens für die Entstehung der Nephritis nicht unbedingte Voraussetzung darstellt.

Die prinzipielle Tatsache, daß es im Tierversuch gelingt, Glomerulonephritiden auf allergischer Basis hervorzurufen, läßt sich für die Argumentation einer allergischen Genese dieser Nephropathie beim Menschen ebenso heranziehen wie weitere serologische Untersuchungsergebnisse. So sprechen in dieser Richtung das kontinuierliche Ansteigen der Antinierenantikörper im Verlaufe der Nephritis beim Menschen und im Tierversuch die gleichzeitig erst mit dem Auftreten eines gegen Fremdantigen gerichteten Antikörpers eintretende Nierenschädigung[4].

Was die idiopathische Lipoidnephrose anbelangt, wird auch die Anschauung einer allergischen Genese vertreten[5]. Insbesondere wird auf den niedrigen Serumkomplementtiter sowohl bei akuter Glomerulonephritis wie auch bei Lipoidnephrose besonders von Lange[6] hingewiesen, wobei gleichzeitig mit der klinischen Heilung bei beiden Nephropathien ein deutlicher Komplementanstieg erfolgt. In gleicher Weise sprechen auch Tierversuche von Heyman[7], wodurch ein und dasselbe Agens sowohl eine Nephritis als auch Nephrose produziert werden konnte.

Während also pathogenetisch zwischen Glomerulonephritis und Lipoidnephrose keine allzu großen Differenzen zu bestehen scheinen, ist für den Kliniker — und damit komme ich zum klinischen Teil des Themas — an der Abgrenzung dieser beiden Krankheiten aus diagnostischen und therapeutischen Erwägungen durchaus festzuhalten.

Trotz des zweifellos nicht allzu seltenen Vorkommens sogenannter Nephritis-Nephrose-Mischformen gelingt diese

Differentialdiagnose durch die biochemischen Untersuchungen ohne Schwierigkeiten.

Hypercholesterinämie, Hypoproteinämie und niedriges γ-Globulin sprechen bei ödematösen Kindern im Zusammenhang mit der hohen Proteinurie für ein nephrotisches Syndrom, wobei das Fehlen einer Hämaturie, einer Hypertension und Hyperazotämie für die Diagnose einer reinen, unkomplizierten Lipoidnephrose herangezogen werden kann.

Während durch eine Prednisontherapie eine Lipoidnephrose oft in erstaunlich kurzer Zeit zur Remission gebracht werden kann, ist, abgesehen von vereinzelten gegenteiligen Ansichten[8] bei der Glomerulonephritis, die Glukocorticoidhormontherapie kontraindiziert. Bei der Lipoidnephrose tritt unter einer adäquat dosierten Prednisonbehandlung (2 mg/kg Körpergewicht und Tag) meist schon nach einigen Tagen eine Ausschwemmung der Oedeme und ein Rückgang der Proteinurie ein. Zur vollen biochemischen Remission, die in jedem Fall anzustreben ist, ist eine längerdauernde Therapie nötig, die nach den ersten 2 bis 3 Zehntageserien von Prednison als chronisch intermittierende Behandlung durchgeführt werden soll. Um Rezidive zu vermeiden, hat sich uns bewährt, diese Therapie auch bei einer schon früher eingetretenen vollen klinischen und biochemischen Remission mindestens 1 Jahr fortzusetzen[9, 10].

Bei der Therapie der akuten Glomerulonephritis ist im Kindesalter vor der manchmal noch immer angewandten Hunger- und Durstbehandlung besonders zu warnen. Ein ausreichendes, wenn auch nicht übermäßiges Flüssigkeits- und Kalorienangebot ist auch im akuten Stadium unbedingt notwendig. Auf Grund unserer Beobachtungen kommen des öfteren Kinder mit beträchtlicher Hyperazotämie im Rahmen einer akuten Glomerulonephritis zur Aufnahme, die durch eine infolge der Durstbehandlung provozierten Exsikkose bedingt ist, nach adäquater Flüssigkeitszufuhr rasch schwindet und somit nicht durch eine echte glomeruläre Filtrationsstörung hervorgerufen wird. Fernerhin ist auch nach Abklingen der akuten Erscheinungen der Glomerulonephritis ein vollkommener Eiweißentzug unberechtigt und schädlich. Bei komplikationslosem Verlauf kann durchschnittlich nach 8 bis 10 Tagen eine Eiweißzulage von 0˙5 bis 1˙0 g pro kg Körpergewicht und Tag gegeben werden, ohne daß dadurch die Heilungsdauer der Krankheit verlängert wird[11]. Es braucht nicht näher betont werden, daß dagegen bei der Lipoidnephrose sogar eine eiweißreiche Kost schon am Beginn der Behandlung absolut indiziert ist.

Schließlich soll noch zur praktisch wichtigen Frage der sogenannten Resthämaturie Stellung genommen werden. Die Entscheidung, ob eine sogenannte Resthämaturie nach

4

Nephritis nur mehr eine unbedeutende Folgeerscheinung darstellt, eine noch in Heilung begriffene Nephropathie bedeutet oder schon als Zeichen der chronischen Nephritis gewertet werden muß, kann im allgemeinen nur mittels Funktionsdiagnostik, mitunter sogar nur durch Biopsie gefällt werden. So spricht ein konstant pathologisches Untersuchungsergebnis der Nierenclearance, insbesondere bei gleichzeitig mit der Hämaturie vorhandener Proteinurie, auch unabhängig von den Blutdruckverhältnissen zumindest für eine vorsichtige, oft schon ungünstige Prognose[12].

Die angeschnittenen Probleme sollten nur ausschnittsweise einige wenige, aber theoretisch und praktisch bedeutsame, teilweise noch klärungsbedürftige Probleme der Nephrologie aus der Sicht des Pädiaters aufzeigen.

L i t e r a t u r : [1] Bates, R. C., Jennings, R. B. und Earle, D. P.: Amer. J. Med., 23 (1957), S. 510. — [2] Rosenkranz, A.: (Im Druck.) — [3] Liu, C. T. und McCrory, W.: J. Immunol., 81 (1958), S. 492. — [4] McCrory, W.: Mod. Probl. Pädiatr., 6 (1960), S. 230. Basel-New York. — [5] Kretchmer, N., Barnett, H. L. und Shibuya, M.: Mod. Probl. Pädiatr., 6 (1960), S. 273. — [6] Lange, K.: Kongreßbericht. N. Oesterr. Z. Kinderhk., 6 (1961), S. 71. — [7] Heyman, W.: Klin. Wschr., 36 (1958), S. 293. — [8] Dieckhoff, J., Theile, L. und Theile, H.: Münch. med. Wschr., 102 (1960), S. 1661. — [9] Rosenkranz, A.: Päd. Prax., 1 (1962), S. 533. — [10] Derselbe: Wien. klin. Wschr., 70 (1958), S. 442. — [11] Friederiszick, F. K. und Hoffecker, E.: Mschr. Kinderhk., 107 (1959), S. 497. — [12] Sarre, H.: Dtsch. med. Wschr., 87 (1962), S. 833.

Ueber neue Tuberkulostatika

Von H. Hurni

1952 wurde Iso-Nikotinsäure-Hydrazid (INH) in die Therapie der Tuberkulose eingeführt. An die damals sensationellen Erfolge, die ja zum Teil durch die Tagespresse verbreitet wurden, hat man sich in der Zwischenzeit gewöhnt. Die Wirkung der Kombination INH-PAS (p-Aminosalicylsäure) als Standardtherapie ist zum Maßstab aller neu entdeckten Tuberkulostatika geworden. Präparate, die früher willkommene Waffen im Kampf gegen die Tuberkulose gewesen wären, werden kaum mehr beachtet. Trotzdem können diese Substanzen in speziellen Fällen, beim Versagen der üblichen Therapie wegen Resistenzerscheinungen, lebensrettend wirken, so daß es mir gerechtfertigt erscheint, die in den letzten 10 Jahren gefundenen Tuberkulostatika, die eine gewisse klinische Bedeutung erlangt haben, kurz Revue passieren zu lassen. Ihre Reihenfolge soll nicht eine Wertung bedeuten, sondern sie ist chronologisch bedingt.

Pyrazinamid

Pyrazinamid
Mol.-Gew. 123

Pyrazinamid (PZA) wurde 1952 von K u s h n e r und Mitarbeitern[1] in den Lederle-Laboratorien synthetisiert. Aehnlich dem INH ist PZA strukturell dem Nikotylamid verwandt.

Die schlechte Wirksamkeit in vitro — je nach Nährboden sind 100 bis über 1000 γ/ml notwendig, um einen tuberkulostatischen Effekt zu erzielen — und die relativ gute Wirkung bei der experimentellen Mäusetuberkulose ließen wohl in vielen Laboratorien die Diskussion über den Wert der Invitro-Prüfungen aufflammen. Trotz der relativ mageren experimentellen Ergebnisse wurde die klinische Prüfung gewagt. Dabei zeigte PZA auffallend gute Anfangserfolge während 3 bis 4 Wochen bei einer Dosierung von 30 bis 40 mg/kg/Tag. Durch Kombination mit INH konnte bei Fällen mit voller INH-Empfindlichkeit der Tuberkelbakterien diese gute Wirkung verlängert werden. In vitro läßt sich keine summierende oder gar potenzierende Wirkung der Kombination zeigen, so daß man annehmen muß, der günstige Effekt der Kombination liege in einer Resistenzverhütung der INH gegen PZA. Wegen der bereits erwähnten schlechten Invitro-Wirkung der PZA können diese Verhältnisse mit den üblichen Methoden aber nicht geklärt werden. Ebensowenig kann eine tuberkulostatische Wirkung des Serums nach PZA-Verabreichung gezeigt werden.

Während der klinischen Prüfung zeigte sich, daß PZA besonders gut bei käsig zerfallenden, geschlossenen Läsionen wirkt. Die häufig auftretenden Leberschädigungen hatten jedoch zur Folge, daß PZA nur in Notfällen, z. B. als Operationsschutz bei Resistenz gegen alle anderen bekannten Tuberkulostatika, verwendet wird.

Cycloserin

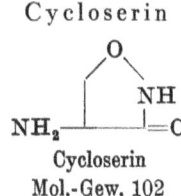

Cycloserin
Mol.-Gew. 102

1952 und 1954 wurden verschiedene Streptomyzesarten als Produzenten einer neuen, antibakteriell wirksamen Substanz entdeckt. Die anfänglich unter verschiedenen Bezeichnungen untersuchten Substanzen erwiesen sich als identisch und wurden Cycloserin (CS) genannt. Dieses Antibiotikum zeigte sich der Synthese zugänglich. Es ist das D-4-Amino-3-Isoxazolidinon mit einem Molekulargewicht von 102. Die weiße, kristalline Substanz ist stabil und gut wasserlöslich. In saurer oder neutraler wässeriger Lösung und in Urin ist CS unbeständig; es zerfällt in Hydroxalamin und Serin. In alkalischem Milieu, wie auch in menschlichen oder tierischen Seren dagegen ist es recht stabil.

Die In-vitro-Wirkung umfaßt ein breites mikrobielles Spektrum. Es wirkt nicht nur auf Gram-negative und Gram-positive Bakterien, sondern auch auf Plasmodien, Rickettsien,

Borrelien und Treponemen. Die wachstumshemmende Konzentration schwankt dabei von 3 bis 1000 γ/ml Kulturlösung. Die Wirkung auf Mykobakterien liegt in der Größenordnung von 5 bis 50 γ/ml. Die Resistenzbildung gegen CS ist relativ schwach, kann aber schon nach einmonatiger Therapie auftreten.

CS wurde ursprünglich als „paradoxes Antibiotikum" bezeichnet, da die experimentelle Tuberkulose in verschiedenen Tierspezies verschieden beeinflußt wurde und den Erwartungen nach der In-vitro-Wirkung, z. B. bei der Maus, gar nicht entsprach. Die Erklärung für dieses paradoxe Verhalten brachten die Ausscheidungsversuche[2]. CS wird nach peroraler oder parenteraler Verabreichung sehr rasch resorbiert und es erscheint im Kammerwasser des Auges, im Liquor, in Galle, Sputum, Exsudaten, im Fruchtwasser und in der Muttermilch in Konzentrationen, die derjenigen im Blute ähnlich sind. Die Verweildauer im Blut ist von Spezies zu Spezies sehr verschieden. Wenn man als Vergleichswert die Zeit rechnet, innerhalb welcher der Blutspiegel auf die Hälfte der ursprünglichen Höhe absinkt, erhält man folgende Reihe: Maus 23 Min., Meerschweinchen 60 Min., Kaninchen 150 Min., Rhesusaffe 465 Min., Mensch 600 Min. Aus diesen Zahlen wird sofort ersichtlich, daß die Wirkung des CSs auf die experimentelle Mäuse- und Meerschweinchentuberkulose bei zweimaliger Verabreichung pro Tag nur sehr bescheiden sein kann, da ein wirksamer Blutspiegel nur für ganz kurze Zeit aufrechterhalten wird.

Entsprechend dem verschieden raschen Absinken der Blutspiegel ist auch die Geschwindigkeit der renalen Ausscheidung und der chemischen Elimination von CS je nach Spezies verschieden, trotzdem keine speziesbedingten Unterschiede der dazu benötigten Mechanismen bekannt sind. Beim Menschen führt die langsame CS-Ausscheidung nach der üblichen Dosierungsart zu einer Kumulation des Antibiotikums, da seine Eliminationshalbwertzeit 10 Std. beträgt.

Die akute Toxizität des CS ist klein. Soweit Werte bekannt sind, zeigen sie eine ähnliche Reihenfolge wie bei der Ausscheidung. Die Maus erträgt sc. 4000 mg/kg symptomlos, der Rhesusaffe dagegen nur ein Viertel davon. Bei chronischer, peroraler Applikation werden bis 1200 mg/kg/Tag von der Ratte gut vertragen, während 400 mg/kg/Tag beim Affen bereits zu toxischen Erscheinungen führen. Bei parenteraler Verabreichung wirkt CS bedeutend toxischer als oral. Dabei hat sich gezeigt, daß kurz erhitzte CS-Lösungen noch bedeutend toxischer sind. CS-Lösungen müssen daher durch Filtration sterilisiert werden.

CS besitzt auch in hohen Dosen keine analgetische, antikonvulsive, antihistaminische oder diuretische Wirkung. Hohe orale Dosen senken bei der Ratte während ungefähr 4 Std. die Körpertemperatur, beeinflussen jedoch den Temperaturanstieg nach Pyrogeninjektion nicht.

Beim Menschen treten bei einer mittleren Dosierung von 1 g/Tag bei ungefähr einem Fünftel der Patienten toxische Erscheinungen auf. Nach der Häufigkeit lassen sich die aufgetretenen Symptome in folgende Reihe ordnen: Schläfrigkeit, epileptiforme Krampfanfälle, Schwindel und Desorientierung, psychische Veränderungen, unwillkürliches Zittern mit Uebererregbarkeit, Störungen im Magen-Darm-Trakt, Paresen, Sprechschwierigkeiten, Koma ohne Krampfanfälle usw.

Versuche zur Verminderung der CS-Toxizität ergaben nur geringe oder keine Erfolge, z. B. gleichzeitige Verabreichung von Dolantin und Phenobarbitat zur Verhinderung der Krämpfe oder Vitamin B_6 (Pyridoxal) und Pantothensäure als antitoxische Schutzstoffe.

Die klinisch-therapeutische Wirkung des CS bei der menschlichen Tuberkulose ist nicht eindeutig. Die positiven Stimmen sind nur vereinzelt. Daß die Mehrzahl der Phthisiologen CS als Routinetherapeutikum ablehnt, ist verständlich, wenn man die Wirkung, die im Tierversuch ungefähr der von PAS entspricht, der beträchtlichen Toxizität gegenüberstellt. Deshalb wird die Anwendung von CS nie ambulant und nur in Fällen, wo Resistenz gegen INH und Streptomycin (SM) vorliegt, in Frage kommen.

Ethionamid

S   NH₂

C

—C₂H₅

N

Ethionamid
Mol.-Gew. 166

Das Thioamid der 2-Aethyl-Isonikotinsäure, unter der Bezeichnung Ethionamid (EA) bekannt, wurde 1956 von Libermann und Moyeux[3] synthetisiert und später durch eine französische Firma in die Therapie der Tuberkulose eingeführt. Die sehr schwer wasserlösliche Substanz bildet gelbe Kristalle.

In vitro liegt die tuberkulostatische Wirkung bei 0˙6 bis 2˙5 γ/ml. Auf andere Keime als Mykobakterien zeigt EA keinen Effekt. EA weist eine Kreuzresistenz mit Thiosemicarbazonen auf, dagegen nicht mit INH. Kombiniert mit INH oder SM verzögert EA in vivo das Erscheinen der Resistenz ähnlich wie PAS.

Im Tierversuch erweist sich EA ungefähr dem SM ebenbürtig, schlechter als INH und besser als PAS. Der maximale Blutspiegel wird beim Menschen 3 Std. nach oraler Applikation erreicht. Bei einer einmaligen Dosierung von 0'5 bis 1 g/Tag sinkt der Blutspiegel in 24 Std. auf den Nullwert ab.

Die akute Toxizität von EA für die Maus ist ungefähr 5mal kleiner als die von INH. Bei chronischer Verabreichung wird als erste toxische Erscheinung ein Gewichtsstillstand der wachsenden, jungen Ratte festgestellt. Bei erhöhten Dosen treten dazu Leberschädigungen auf. Als hämatologische Effekte findet man eine Hämoglobinverminderung, eine Verkleinerung der Erythrozytenzahl und der Zahl der Lymphozyten, während die Monozyten sich vermehren. Beim Hund treten die gleichen Erscheinungen schon bei ungefähr 3mal schwächerer Dosierung auf als bei der Ratte.

Die klinische Erfahrung bestätigte die experimentellen Befunde. 1 g EA/Tag bewirkt beim größten Teil der Patienten Verlust des Appetits, zum Teil Nausea und auch Leberschädigungen. Eine Verminderung der täglichen Dosis auf 0'5 g läßt die toxischen Erscheinungen zum Teil verschwinden, vermindert aber auch die therapeutische Wirkung und bringt die Gefahr der relativ raschen Resistenzbildung mit sich. Deshalb wird EA jetzt meistens in einer Dosis von 0'5 g/Tag, bei gleichzeitiger Verabreichung von INH verwendet. Voraussetzung ist natürlich eine volle INH-Empfindlichkeit der Tuberkelbakterien. Den Wert dieser Therapie wird die Zukunft beweisen müssen.

Kanamycin

Kanamycin
Mol.-Gew. 484

Kanamycin (KM) wurde 1957 von U m e z a w a und Mitarbeitern[4] aus den Stoffwechselprodukten von Streptomyces
kanamyceticus isoliert. Chemisch ist das basische Antibiotikum in der Struktur mit Neomycin (NM) nahe verwandt,
in einigen Eigenschaften dem SM ähnlich, aber dennoch von
beiden verschieden. Als Sulfat ist es recht stabil, gut wasserlöslich und zur intramuskulären Injektion geeignet.

Die In-Vitro-Wirkung gegen viele pathogene, aerobe,
Gram-positive und Gram-negative Keime reicht von sehr gut
bis mäßig. Verschiedene Pneumokokken, die meisten Streptokokken und Pseudomonas sind nur schwach empfindlich
auf KM. Anaerobier, Hefen und Pilze praktisch überhaupt
nicht. Gegen Mykobakterien wirkt eine Konzentration von
0'3 γ/ml wachstumshemmend. Resistenz gegen KM läßt sich
in vitro leicht erzeugen. Kompliziert sind die Kreuzresistenz-
verhältnisse. Tuberkelbakterien zeigen eine vollständige
Kreuzresistenz zwischen KM und NM. Viomycinresistenz bedingt auch KM-Resistenz, nicht aber umgekehrt. SM-resistente
Keime sind KM-empfindlich.

Die Resorption erfolgt im Versuchstier und beim Menschen nach intramuskulärer Gabe rasch. Die Spitzenkonzen-
tration tritt nach ungefähr einer Stunde auf. Die orale
Resorption ist schlecht. Der rasche Abfall des Blutspiegels
spricht für eine sechsstündliche Anwendung zur Erzielung
therapeutischer Konzentration. Bei Dosen von 1 g können die
Intervalle 8 bis 12 Std. betragen.

Die akute Toxizität ist gering. Bei subakuter und chronischer Verabreichung erfolgt eine Schädigung der Gleich-
gewichts- und Hörnerven schon nach kleineren Dosen und
kürzerer Applikation als bei SM. Das gleiche gilt für die
Nierentoxizität.

Die Behandlung der Tuberkulose mit KM allein zeigt
nicht sehr eindrückliche Wirkungen, da rasch Resistenz auftritt. Bei Kombination mit adäquaten PAS-Dosen scheint der
klinische und bakteriologische Erfolg ungefähr demjenigen
der Kombination SM-PAS zu entsprechen.

Isoxyl

Eine Substanz aus der Gruppe der Thiocarbanilide
(welche aus den Thiosemicarbazonen entwickelt wurde), das
4-4'-Di-Isoamyl-Oxythiocarbanilid, von B u u - H o i und Mitarbeitern[5] 1955 synthetisiert, wurde 1961 von einer belgischen
Firma als neues Tuberkulostatikum unter dem Namen
Isoxyl (I) eingeführt.

In vitro hemmen 0'5 bis 5 γ/ml verschiedene Myko-
bakterienstämme. Eine Kreuzresistenz gegenüber INH, SM

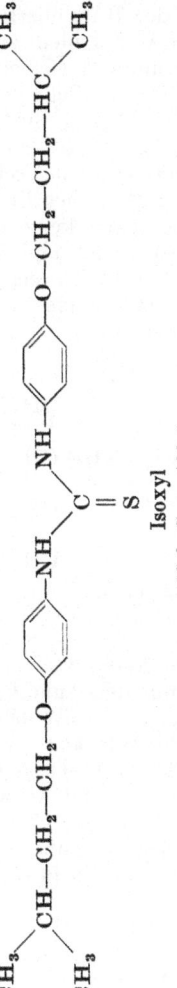

Isoxyl
Mol.-Gew. 400·5

oder · PAS tritt nicht auf. Dagegen zeigen EA-resistente
Stämme eine verminderte Empfindlichkeit gegenüber I.

Im Tierversuch, besonders bei der experimentellen
Mäusetuberkulose, scheint I der PAS überlegen zu sein, die
Wirkung von INH, SM und EA aber nicht zu erreichen. Auffallend ist, daß der Wirkungsunterschied bei einer Dosierung
von 10 mg oder 100 mg/kg/Tag sehr klein ist. Dies, wie auch
die klinische Beobachtung, daß I im Stuhl mikroskopisch
sichtbar ausgeschieden wird, lassen auf eine sehr schlechte
Resorption nach peroraler Verabreichung schließen.

Die bis jetzt vorliegenden klinischen Ergebnisse bei einer
Dosierung von 5 bis 6 g/Tag lassen keine ernsthaften toxischen Erscheinungen erkennen, zeigen aber auch noch keine
überzeugenden Wirkungen. Ob I sich eignet, PAS in der
Kombination mit INH oder SM zu ersetzen, wird erst die
weitere klinische Erfahrung zeigen.

$$\text{Ethambutol}$$

$$
\begin{array}{ccc}
\text{CH}_2\text{OH} & & \text{CH}_2\text{OH} \\
| & & | \\
\text{CH--NH--CH}_2\text{--CH}_2\text{--NH--CH} \\
| & & | \\
\text{CH}_2 & & \text{CH}_2 \\
| & & | \\
\text{CH}_3 & & \text{CH}_3 \cdot 2\,\text{HCl}
\end{array}
$$

Ethambutol
Mol.-Gew. 204

Ethambutol (EB) ist der Name des von Lederle[6] 1961
in die klinische Prüfung gebrachten Tuberkulostatikums 2,2-
(Aethylendi-imino)-di-1-butanols. Es ist eine weiße, hitze-
stabile, sehr gut wasserlösliche Substanz.

In vitro werden Tuberkelbakterien durch 1 bis 4 γ/ml
gehemmt. Gegen INH und SM besteht keine Kreuzresistenz.
Bis jetzt wurde auch keine Resistenzbildung gegen EB in
vitro erreicht. Andere Bakterien als Tuberkelbakterien, Pilze
und Viren werden weder in vitro noch in vivo beeinflußt, die
Wirkung ist streng spezifisch.

Im Versuch mit experimenteller Mäusetuberkulose zeigt
EB eine der PAS überlegene Wirkung. Resorption und Ausscheidung verlaufen rasch. Nach peroraler Gabe wird die
maximale Serumkonzentration nach einer Stunde erreicht.

Die Toxizität hängt stark von der Applikationsart ab.
Die DL_{50} beträgt bei der erwachsenen Maus intravenös 200
bis 400, intraperitoneal 800 bis 1600 und per os mehr als
12.000 mg/kg. Die klinische Prüfung ist in den Vereinigten
Staaten im Gange, doch scheint das Auftreten von Neuritiden
des N. opticus die Verwendung von EB in Frage zu stellen.

Rifomycin

Rifomycin. 1959 wurden die ersten Daten über fünf neue Antibiotika aus den Stoffwechselprodukten von Streptomyces mediterranei aus italienischen Laboratorien veröffentlicht durch Senzi und Mitarbeiter[7]. Die wirksamste Fraktion, als Rifomycin (RM) bezeichnet, stellt eine kristallisierbare Substanz mit der Bruttoformel $C_{37}H_{49}NO_{12}$ dar. Die Struktur ist noch nicht bekannt. Die Einführung als Tuberkulostatikum erfolgte 1961.

RM ist ein Breitspektrum-Antibiotikum mit starker In-vitro-Wirkung auf Tuberkelbakterien. 0'02 bis 0'05 γ/ml wirken tuberkulostatisch. Eine Kreuzresistenz mit den bekannten Tuberkulostatika tritt nicht auf. Bei Dosen von 0'5 γ/ml soll RM in vitro tuberkulozid wirken.

Bei oraler Applikation wird RM nicht resorbiert. Die intramuskuläre oder ähnliche Injektion von RM bewirkt am Injektionsort sehr starke Reizerscheinungen. Durch eine labile Kupplung des Antibiotikums an niedermolekulares Polyvinilpyrolidon wird die Gewebeverträglichkeit verbessert.

Die Ausscheidung aus dem Blut erfolgt sehr rasch über die Leber in die Galle. Meerschweinchenversuche haben ergeben, daß eine einmalige, tägliche Verabreichung besser wirkt als eine Aufteilung in mehrere Tagesdosen. Dies wird darauf zurückgeführt, daß möglichst hohe Blutspiegel erreicht werden müssen, da die Diffusion aus dem Blut in die Gewebe schlecht ist wegen Bindung des RM an Bluteiweiße.

Vorläufig wird RM in der Klinik nur für lokale Anwendung empfohlen.

Diese Uebersicht über die neuesten Tuberkulostatika zeigt, daß man in Spezialfällen, bedingt durch Resistenz gegen zwei der drei für die Standardkombinationen gebrauchten Präparaten, nämlich SM, INH und PAS, einige Ausweichmöglichkeiten besitzt. Zur Behandlung von Patienten mit voll empfindlichen Tuberkelbakterien bleiben aber die Kombinationen INH-SM, INH-PAS oder SM-PAS vorläufig immer noch die aussichtsreichste Therapie.

Ob dabei der Patient die relativ große PAS-Dosis regelmäßig einnimmt, ist bei ambulanter Behandlung und vor allem in unterentwickelten Ländern schwer zu kontrollieren. Deshalb geht die Suche nach wenigstens gleichwertigen, aber in kleinerer Dosis wirksamen Substanzen weiter.

Aus dem gleichen Grund wird neuerdings wieder die Kombination INH-Thiosemicarbazon angepriesen, wobei man dank der guten INH-Wirkung glaubt, sich erlauben zu dürfen, die relativ giftigen Thiosemicarbazone so zu dosieren, daß sie sicher nicht mehr toxisch wirken.

Literatur: [1] Kushner, H. D. und Mitarbeiter: J. Amer. Chem. Soc., 74 (1952), S. 3617. — [2] Conzelmann, G. M., jr.: Amer. Rev. Tbc., 74 (1956), S. 739; Conzelmann, G. M., jr. und Jones, R. K.: Amer. Rev. Tbc., 74 (1955), S. 802. — [3] Libermann, D. und Mitarbeiter: C. r. Acad. Sci., 242 (1956), S. 409. — [4] Umezawa, H. und Mitarbeiter: J. Antib. Ser. A, 10 (1957), S. 181. — [5] Buu-Hoi, N. P. und Mitarbeiter: Experientia, 11 (1955), S. 97. — [6] Wilkinson, R. G. und Mitarbeiter: J. Amer. Chem. Soc., 83 (1961), S. 2212. — [7] Senzi, P. und Mitarbeiter: Antibiot. Ann. (1959/60), S. 262.

Anschrift des Verfassers: Dr. Hans Hurni, Dr. A. Wander AG., Forschungs-institut, Bern, Schweiz.

Aus der Thorax-Chirurgischen Spezialklinik Heidelberg-Rohrbach
(Direktor und leitender Arzt:
Prof. Dr. med. Dr, phil. E. G a u b a t z)

Die Stellung der Pneumolyse im Rahmen der modernen operativen Behandlung der Lungentuberkulose

Von O. Wieser

Wenn man die Jahresstatistiken vieler thoraxchirurgischer Behandlungszentren durchsieht, hat man oft den Eindruck, daß es heute nur noch zwei chirurgische Methoden zur Behandlung der Lungentuberkulose gibt: die Resektionsbehandlung und die Thorakoplastik. Das trifft nicht nur für Deutschland und viele europäische Länder zu, auch in den angelsächsischen Ländern herrschen ähnliche Verhältnisse. Die Einführung der Resektionsbehandlung hat sicherlich einen grundsächlichen Wandel in der chirurgischen Therapie der Lungentuberkulose gebracht, trotzdem glauben wir, daß man nicht völlig auf die alten bewährten kollapstherapeutischen Maßnahmen verzichten sollte. Immer wieder werden uns Patienten vorgestellt, denen weder mit einer Resektion noch mit einer Thorakoplastik zu helfen ist. Warum sollten wir da nicht gegebenenfalls auf die offene Kavernenbehandlung, die Saugdrainage nach M o n a l d i (wohl meist als vorbereitende Maßnahme zur Thorakoplastik) oder die Pneumolyse zurückgreifen, um nur einige Möglichkeiten zu nennen. Auch die Abwendung vom intrapleuralen Pneumothorax ist unserer Meinung nach nicht gerechtfertigt. Lediglich von der dauernden Phrenikusausschaltung distanzierten wir uns, die funktionellen Ausfälle stehen in keinem Verhältnis zum therapeutischen Effekt.

Wie gesagt, es soll kein Festhalten an alten Methoden sein, wenn ich Ihnen heute die Pneumolyse in Erinnerung bringen will. Obwohl wir in Heidelberg-Rohrbach bis 1962 5343 derartige Eingriffe durchgeführt haben, zeigt unsere Statistik, daß wir heute die Pneumolyse nur mehr in relativ seltenen Fällen durchführen. Waren es im Jahre 1951 noch 611 extrapleurale Pneumothoraces, so sind es 1961 nur noch 24 gewesen. Das liegt nicht allein am Rückgang der Tuberkulose, sondern am Wandel der Indikation. Die ehemals ideale Anzeigestellung zur Pneumolyse hat nun die Resektion übernommen, so führen wir jetzt etwa 250 Resektionen im Jahr durch. Die Statistik zeigt recht gut den Wandel der Indikation. 1942 führten wir 60'1% Pneumolysen aus idealer Indikation durch und 39'9% aus relativer Anzeigestellung. 1955 war es genau umgekehrt: 37'7% ideale Indikationen und 62'3% relative Indikationen. 1956 sehen sie das Verhältnis noch krasser geändert: 24'8% ideale und 75'2% relative Anzeigestellungen. Heute führen wir praktisch alle Pneumolysen aus relativer Indikation durch.

24 Pneumolysen im Jahr bei etwa 500 Eingriffen am Thorax ist eine kleine Zahl. Trotzdem erscheint es uns wichtig, auch diesen 24 Patienten geholfen zu haben. Am hervorstechendsten ist der geringe Funktionsausfall nach einer Pneumolyse, wie mein verehrter Chef, Herr Prof. Gaubatz, schon vor Jahren in zahlreichen Arbeiten zeigen konnte. Der extrapleurale Pneumothorax, auch beiderseits bei Bedarf durchgeführt, ist noch älteren und funktionell geschädigten Patienten zumutbar. Die Komplikationen sind selten geworden, ebenfalls die postoperativen Exazerbationen. Ein Vergleich der Statistik unseres Hauses aus dem Jahre 1942 mit der des Jahres 1955 und 1956 ergibt folgende Verhältnisse: 1942, nach 8 Jahren 164 oder 61'0% frische Schübe; 1955, nach 6 Jahren 6 oder 0'7% frische Schübe; 1956, nach 5 Jahren 22 oder 19'0% frische Schübe.

Das ist natürlich der Erfolg einer konsequent durchgeführten prä- und postoperativen Chemotherapie. Die seinerzeit gefürchteten Höhleninfekte sind selten geworden und durch entsprechende antibiotische Therapie zu beherrschen. Auch die inneren Fisteln sind selten geworden, vom Jahrgang 1955 sahen wir bis heute keine und vom Jahrgang 1956 5 Fälle. Die innere Fistel ist durch Dekortikation und Resektion zu heilen. Aeußere Fistel sahen wir in den letzten Jahren keine.

Zur Technik der Pneumolyse habe ich nichts Neues zu sagen, sie ist allgemein bekannt. Wir bevorzugen nach wie vor den modifizierten Pico-Schnitt unterhalb der Schulterblattspitze, er schont die gesamte Rückenquermuskulatur und gibt ein relativ gutes kosmetisches Ergebnis. In manchen

Häusern wird der axillare Eingang bevorzugt. Wir sind aber der Meinung, daß man die eingeschränkte Uebersicht über das Spitzengebiet und die schlechter deckbare Thoraxwunde aus kosmetischen Gründen nicht in Kauf nehmen sollte. Wir verzichten auch auf eine Rippenteilresektion und gehen meist im vierten ICR ein. Die Lösung der Lunge in einer dem Befund entsprechenden Ausdehnung muß subtil sein. Nach exakter Blutstillung füllen wir die Höhle mit Macrodex, gerinnungsfördernden und antibiotischen Medikamenten auf. Dann verschließen wir die Thoraxwunde primär. Die Früh- oder Spätfüllung der Pneumolysenhöhle mit 4'5% Paraffin-Gomenol-Oel führen wir heute nicht mehr durch, die Komplikationen sind bekannter als die Erfolge.

Die Pneumolyse schaffte sich viele Freunde besonders in Deutschland, Frankreich, Italien und der Schweiz. Aus Ländern, in denen sich die Pneumolyse nicht so gut einführen konnte, wurden besonders folgende Bedenken geäußert: Frühkomplikationen in Form von Nachblutungen, Frühinfekt der extrapleuralen Höhle. Spätkomplikationen in Form eines Spätinfektes: spezifisch, unspezifisch oder Mischinfekt, innere Fistel, äußere Fistel, kombinierte Fistel. Mangelhafte Ergebnisse: Restkavernen, Rekavernisierung, Nachschübe. Die lange Nachbehandlungszeit.

Darf ich zu diesen Punkten kurz Stellung nehmen. Wir haben jetzt bis zum Jahre 1956 Nachuntersuchungen durchgeführt. Es ist mir daher möglich, über eine relativ große Zahl von Spätergebnissen zu berichten. Eine seinerzeit gefürchtete Komplikation war die Nachblutung. Exakte Blutstillung und lokale Anwendung von gerinnungsfördernden Medikamenten lassen uns heute kaum mehr eine Nachblutung erleben. Bluttransfusionen helfen über Kreislaufschwierigkeiten hinweg. Der Frühinfekt der Pneumolysenhöhle ist selten geworden und mit lokaler und allgemeiner antibiotischer Therapie leicht zu beherrschen. Der Spätinfekt ist schwieriger zu behandeln. Wir sahen jedoch vom Jahrgang 1955 bis heute nur 4 Fälle von 84 statistisch erfaßten Patienten und vom Jahrgang 1956 nur 3 Fälle von 116 erfaßten Patienten. Wird durch intensive Spül- und Instillationsbehandlung kein Erfolg erzielt, muß die Dekortikation und Resektion durchgeführt werden. Ebenso werden die seltenen inneren Fisteln angegangen, wie ich Ihnen bereits darstellte. Wenn wir uns nochmals den hohen Prozentsatz der Pneumolysen, die aus relativer Indikation operiert wurden, ins Gedächtnis rufen, so sind die Ergebnisse doch sehr befriedigend. Aus unseren Nachuntersuchungsprotokollen geht hervor, daß heute von den 1955 Operierten 83'4% bazillenfrei und 70% arbeitsfähig sind. Es starben bis jetzt 5 Patienten, davon einer an einem

4

Magenkarzinom, einer an einem Oesophaguskarzinom, einer an einer Hirnembolie und nur 2 an der progredienten Tuberkulose. Die von manchen kritisierte Nachbehandlungszeit von 2 bis 3 Jahren in der Ambulanz des niedergelassenen Arztes halten wir im Gegenteil für sehr günstig. Der Tuberkulosekranke ist gezwungen, seinen Befund in kurzen Abständen kontrollieren zu lassen und bleibt dadurch in laufender Ueberwachung.

Herr Vorsitzender, meine Damen und Herren, ich wollte daran erinnern, daß bei der operativen Behandlung der Lungentuberkulose gelegentlich auch noch die alten bewährten Methoden ihre Berechtigung haben. Gerade die in unserem Haus von W. Schmidt mitentwickelte Pneumolyse leistet bei entsprechender Anzeigestellung Gutes. Auch aus dem Ausland kommen in letzter Zeit wieder viele Arbeiten über den extrapleuralen Pneumothorax, die eine gewisse Renaissance der Pneumolyse erkennen lassen. Darf ich nur einige Autoren aus jüngster Zeit erwähnen: G. Salzer, G. Babolini, R. Rickler, C. Gambirasio, L. Beckmann, H. Maluche, H. Le Brigand, B. Saade, P. Chadourne, A. Pinelli, L. Duchet-Suchaux, J. Ioannou, H. Joly, F. Magnin, A. Moulis, M. Schapira u. v. a.

Literatur auf Wunsch beim Verfasser.

Aus der II. Medizinischen Abteilung
des Wilhelminenspitals in Wien
(Vorstand: Prof. Dr. F. Mlczoch)

Die Hormonbehandlung der Tuberkulose

Von F. Mlczoch

In den letzten Jahren ist zu den bekannten und bewährten Behandlungsmethoden der Tuberkulose, wie z. B.
der konservativen Liegekur, der chirurgischen Eingriffe und
der antibakteriellen Behandlung mit den verschiedenen
Tuberkulostaticis, eine neue Therapiemöglichkeit hinzuge-
treten: die Hormonbehandlung der Tuberkulose. Es
handelt sich dabei im wesentlichen um 2 Hormongruppen:
die Behandlung mit Corticosteroiden und jene mit anabolen Hormonen.

Die Hormone wirken sicher nicht antibakteriell. Um
daher zu einer rationellen Anwendung zu kommen, muß man
sich über ihren Wirkungsmechanismus bei der Tuberkulose
eine Vorstellung machen.

I. Die Behandlung mit Corticosteroiden

Die Wirkung beruht im wesentlichen auf dem Einfluß
der Corticosteroide auf ein entzündliches Geschehen: Diese
wirken — vereinfacht gesagt — antiphlogistisch, antiallergisch, antitoxisch und haben außerdem eine stimulierende
Wirkung auf die Psyche.

Schon aus dieser kurzen Standpunktbestimmung läßt
sich eine gewisse Indikation für die Anwendung der Corticosteroide bei der tuberkulösen Entzündung geben: Eine Indikation zu einer solchen Behandlung ist immer dann gegeben, wenn entzündliche Vorgänge bei der Tuberkulose
im Vordergrund stehen; dies ist vor allem bei den

frischen, exsudativen Formen der Fall, und demnach — das
können wir jetzt schon festlegen — gibt es eine gewisse
Gruppe von frischen tuberkulösen Entzündungen, bei denen
eine Steroidtherapie aus der Form der Tuberkulose heraus
empfohlen werden kann.

Diese Feststellung der antiinflammatorischen Wirkung
der Corticosteroide mit ihrem klinisch schlagartigen Erfolg
bei diesen Tuberkuloseformen bedeutet aber gleichzeitig auch
die gedankliche Fixierung der N a c h t e i l e der Corticosteroidtherapie bzw. ihrer Gefahren: Eine Entzündung ist ja kein
sinnloses pathologisches Geschehen, sondern eine sinnvolle,
pathophysiologische Abwehrmaßnahme des Körpers gegen
einen Krankheitserreger. Durch die Entzündung wird ein
tuberkulöser Herd abgekapselt, eine Abschließung und Vernarbung versucht; durch die bei dieser Abwehr freiwerdenden bakteriellen Toxine werden immunbiologische Vorgänge
in Gang gebracht, die die ursprüngliche unspezifische, natürliche Infektabwehr des Körpers durch Ausbildung von
spezifischen Antikörpern verstärken.

Auch in diese teleologisch günstigen Folgen der Entzündung greift nun die Cortisonbehandlung ein: keine bindegewebige Abkapselung der tuberkulösen Herde; keine Leuko-
zytenvermehrung, dadurch geringere Phagozytose und ge-
ringerer Abtransport; keine Ausbildung von spezifischen Antikörpern; aus allen diesen Gründen kommt es unter einer
Cortisonbehandlung zu einer größeren Vermehrungsmöglich-
keit der Bakterien.

Das heißt mit anderen Worten, die a n t i p h l o g i s t i s c h e
Wirkung der Cortisone wirkt p r o i n f e k t i ö s.

In diesen beiden Facetten der Wirkung eines Medikamentes ist der klassische Fall für das oft zitierte Beispiel von
zweischneidigen Effekten eines wirksamen Medikamentes zu
sehen: Der Vorteil liegt in der Unterdrückung aller akuten
Entzündungserscheinungen, wodurch lebensrettende und
krankheitsentscheidende Besserung zu erzielen sind, der Nachteil liegt in der Möglichkeit der Infektausbreitung durch die
Unterdrückung der Abwehrmaßnahmen und in möglichen
Spätfolgen, vor allem in der negativen Beeinflussung der
spezifischen und unspezifischen Resistenz.

Es liegt also im Cortison ein Medikament vor, das nicht
einfach entweder indiziert oder kontraindiziert ist, sondern
bei dem in jedem Fall einer Entzündung (nicht nur bei der
Tuberkulose) günstige und ungünstige Wirkungen voraus-
gesehen werden können. Und die ärztliche Kunst liegt eben
darin, aus dem Wissen über das Medikament zu entscheiden,
ob im Einzelfall die positive oder negative Wirkung zu überwiegen verspricht.

Die Folgen dieser beiden Möglichkeiten sind schon an der historischen Entwicklung der Cortisontherapie der Tuberkulose zu ersehen: Während am Anfang (und in vergessenen Prospekten findet man das heute noch) die Tuberkulose als wichtigste Kontraindikation bei einer Cortisontherapie gegolten hat (schrankenlose Invasion bei resistenzlosem Organismus wurde auf Grund der Tierversuche erwartet), setzte etwa ab 1955 ein Umschwung ein, die positiven Gesichtspunkte wurden betont, und in den letzten Jahren ist das Pendel auf die Gegenseite ausgeschlagen: günstige Berichte und Empfehlungen für fast alle Formen der Tuberkulose.

Die Ursache für diese anscheinend gegensätzliche Entwicklung läßt sich leicht nachzeichnen: Im Tierversuch wurden anfangs viel höhere Hormondosen verwendet, als sie (gewichtsentsprechend) beim Menschen verwendet wurden; bei den klinischen Anwendungen wurde anfangs nicht antibiotisch abgeschirmt: unter diesen Bedingungen kam es zum Fortschreiten der Entzündung im Tierversuch, zur Verschlechterung der Tuberkulose in der Klinik.

Seitdem T u r i a f 1955 nach Sichtung der ersten 300 hormonbehandelten Fälle aus ganz Frankreich den historisch gewordenen Satz aussprach: „Es gibt keine Kontraindikation gegen eine Cortisonbehandlung der Tuberkulose bei gleichzeitiger antibakterieller Chemotherapie", begann zuerst der Umschwung und dann — durch die stupenden Anfangserfolge hervorgerufen — die Begeisterung. Diese hat an manchen Stellen bereits dazu geführt, daß fast alle Patienten mit Tuberkulose mit Cortison behandelt wurden.

Das richtige Maß liegt — und das vorauszusagen ist keine Kunst — in der Mitte zwischen beiden Extremen: Keine absoluten Indikationen in dem Sinne, daß bei bestimmten Formen grundsätzlich in jedem Fall aus der Diagnose heraus „unbedenklich" Cortison gegeben werden kann, sondern bei bestimmten Formen der Tuberkulose ist eine Cortisonbehandlung grundsätzlich in Erwägung zu ziehen, die Indikation muß aber in jedem Fall aus der Klinik individuell gestellt werden.

Aus diesen Ueberlegungen lassen sich gewisse Grundsätze ableiten:

1. Keine Behandlung der Tuberkulose mit Corticosteroiden ohne abschirmende Chemotherapie; dies muß sowohl spezifisch als auch unter Umständen unspezifisch sein, d. h. eine antituberkulöse Behandlung in jedem Fall, eine „unspezifische" antibakterielle in allen jenen Fällen, wo neben der Tuberkulose eine andere Entzündung im Körper besteht, also z. B. eine eitrige Bronchitis, eine Pneumonie, aber auch (sehr häufig) eine chronische Gallen- oder Harnwegsinfektion.

2. Eine Indikation erscheint dann gegeben, wenn bei der vorliegenden Form der Tuberkulose der entzündliche Charakter im Vordergrund steht und das Krankheitsbild be-

4

herrscht, so z. B. Pleuritis exsudativa, Perikarditis, Peritonitis, Meningitis und Miliartuberkulose.

Man kann formulieren: Bei diesen Krankheiten ist dann die Indikation zur Cortisonbehandlung gegeben, wenn keine Kontraindikation vorliegt.

3. Bei allen Formen von parenchymatöser Lungentuberkulose (also beim Großteil der Fälle von Lungentuberkulose) muß im Einzelfall abgeschätzt werden, ob eine Indikation gesehen wird: dies dann, wenn durch Chemotherapie und Allgemeinbehandlung eine kritische Phase im Krankheitsgeschehen nicht überwunden werden kann. Diese kritische Phase bei einem Patienten mit einer Lungentuberkulose kann nun sowohl durch einen frischen Schub der Tuberkulose als auch durch den schlechten Allgemeinzustand eines Patienten und die dadurch bedingte schlechte Abwehrlage verursacht werden; in beiden Fällen kann eine Cortisonbehandlung wesentliche Besserung bringen: Bei der Lungentuberkulose gibt es also keine Gruppenindikation mit Einschränkungen, sondern von vornherein nur eine Indikation im Einzelfall.

Es ist kein Zweifel, daß mit der Einführung der Hormontherapie sich für den heutigen Arzt eine neue Situation ergibt, die allerdings den Aerzten früherer Generationen nicht so unbekannt war: Früher mußte der Arzt über die Wirkungsmöglichkeiten der von ihm verwendeten Medikamente genau Bescheid wissen, und dieses Wissen haben wir als Studenten noch alle in der Pharmakologie gelernt. Bei der heutigen Ueberschwemmung mit neuen Medikamenten und vielen, vollkommen neuen chemischen Substanzen ist ein echtes pharmakologisches Wissen für den praktizierenden Arzt fast unmöglich geworden. Um so entschiedener verlangt darum der Arzt nach einer klaren Indikation, genau aufgezeichneter Kontraindikation und nach eindeutigen Dosierungsvorschriften.

Ganz anders ist dies nun bei einer Hormontherapie (nicht nur einer Cortisontherapie): Hier müssen die physiologischen, pathophysiologischen und pharmakodynamischen Eigenschaften eines Hormons und die differenten Reizantworten genau gekannt werden, um eine rationelle und wirksame Therapie durchführen zu können: alle Hormone wirken „zweischneidig".

Aber während bisher die Hormontherapie hauptsächlich (mit geringen standardisierten Ausnahmen) in der Hand von besonders erfahrenen Spezialisten, größtenteils von Fachärzten, lag, gibt es keinen Facharzt für eine Cortisontherapie. In jeder Sparte der Medizin kann eine Cortisonbehandlung lebensrettend sein, von einer hormonellen Störung bis zum lebensbedrohlichen Schock jedweder Genese, vom Status asthmaticus bis zur hochfiebernden Staphylokokkenpneumonie. Das heißt, jeder praktische Arzt und jeder Facharzt muß ein Wissen über die Grundlagen dieser Hormontherapie besitzen, das allerdings nicht gleichwertig sein muß: für die akute Situation genügen wenige Hinweise; bei einer lang dauernden Therapie mehren sich die Gefahren, so daß

ihre Durchführung ein vertieftes Wissen erfordert, das sich leider
nicht mit wenigen Worten vermitteln läßt.

Kontraindikationen

Diese können sich von 2 Seiten her ergeben.

1. Allgemeine Komplikationen jeder Cortisontherapie:
Aufflackern einer latenten Entzündung,
Verschlechterung einer Ulkuskrankheit mit Neigung zur
Perforation und Blutung,
erhöhte Thromboseneignung,
Verschlechterung einer diabetischen Stoffwechsellage,
vermehrte Osteoporose.

2. Spezielle Komplikationen, die direkt die behandelte
Tuberkulose betreffen:
Perforation pleuranaher Kavernen — siehe den Hinweis
auf die mangelnde bindegewebige Abkapselung tuberkulöser
Herde,
Fortschreiten der Tuberkulose bei Vorliegen von resistenten Stämmen.

Wenn nämlich die bei dem Patienten vorliegenden
Tuberkelbazillen gegen die zur „Abschirmung" eingesetzten
Antibiotika und Chemotherapeutika resistent sind, so wird
dieser Patient praktisch o h n e a n t i b a k t e r i e l l e n S c h u t z
mit Cortison behandelt. Ein schrankenloses Fortschreiten der
tuberkulösen Entzündung ist daher in diesen Fällen möglich.

Auf diese Gefahr wurde besonders von französischer
Seite eindringlich hingewiesen. Nun gibt es tatsächlich
resistente Fälle, die sich unter einer Cortisontherapie verschlechtern, sie sind aber trotz der vermehrten Aufmerksamkeit in den letzten Jahren nicht häufig. Der Grund dafür
scheint darin zu liegen, daß bei den Resistenzprüfungen im
Laboratorium ja immer nur bestimmte Tuberkelbazillen geprüft werden, bei der Lungentuberkulose fast immer solche
aus der Kavernenwand. In der Kavernenwand liegen nun
die Bedingungen zur Resistenzbildung aus verschiedenen verständlichen Gründen (im wesentlichen schlechte Durchblutung und dadurch geringer Blutspiegel des Chemotherapeutikums) besonders günstig. Beim Patienten mit einer
chronsch-stationären kavernösen Lungentuberkulose wird man
daher fast in allen Fällen nach einer längeren Chemotherapie
resistente Bazillen im Sputum finden.

Das heißt aber noch lange nicht, daß die anderen, bei
dem Patienten vorhandenen Tuberkelbazillen, insbesondere
jene in abgekapselten Herden (die überhaupt nicht durchblutet werden und dadurch überhaupt nicht mit dem Chemotherapeutikum in Verbindung kommen), den gleichen Resistenzgrad aufweisen wie Bazillen aus der Kavernenwand.
Daher kann ein Chemotherapeutikum, gegen welches die

Kavernenbazillen resistent sind, gegen die Parenchymbazillen noch voll wirksam sein. Das heißt, daß in einem solchen Fall bei einer Cortisontherapie und Abschirmung mit dem laut Sputum wirkungslosen Medikament keine Explosion der Tuberkulose zu erwarten ist.

Aus diesen Gründen ist es verständlich, daß auch bei solchen Fällen eine Cortisontherapie manchmal ausgezeichnete Ergebnisse bringt: Es ist aber klar, daß in jedem solchen Fall eine vermehrte Aufmerksamkeit und eine intensivere Chemotherapie notwendig ist.

Wir haben in den letzten Jahren über 480 Patienten mit den verschiedensten Formen von Tuberkulose mit Cortison behandelt und in weitaus der überwiegenden Mehrzahl gute Erfolge erzielt:

schlagartiger Fieberabfall,

Verschwinden aller toxischen Erscheinungen,

schlagartige Besserung im subjektiven Befinden des Patienten,

Hebung des Appetits,

psychische Stimulierung, die besonders bei chronischen Patienten in Phasen der Mutlosigkeit und der Verzweiflung von entscheidender Bedeutung war.

Dadurch wurde in vielen Fällen die entscheidende Umkehr im Krankheitsverlauf begonnen.

Wir haben trotz aller Vorsichtsmaßnahmen auch gelegentlich die zweite Schneide schmerzhaft zu spüren bekommen:

Perforationen bei Darmtuberkulose,

Perforationen unbekannter Duodenalgeschwüre,

Auftreten von bakteriellen und mykotischen Sekundärinfektionen.

Es ist gar keine Frage, daß bei bewußter und gezielter Indikation die Vorteile weit überwiegen, so daß man mit Sicherheit sagen kann, daß die Cortisonbehandlung der Tuberkulose gesamthaft einen echten Fortschritt gebracht hat. Dieser Fortschritt läßt sich allerdings nur bei den akuten exsudativen Formen der Tuberkulose, hauptsächlich jenen aus dem hämatogenen Formenkreis, statistisch beweisen. Bei den Parenchymtuberkulosen der Lunge, vor allem bei den alten Fällen, läßt sich ein solcher Nachweis n i c h t erbringen: Die alten Röntgenveränderungen werden durch die Cortisontherapie nicht beseitigt, so daß der Erfolg der zusätzlichen Cortisonbehandlung in vielen Fällen nicht objektivierbar ist; der Eindruck am Krankenbett mit der immer wieder günstigen Beeinflussung kritischer Momente ist aber auch bei diesen Patienten überzeugend.

Die Warnungen vor den Nachteilen können aber nicht laut genug ausgesprochen werden, weil die Begeisterung über die gerade am Beginn der Behandlung so eindrucksvollen Erfolge die Gefahr einer kritiklosen Anwendung mit sich bringt.

II. Die Therapie mit anabolen Hormonen

Die gedanklichen Grundlagen für diese Therapie liegen in folgenden 2 Tatsachen:

Im Kampf um die Gesundung eines Tuberkulosen spielt die Allgemeintherapie auch heute noch (so sehr man das in den letzten Jahren im Besitz der Chemotherapie vergessen hat) eine wesentliche und in prognostischen Grenzfällen sicher entscheidende Rolle.

Bei der Tuberkulose werden durch die chronische Entzündung katabole Vorgänge ausgelöst: Der Gewichtsverlust, die Hypotonie der Muskulatur, die Hinfälligkeit des Kranken sind sichtbare Folgen des vermehrten Eiweißabbaues.

Für beide dieser Gesichtspunkte sind nun die anabolen Hormone klinisch ausgezeichnet wirkende Möglichkeiten zur Hebung des Allgemeinzustandes, zur Kräftigung und Tonisierung der Muskulatur und zur Besserung der besonders beim Liegenden oft zu beobachtenden sukundären Osteoporose.

Eine Therapie mit anabolen Hormonen ist daher in allen Fällen einer chronischen Tuberkulose angezeigt; Kontraindikationen gibt es hier keine.

Eine besondere Indikation besteht bei jenen Fällen, die zusätzlich mit Corticosteroiden behandelt wurden: diese wirken auf den Eiweißstoffwechsel katabol (bzw. antianabol; siehe die bei lang dauernder Cortisonbehandlung auftretende Osteoporose). In allen Fällen, wo eine chronische Tuberkulose mit Corticosteroiden behandelt wird, ist daher eine zusätzliche Behandlung mit anabolen Hormonen nicht nur erwünscht, sondern notwendig.

Dosierung

Corticosteroidtherapie: Wir verwenden in der Regel Prednison bzw. Prednisolon-Präparate; diese besitzen alle wirksamen Eigenschaften des Cortisons und haben nur geringe Nebenwirkungen, aber auch, weil diese Präparate endlich relativ billig geworden sind. Die späteren „stärkeren" Gruppen künstlicher Hormone (wie z. B. Medrol, Triamcinolon und Decadron) bieten in der Hormonwirkung keine Vorteile, haben aber gegenüber gewissen Nebenerscheinungen der Therapie einzelne Vorteile; in solchen Fällen sind dann auch diese teureren Präparate angezeigt.

Anfangsdosis: bei schweren Fällen 40 mg täglich eines Prednisons; nach Erreichen des erwünschten Erfolges (z. B.

8

Fieberabfall, Besserung eines toxischen Zustandes) Rückgang um je 5 mg (1 Tabl.) nach je 3 Tagen.

Da dieser erwünschte Erfolg fast immer schlagartig auftritt, läßt sich einfacher formulieren: Beginn mit 40 mg täglich und alle 3 Tage um je 5 mg weniger.

Bei leichteren Fällen, insbesondere zur Hebung des Allgemeinzustandes, beginnend mit 30 mg täglich, je nach 3 Tagen um 5 mg (1 Tabl.) weniger.

Die Beendigung der Behandlung erfolgt grundsätzlich durch A u s s c h l e i c h e n ohne zusätzliche ACTH-Gabe: 10 mg, $7^{1}/_{2}$ mg, 5 mg und $2^{1}/_{2}$ mg durch je 10 Tage.

Eine abschließende ACTH-Medikation ist nur in jenen Fällen notwendig, wo das Ausschleichen aus irgendeinem Grund unmöglich ist; aber auch hier muß jedoch das ACTH durch mindestens 4 Tage hintereinander gegeben werden, um eine therapiebedingte Hypadrenie mit der damit verbundenen Schock- und Infektionsgefahr zu beseitigen.

A n a b o l e H o r m o n e : Entweder oral durch 3 Wochen täglich 1 Tabl. (5 mg) Dianabol, Primobolan oral, oder intermittierend wöchentlich 1 Injektion Primobolan oder Durabolin, am besten monatliche Depotinjektion Decadurabolin oder Primobolan-Depot.

Z u s a m m e n f a s s u n g

Die Tuberkulose wird heute zusätzlich zu den altbewährten Behandlungsmethoden auch mit Hormonen, und zwar im wesentlichen mit Corticosteroiden und anabolen Hormonen, behandelt. Die Hormone wirken in keiner Weise antibakteriell, sie wirken einerseits auf die durch das Bakterium hervorgerufene Entzündung (antiallergisch und antiphlogistisch), anderseits bessern sie den Allgemeinzustand des Organismus (Hebung des Appetits, Verbesserung des Stoffwechsels, Stimulierung der Psyche).

Wegen der negativen Beeinflussung der spezifischen und unspezifischen Resistenz durch die Corticosteroide ist in jedem Fall eine antibakterielle Abschirmung notwendig.

„Regel"-Indikationen ergeben sich bei jenen Formen, in denen die Entzündung im Vordergrund steht, vor allem bei den hämatogenen Formen, initiale Pleuritis, Miliartuberkulose Meningitis tuberculosa und bei den frühen exsudativen, toxischen Formen der Lungentuberkulose; Einzelindikationen ergeben sich bei jedem frischen Schub einer alten Tuberkulose.

Die Kontraindikationen sind die jeder Cortisonbehandlung. Besondere Vorsicht ist in jenen Fällen geboten, bei denen eine bakterielle Resistenz gegen die abschirmenden Chemotherapeutika besteht.

Berichtet wird über Erfahrungen an über 480 Fällen; bei richtiger Auswahl sind ausgezeichnete Besserungen zu erzielen.

Die Behandlung mit anabolen Hormonen bekämpft die katabole Wirkung der chronischen Infektionskrankheit und einer eventuellen Steroidtherapie und wirkt allgemein roborierend.

Während eine Behandlung mit anabolen Hormonen bei allen chronischen Krankheiten auch vom praktischen Arzt durchgeführt werden kann, soll eine Cortisonbehandlung in der Praxis nur auf Notfallssituationen beschränkt bleiben. Eine längerdauernde Cortisonbehandlung soll wegen des notwendigen Spezialwissens einer fachärztlichen oder stationären Therapie vorbehalten bleiben.

Neue Hypertoniefragen

Von H. Siedek und K. Klein

Ueber die Aetiologie der essentiellen Hypertonie wissen wir heute trotz intensivster Forschung nicht viel mehr als vor 20 Jahren. Eine Heredität kann wohl nicht bezweifelt werden; ist ein Elternteil Hypertoniker, so sind es auch 50% der Kinder, sind es beide Teile, so bekommen 70% der Kinder hohen Blutdruck. Die Nebenniere spielt eine gewisse Rolle, allerdings werden Adrenalin und Noradrenalin nicht vermehrt gebildet und ausgeschieden, und das physiologische Mineralokortikoid Aldosteron ist nicht ursächlich für die essentielle Hypertonie verantwortlich, wie man ursprünglich glaubte. So ist auch die Natriumstoffwechselstörung — es kommt bei Hypertonikern zur vermehrten Natriumausscheidung bei Belastung und zu hohem Natriumgehalt der Erythrozyten — sicher sekundärer Natur, also von der Blutdrucksteigerung abhängig und nicht ihre Ursache. Aehnliches gilt für die Plasmaverminderung und die Minutenvolumsteigerung der essentiellen Hypertoniker. Es erlangen so nervöse Regulationsstörungen und funktionelle oder anatomische Veränderungen an den Gefäßen wieder besondere Bedeutung. Volhard hat in seinem letzten Hypertoniereferat betont, daß die essentielle Hypertonie zentrogen bedingt, aber vaskulär bewirkt ist. Er glaubte, daß eine verminderte Dehnbarkeit der Karotissinuswand zu einer Erhöhung der Reizschwelle der dort gelegenen Druckrezeptoren und damit zur Hypertonie führt. Auch Heymans sah bei Erschlaffung der Mediamuskeln der Karotiswand, wodurch ein Elastizitätsverlust auftritt, eine Druckerhöhung im großen Kreislauf. Wir untersuchten die Beziehungen der sogenannten zephalen Hypertonie zur essentiellen Hypertonie. Unter zephaler Hypertonie versteht man eine isolierte Druckerhöhung im Hirngefäßgebiet, gemessen an der Arteria centralis retinae bzw. ophthalmica, früher subjektiv mittels eines Augenspiegels und Dynamometers, jetzt mittels der Apparatur von H a g e r objektiv. Es war immer schon gewissen Augenärzten bekannt, daß es bei dieser zephalen Hypertonie, die verschiedene Krankheitssymptome, vor allem Kopfschmerzen, verursacht, im Laufe der Jahre zu einer essentiellen Hypertonie kommen kann. Wir konnten zahlreiche Fälle von zephaler Hypertonie finden, die bei vieljähriger Beobachtung zuerst einen labilen und dann einen fixierten essentiellen Hochdruck bekamen. Wenn dies auch anderen Autoren aufgefallen war, so wurde die zephale Hypertonie bisher als solche nicht anerkannt, man glaubte an Meßfehler und bezweifelte die Verläßlichkeit der subjektiven Methode. Wir konnten die zephale Hypertonie auch mit der Hagerschen Methode objektiv feststellen und fanden überdies in der Arteria carotis interna eine erhöhte Pulswellengeschwindigkeit, die wir erstmalig messen konnten. Bekanntlich steigt die Pulswellengeschwindigkeit einer Arterie mit dem Blutdruck an. Nach den Untersuchungen der letzten Jahre sind wir zum Schluß gekommen, daß die zephale Hypertonie ein Vorstadium der essentiellen Hypertonie darstellt, falls nicht Hyperthyreose, psychische Erregungszustände, Vergiftungen (CO), Schädeltraumen oder Infekte vorliegen, die auch zu einer, allerdings vorübergehenden Drucksteigerung führen können. Abgesehen von diesen, durch bestimmte Faktoren verursachten Fällen, hat die zephale Hypertonie ebenso wie die essentielle Hypertonie noch keinen nachweisbaren Grund. Liegt diese im labilen Zustand vor, so kann man auch bei normalem Druck an der Brachialis einen erhöhten zephalen feststellen, und wir fanden selbst früher, im sogenannten Stadium der Latenz, in dem Blutdrucksteigerungen mit der Messung an der Brachialis nicht oder nur kurz (Eintagshypertonie) oder bei besonderen Funktionstesten nachweisbar werden, schon eine zephale Hypertonie (Abb. 1). Dies erscheint für die Früherkennung der essentiellen Hypertonie von größter Bedeutung, denn in diesem Stadium ist noch eine erfolgreiche Therapie möglich. Die Erklärung des Zustandekommens der zephalen Hypertonie ist nicht einfach. Jüngst wiesen H a u s s und S c h m i d t bei essentieller Hypertonie eine geringere nervöse Impulsaktivität des Karotissinus nach, im Gegensatz zur Impulsaktivität bei anderen Hypertonieformen. Sie deuten diese Tatsache mit einer verminderten Elastizität der Karotissinuswand. Wir konnten bei zephaler Hypertonie im Bereich der Arteria carotis interna schon eine erhöhte Pulswellengeschwindigkeit nachweisen, bevor es zur allgemeinen Drucksteigerung gekommen war. Und diese erhöhte Pulswellengeschwindigkeit bedeutet verminderte Elastizität. Die Ursache

3

hierfür könnte in arteriosklerotischen Gefäßveränderungen liegen, wie sie schon sehr frühzeitig im Leben an der Karotisgabel auftreten. Wir denken aber auch an rein funktionelle Veränderungen, konnten wir doch vor der andauernden Pulswellengeschwindigkeitserhöhung in der Carotis interna eine labile nachweisen, die kaum auf anatomischen Veränderungen beruhen dürfte. Auch die erwähnten Befunde von Heymans an der Karotissinuswand sprechen dafür, daß es mehrere Möglichkeiten eines Elastizitätsverlustes im Bereich der Blutdruckzügler gibt. Das Zustandekommen der allgemeinen Hypertonie

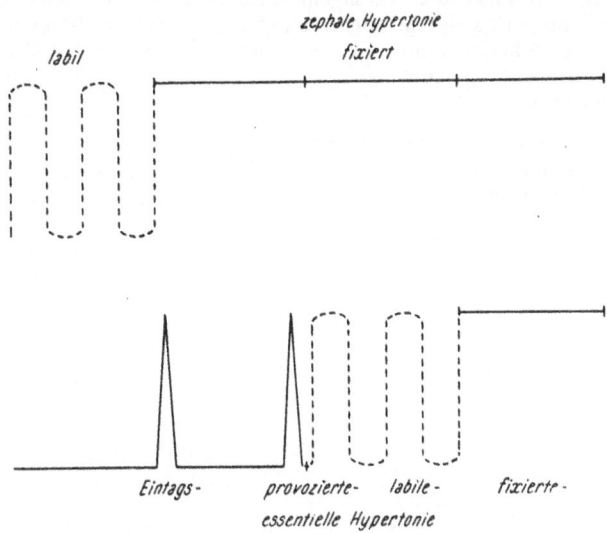

Abb. 1. Schema der Hypertonieentwicklung

wäre dann über eine geringere Ansprechbarkeit der Rezeptoren infolge Elastizitätsverlust der Gefäße zu erklären. Wie kommt aber zuerst die isolierte Drucksteigerung im Hirngefäßgebiet zustande? Wir wissen, daß eine Verminderung der Elastizität der großen Arterien zu einer Störung der Windkesselfunktion führt, die durch Verlagerung des Windkessels in periphere Gefäße ausgeglichen werden kann. Genügt dies nicht, so kann die „hohe" Druckwelle nur durch Kontraktion der Arteriolen aufgefangen werden, was eine Drucksteigerung im entsprechende Gebiet erzeugt. Es müßte so ein isolierter bzw. überwiegender Elastizitätsverlust im Bereich des Carotisinterna-Gebietes regulatorisch zunächst zu einer Drucksteigerung in diesem Bereich, dann über die Blutdruckzügler zur allgemeinen Hypertonie führen. Es wurden im Gehirngefäß-

4

gebiet sphinkterähnliche Gebilde gefunden, die bei niedriger Druckwelle diese abschwächen, bei hoher aber, wie sie bei starkem Elastizitätsverlust auftritt, zu einem Ventilmechanismus werden können, der den Druck sogar überhöht. Nur so ist der sonst nicht erklärbare Befund zu deuten, der einen höheren Mitteldruck im Hirngefäßgebiet als an der Brachialis aufzeigt.

Wenn auch diese Druck- und Elastizitätsverhältnisse noch nicht völlig geklärt sind, so ergibt sich jetzt schon die Forderung der Klinik, bei Personen, die über Kopfschmerzen klagen, die sonst nicht erklärbar sind, unbedingt den zephalen Blutdruck registrieren. Nicht selten findet man so, besonders bei Jugendlichen, eine zephale Hypertonie, deren Behandlung die Entwicklung einer essentiellen Hypertonie vielleicht vermeiden läßt.

Literatur bei den Verfassern.

Anschrift der Verfasser: Prof. Dr. H. S i e d e k und Dr. K. K l e i n, I. Medizinische Abteilung des Wilhelminenspitals, Wien XVI, Montleartstraße 37.

Aus der I. Medizinischen Abteilung
des Wilhelminenspitals der Stadt Wien
(Vorstand: Prof. Dr. H. S'i e d e k)

Ueber die Veränderungen der Serumlipoide nach intravenösen Fettinfusionen

Von H. Hammerl

Mit 1 Abbildung

In den letzten Jahren fanden intravenös verabreichte Fettinfusionen in zunehmendem Maße zur parenteralen Ernährung Verwendung. Im Vergleich zu anderen Nährlösungen gestattet der hohe Brennwert von 9 Kalorien pro Gramm auch mit kleinen Flüssigkeitsmengen eine ausreichende Kalorienzufuhr. Der Gedanke, Fett parenteral zuzuführen, ist an sich nicht neu, denn bereits 1679 hat der Engländer Courten Tierexperimente mit Fettinfusionen durchgeführt. Relativ früh, nämlich 1910, berichteten Bondi und Neumann in der Wiener klinischen Wochenschrift über die Verwendung von Fettemulsionen in der Humanmedizin. Die ersten großen Uebersichten stammen aus dem Jahre 1920 von den Japanern Yamakawa, Nomura und Sato, die bereits angeben konnten, daß die maximale Teilchengröße der Emulsion bei 4 Mikron liegt. Inzwischen hat die Erfahrung gezeigt, daß die optimale Partikelgröße 1 Mikron beträgt. Die Schwierigkeiten der Herstellung der Fett-in-Wasser-Emulsion besteht in deren Emulgierung und Stabilisierung. Da sich die zur Stabilisierung der Emulsion nötigen Mengen von Sojaphosphatiden als toxisch erwiesen, werden nun geringere Phosphatidmengen mit einem synthetischen Netzmittel kombiniert bzw. werden hydrierte Sojaphospatide verwendet. Die Frage, ob der synthetische Emulgator durch eine infiltrative Leberverfettung an dem Zustandekommen des öfter zu beob-

achtenden Uebersättigungssyndroms, d. h. an den Retentions-
lipämien bei wiederholten Infusionen, beteiligt ist, konnte
noch nicht endgültig geklärt werden.

Auch eine einmalige parenterale Verabreichung von
Fettinfusionen ruft im Organismus eine Reihe von Veränderungen hervor, deren Kenntnis für den Wirkungsmechanismus
ebenso von Bedeutung ist, wie für die Erklärung allfälliger
Nebenerscheinungen.

Die Bestimmung der Serumlipoide gibt brauchbare Hinweise für die Veränderungen, für den Ablauf der Resorption
und für die Eliminierung des zugeführten Fettes.

Trotz der verschiedenen Applikationsformen wird, wie
Untersuchungen mit C^{14}-markierten Fettsäuren zeigten, das
parenteral zugeführte Fett in der gleichen Weise wie oral
aufgenommenes verwertet. Bei einem funktionstüchtigen
Klärmechanismus spielt es anscheinend keine wesentliche
Rolle, ob das Nahrungsfett in Form von Chylomikronen und
β-Lipoproteiden oder in einer Emulsion aus Fetttröpfchen mit
einem Emulgator im Blut vorliegt. Neben dem Klärsystem
sind für die Höhe und die Dauer der während und nach der
Infusion auftretenden Hyperlipämie noch folgende Faktoren
von Bedeutung: Geschwindigkeit der Infusion, Art und Menge
des zugeführten Fettes sowie die Beschaffenheit des Emul-
gators. Außerdem spielen neben der Grundkrankheit auch der
Ernährungszustand und das Alter des Patienten eine gewisse
Rolle.

Ich darf an Hand einer Abbildung das bisher Gesagte
illustrieren. Die Infusionen wurden mit einer Emulsion durchgeführt, die 10% Baumwollsaatöl, 1'5% hydrierte Sojaphos-
phatide, 5% Sorbit ad 1000 ml Aqua destillata enthielt und
einen Brennwert von 1260 Kalorien besitzt (Abb. 1).

Die Abbildung zeigt das Verhalten der Cholesterinfraktionen, der Phosphatide, der gesamtveresterten Fettsäuren
und der Serumtrübung während und nach Infusionen der
genannten Fettemulsion. Die Infusionsdauer betrug bei
einer Einlaufgeschwindigkeit von 40 bis 50 Tropfen pro
Minute zirka 4 Stunden. Der Höhepunkt der Lipämie, es
handelt sich bei der Abbildung um die Durchschnittskurven
von 24 Fällen, liegt zwischen der vierten und fünften Stunde
nach Infusionsbeginn. Zum besseren Vergleich wurden die
Ausgangswerte in allen Fällen gleich 100% gesetzt.

Aenderungen der Versuchsanordnung hinsichtlich der
Infusionsdauer sowie eine Aufarbeitung der Ergebnisse unter
Berücksichtigung von Grundkrankheit und Alter ließen im
Verhalten der geprüften Lipoidfraktionen verschiedene Rück-
schlüsse zu. So scheint es für die Verweildauer des Fettes im
Blut belanglos, ob die Infusion über 4 bzw. 7 Stunden geht.
Auch in der Höhe des Anstieges treten keine signifikanten

Unterschiede auf. In bezug auf das Alter kann man dagegen sagen, daß bei jüngeren, gesunden Probanden die Anstiege in den einzelnen Fettfraktionen und bei der Serumtrübung meist geringer sind, als bei älteren Personen mit klinischen Zeichen einer Arteriosklerose. Für diese Diskrepanz ist neben der Funktionstüchtigkeit des Klärsystems sicher auch die Reaktion des RES auf die Fettinfusion von Bedeutung.

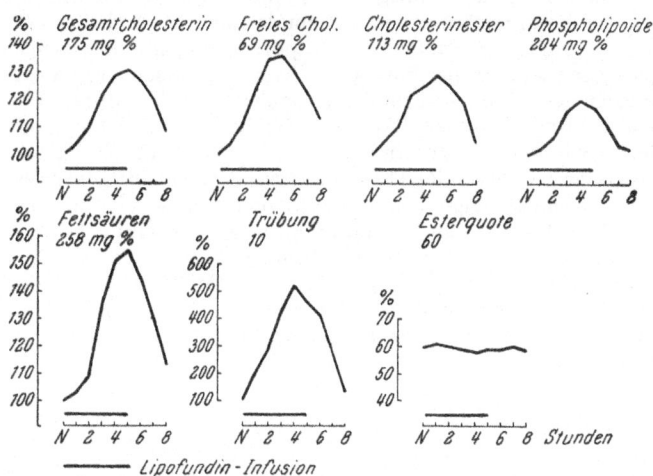

Abb. 1. Verhalten der Cholesterinfraktionen, der Phospholipoide, der gesamtveresterten Fettsäuren und der Serumtrübung während der intravenösen Verabreichung einer Fettemulsion (Lipofundin). Durchschnittskurven von 68 Fällen, Ausgangswerte gleich 100% gesetzt. Angabe der durchschnittlichen Ausgangswerte bei den einzelnen Fraktionen

Da aus einer Reihe von Untersuchungen hervorgeht, daß der Prozentsatz der Nebenerscheinungen von der Funktion des Klärsystems abhängig sein könnte, wurde versucht, durch Verabreichung verschiedener Substanzen die Verwertung des parenteral zugeführten Fettes zu verbessern. Im wesentlichen handelt es sich dabei um die gleichen Substanzen, die auch imstande sind, die bei oralen Fettbelastungen auftretenden Veränderungen der Serumlipoide abzuschwächen, so z. B. Heparin, Heparinoide, verschiedene Organextrakte, Choleretika und Nikotinsäureabkömmlinge.

Im Rahmen dieser Mitteilung kann nur zusammenfassend auf die Veränderungen der Blutfette eingegangen werden. Von der eng damit verknüpften Frage der Beeinflussung der Blutgerinnung sei erwähnt, daß die nach Fettmahlzeiten auftretende Steigerung der Gerinnungstendenz auch

4

nach parenteral verabreichten Fettinfusionen beobachtet wird. Man findet allerdings, in Abhängigkeit von der Untersuchungstechnik, auch Zeichen einer verzögerten Blutgerinnbarkeit. In klinischer Hinsicht sind diese Aenderungen aber innerhalb von Grenzen, die den therapeutischen Wert der Fettinfusionen nicht beeinflussen.

Aus den aufgezeigten Veränderungen der Serumlipoide ergeben sich zwangsläufig die absoluten Kontraindikationen für die Verabreichung von Fettemulsionen. Es sind dies alle Erkrankungen, die mit Fetttransportstörungen einhergehen, also essentielle Hyperlipämien, schwere Leberschäden, hochgradige Arteriosklerose und das nephrotische Syndrom. Von den relativen Kontraindikationen sei im Zusammenhang mit den erwähnten Blutgerinnungsveränderungen auf die hämorrhagische Diathese, die Thrombophlebitis sowie auf Blutungs-und Thromboseneigungen verschiedener Genese hingewiesen.

Es sollten an den Veränderungen der Serumlipoide nach parenteraler Fettzufuhr einige Probleme aufgezeigt werden, die mit dieser Therapie verbunden sind, da die Kenntnis des gesamten Fragenkomplexes eine richtige Indikationsstellung und damit den erwünschten therapeutischen Effekt ermöglichen.

Aus der I. Medizinischen Abteilung
des Hanusch-Krankenhauses der Wiener Gebietskrankenkasse
(Vorstand: Prof. Dr. H. Fleischhacker)

Zum Problem der Steatose

Von H. Dittrich und E. Seifert

Die Beschäftigung mit der Steatose der Leber hat in den letzten Jahren sehr an Umfang zugenommen, und es sind offenbar mehrere Gründe, die dazu geführt haben. An erster Stelle dürfte die Tatsache stehen, daß die Leberbiopsien wesentlich häufiger durchgeführt werden und wir es hier mit einer Veränderung zu tun haben, die ausschließlich auf diesem Weg einwandfrei zu erkennen ist. Damit wurden also zahlreiche Fälle aufgedeckt, die früher der Diagnostik entgangen sind. Darüber hinaus dürfte aber auch eine echte Zunahme der Steatosen stattgefunden haben. Es sind verschiedene teils bekannte, teils auch mehr vermutete Schädigungen, die dazu führen, und der erhöhte Alkoholkonsum steht dabei ziemlich sicher an der Spitze. Im übrigen gibt es aber wahrscheinlich noch eine Reihe von kausalen Faktoren, die bisher überhaupt keine Beachtung gefunden haben.

Die besondere praktische Bedeutung der Beschäftigung mit diesen Fragen ist in zwei entscheidenden Tatsachen zu sehen:

Wie nur wenige andere Zustände in der Leberpathologie ist die Steatose in einem bedeutenden Teil der Fälle ausgezeichnet therapeutisch beeinflußbar. Rechtzeitig erkannt und behandelt, ist eine völlige funktionelle und morphologische Wiederherstellung der Leber möglich.

Umgekehrt wissen wir schon seit langem, daß die Steatose auf die Dauer doch zu schwersten irreparablen Schädigungen führt, wobei vor allem Thaler bewiesen hat, wie dieser Vorgang abläuft. Ueber kleinste Nekroseherdchen kommt es zu reaktiven, vorwiegend entzündlichen Veränderungen, die schließlich zur fortschreitenden Bindegewebswucherung führen. Um ein eigenes Bild von Art und Ausmaß der Erkrankung zu erhalten, haben wir unser Material an Leberpunktionen durchgesehen und fanden unter 1300 Biopsien 149 Fälle von einwandfreier Steatose, wobei die leichten Formen, bei denen also die Fetteinlagerung nicht das Bild beherrschte, außer acht gelassen wurden. An einem Material, bei dem lediglich insofern eine Auslese bestand, als eine ausreichende Indikation zur Biopsie vorhanden sein mußte, sind also mehr als 10% Steatosen der Leber zu verzeichnen.

Die Aufgliederung bezüglich der wahrscheinlichsten, anamnestisch erhebbaren Ursache der Leberveränderung zeigt, daß der chronische Alkoholabusus mit 47% bei weitem an der Spitze liegt. Verglichen damit sind die übrigen Punkte von untergeordneter Bedeutung. Die relativ große Zahl der Fälle mit unbekannter Genese ließ sich trotz eingehender Befragung nicht verkleinern.

Wenn auch die Diagnose stets histologisch zu stellen ist — für die Befundungen haben wir Frau Prof. Piringer ergebenst zu danken —, ergibt sich auf Grund der zunehmenden persönlichen Erfahrung oft schon die klinische Vermutungsdiagnose. Kalk, aber auch andere Autoren, haben immer wieder darauf hingewiesen, daß bei diesen Fällen die Leber von einer mehr prallelastischen, leicht bis mäßig erhöhten Konsistenz, deutlich vergrößert, tastbar ist. Ein charakteristisches Gefühl, das man bald gut erkennen lernt. Dem pathologischen Tastbefund stehen meist negative Laborproben gegenüber, und die Arbeiten von Stiefel etwa und anderen zeigen, daß es unmöglich ist, ein charakteristisches Serumeiweißbild der Steatose herauszuarbeiten. Am ehesten noch kann unseren Erfahrungen nach die Zinksulfattrübung für sich allein schwach pathologische Werte zeigen.

Als Funktionsprüfung haben wir in diesem Zusammenhang den Kauffmann-Wollheimschen Wasserversuch ganz besonders schätzen gelernt. Er ist nicht mehr als eine Suchprobe, die es jedoch gestattet, jene Fälle herauszufinden, bei denen eine weitere Untersuchung mit allen zur Verfügung stehenden Mitteln notwendig ist.

Um unsere Fälle besser analysieren zu können, haben wir sie nicht nur bezüglich der Aetiologie, sondern auch des Ausmaßes der Veränderungen aufgegliedert. Wir unterscheiden Steatosen mäßigen Grades, ausgeprägte Steatosen, Fettzirrhosen und Zirrhosen mit zusätzlicher Verfettung. Sicher sind damit verschiedene fließende Uebergänge nicht erfaßt, aber diese Schwierigkeit läßt sich bekanntlich niemals ganz vermeiden.

Die nun angestellten Vergleiche zeigten im wesentlichen, daß — wie erwartet — der Alkoholabusus mit den schwersten Formen der Leberveränderungen einhergeht. Wir können nach diesen Zahlen und auf Grund unseres Materials nichts über das Ausmaß der Alkoholschädigung an sich aussagen, sondern nur feststellen, daß hier eine Noxe wirksam ist, die — einmal gesetzt — offenkundig zu ausgesprochen schweren Veränderungen führt. Die alkoholbedingte Steatose endet also besonders häufig in der Zirrhose.

Aber auch beim Diabetes mellitus ist das Ausmaß der pathologisch-histologischen Befunde ziemlich schwerwiegend. Schwerer jedenfalls, als von manchen Autoren in den letzten Jahren angenommen wurde. In der Gruppe der Ueberernährung dagegen fand sich gar kein Fall einer irreparablen Leberschädigung.

Zusätzlich zu diesen Tatsachen, die sich in vielen Punkten mit den Meinungen der Literatur decken, erbrachte die Durchsicht des Materials einen durchaus überraschenden Befund: Es fanden sich auffallend viele Patienten mit stärkerer, zusätzlicher Eiseneinlagerung. Um sicher zu gehen, haben wir eine Kontrollgruppe von 238 Punktaten ohne jede Auswahl durchgemustert. Obwohl sich dabei sogar Siderophilien sowie andere Störungen des Eisenstoffwechsels befanden, ergab sich hier lediglich in 21% ein solcher Befund.

Hier die Zahlen: In jeder Erkrankungsgruppe zeigen rund 55% der Patienten eine auffallende Eisenmenge in der Leber.

Betrachten wir nun die Häufigkeit der Siderose bei den einzelnen Aetiologiegruppen. Die Tuberkulose müssen wir ausscheiden, sie ist der geringen Zahl wegen nicht verwertbar. Beim Alkoholismus ist die Zahl besonders hoch (67.1%), bei den übrigen liegt sie um 50%, dagegen ist sie bei der Ueberernährung mit 11.1% weit unter der Kontrolle (21%).

Wir haben bereits eingangs die Meinung Thalers zitiert, die heute allgemein anerkannt ist, daß nämlich die Ausbildung einer Zirrhose bei einer Verfettung stets über die Nekrose und reaktive Entzündung abläuft. In unserem Material gehen nun jene Steatosegruppen, bei denen eine solche Entwicklung sehr häufig ist, mit einer besonderen Eiseneinlagerung weitgehend parallel, während die nicht zirrhosegefährdete Ueberernährungsverfettung auch keine nennenswerte Siderose zeigt. Die Ursachen dieser Erscheinung sind vorläufig nicht klar. Zwar wissen wir aus vielfachen älteren und neueren Untersuchungen, daß Eisen am Ort einer Entzündung in vermehrtem Maß auftritt und dabei offenbar eine

4

gewisse Bedeutung im Abwehrmechanismus des Körpers besitzt. Umgekehrt hat aber besonders K a l k in den letzten Jahren immer wieder darauf hingewiesen, wie sehr schon relativ kleine Eisenmengen im Rahmen der Siderophilie die Ursache für Bindegewebswucherungen abgeben können. Es wäre also vielleicht in unserem Zusammenhang auch denkbar, daß das Eisen nicht allein Folge der Entzündung ist, sondern zugleich Ausgangspunkt weiterer reaktiver Vorgänge am Bindegewebe. Jedenfalls ist es doch recht auffallend, daß maximale Zirrhosegefährdung mit besonders häufiger Eiseneinlagerung weitgehend parallel gehen. Da es sich dabei um die chronischen Alkoholiker handelt, ist schließlich noch die Ueberlegung anzustellen, wieweit hier vielleicht auch die Folgen von toxischen Störungen im Fermentgeschehen sichtbar werden könnten.

Z u s a m m e n f a s s u n g : Die Durchmusterung von 1300 Leberbiopsien zeigt, daß eine Steatose in gut 10% der Punktionen gefunden werden kann. Die Probleme der klinischen Diagnostik werden kurz gestreift. Bei näherer Aufgliederung der Fälle ist zu erkennen, daß dem chronischen Alkoholabusus und dem Diabetes mellitus eine besondere Zirrhosegefährdung zukommen. Mit dem entzündlichen Geschehen in der Leber geht eine auffallende, bisher nicht beachtete Eiseneinlagerung einher, deren mögliche Ursachen aber auch eventuelle Folgen besprochen werden.

The manufacturer's authorised representative in the EU is Springer
Nature Customer Service Centre GmbH, Europaplatz 3, 69115 Heidelberg,
Germany. If you have any concerns regarding our products, please
contact ProductSafety@springernature.com

Printed and bound by CPI Group (UK) Ltd, Croydon, CR0 4YY
28/04/2026
02098508-0002